普通高等教育规划教材

获中国石油和化学工业
优秀出版物奖
教材奖

医用无机化学

第二版

黄 莺　张晓青　吴培云　主编

化学工业出版社
·北京·

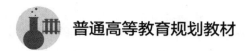

内 容 简 介

《医用无机化学》(第二版)是在第一版教材的基础上结合近年来的教学实践经过反复讨论、认真修改完成。在内容上力争做到精练严谨，达到好学、好用、好教的“三好”效果，注重与医学知识的衔接融合。主要内容包括结构理论、化学反应的基本原理、四大平衡原理等。本教材分七章，具体包括原子结构和元素周期律、共价键与分子间力、溶液、化学反应的基本原理、电解质溶液、氧化还原反应、配位化合物。每章新增“学习目标”模块，便于学生自主学习。为方便教学，本书配有电子课件。

本教材可供全国高等医药院校临床医学、口腔医学、医学检验等专业本科学生使用，也可作为成人教育医药相关专业学生、自学考试人员等的学习教材和参考书。

图书在版编目(CIP)数据

医用无机化学/黄莺，张晓青，吴培云主编. —2版. —北京：化学工业出版社，2020.5 (2024.8重印)
普通高等教育规划教材
ISBN 978-7-122-36567-5

Ⅰ.①医… Ⅱ.①黄…②张…③吴… Ⅲ.①医用化学-无机化学-高等学校-教材 Ⅳ.①R313

中国版本图书馆CIP数据核字(2020)第052548号

责任编辑：旷英姿 朱 理 林 媛　　装帧设计：王晓宇
责任校对：刘 颖

出版发行：化学工业出版社(北京市东城区青年湖南街13号 邮政编码100011)
印 装：三河市双峰印刷装订有限公司
787mm×1092mm 1/16 印张12¼ 彩插1 字数283千字 2024年8月北京第2版第3次印刷

购书咨询：010-64518888　　售后服务：010-64518899
网 址：http://www.cip.com.cn
凡购买本书，如有缺损质量问题，本社销售中心负责调换。

定 价：38.00元

编写人员

主　编　黄　莺　张晓青　吴培云

副主编　雷志丹　于智莘　李祥子　范习之　侯小娟　李　龙

编　委　（以姓名笔画为序）

于智莘　长春中医药大学

冯　薇　河北中医学院

朱　鑫　河南中医学院

刘　姣　河北中医学院

李　龙　湖南中医药大学

李　红　湖南中医药大学

李祥子　皖南医学院

杨怀霞　河南中医学院

吴培云　安徽中医药大学

张晓青　湖南中医药大学

范习之　湖南中医药大学

侯小娟　湖南医药学院

徐　菲　湖南中医药大学

黄　珍　成都中医药大学

黄　莺　湖南中医药大学

惠华英　湖南中医药大学

雷志丹　湖南中医药大学

潘　雪　湖南中医药大学

— 前言 —

“普通高等教育‘十二五’规划教材”《医用无机化学》自 2014 年 2 月出版以来，已经经过六年的教学实践，得到同行们的广泛肯定。 为了更好地贯彻落实《中医药发展战略规划纲要（2016—2030）》精神，更好地适应新形势下创新型、应用型、高素质人才的培养目标，达到好学、好用、好教的“三好”效果，本书按照医药学专业的培养目标并汲取国内外同类教材的精华，同时在保留和发展《医用无机化学》一版教材优点的基础上修订完成。 修订后的教材具有以下特色：

1. 系统精练、规范严谨。 教材结构、编写模式做到精练严谨。 全书结构和内容既保留课程的系统性、合理性，又紧密联系医药学，同时细节上对第一版中的疏漏进行修订，更加注重教材的严谨性。 全书的英文缩写、术语、有效数字进一步统一规范。 例如对第一章原子结构和元素周期律的相关内容进行了修改，第二章共价键与分子间力的图例进行了修改，第四章化学反应的基本原理的内容结构进行了调整等。

2. 好学、好用、好教。 为了更利于后续课程的衔接学习，对章节内容顺序进行了调整、整合，并对部分内容进行了修改和补充。 例如在每个章节都添加了“学习目标”模块，更利于引导学生进行自主学习。 例如第一章原子结构和元素周期律增加了与知识对应的例题和习题，对第三章溶液的习题进行了替换，第四章化学反应的基本原理是将上版教材中的化学热力学基础与化学反应速率进行了整合，使得教材结构更加精练，利于学生掌握四大平衡原理与化学反应基本原理的关系。

修订后的《医用无机化学》内容共分七章，遵循循序渐进原则，并考虑与后续学科的良好衔接，按照结构理论、化学反应的基本原理、平衡原理的顺序编排。 具体内容包括：第一章原子结构和元素周期律；第二章共价键与分子间力；第三章溶液；第四章化学反应的基本原理；第五章电解质溶液；第六章氧化还原反应；第七章配位化合物。 本教材可供全国高等医药院校临床医学、口腔医学、医学检验等专业本科学生使用，也可作为成人教育医药相关专业学生、自学考试人员等的学习教材和参考书。

本书编写得到参编院校领导和同行的大力支持，得到了化学工业出版社的指导和帮助，在此表示衷心的感谢！

鉴于编者学识水平有限，不当之处仍难免存在，敬请使用本书的教师和学生提出宝贵意见，以便重印时加以改正。

编者

2020 年 3 月

第一版前言

“医用无机化学”是医药院校学生的必修基础课，它的教学目的是使学生掌握物质结构概念、元素周期律、溶液理论、化学平衡等基本理论，为学生提供必要的基础理论、基本知识和基本技能，使其逐步养成辩证唯物主义的观点、科学的工作方法，逐渐提高学生分析问题和解决问题的能力，从而为学生后续课程的学习及今后的工作和科研奠定必要的基础。

为了适应我国高等医学教育的改革和发展，编者参阅了国内外新近出版的化学类教科书，总结了多所学校的多年教学实践经验，分析了各校新的教学时数和教学要求，特编写这本《医用无机化学》教科书。本教材可供教学时数为 30~50 的临床医学、口腔医学、医学检验、中西医结合等各类医学相关专业使用。

在编写本教材的过程中，始终贯彻执行教育部的教材编写“五性”原则，即教材的科学性、继承性、先进性、启发性和适应性。同时考虑到《医用无机化学》课程在医学院校整体学时数偏少的实际情况，在内容选取上做了仔细探讨。既要保证本课程的系统性、合理性，又要紧密联系医药学，有适用性和精练性。在编写时，尽量做到层次分明，简练易懂，并且在多个章节融入了与医药有密切联系的相关专题供学生阅读，以便理论联系实际，增强学习兴趣。

本书是湖南中医药大学、长春中医药大学、安徽中医药大学、皖南医学院、河南中医学院、河北中医学院和成都中医药大学七所中医院校合作的协编教材，是多个院校的教师教学经验的合作产品。在编写过程中，我们参考了近几年出版的《无机化学》《医用化学》《生物无机化学》等教材，在此向这些教材的编者表示感谢。

本书的编写得到了湖南中医药大学校领导、教务处和药学院领导的大力支持，得到了化学工业出版社的指导和帮助，在此谨向给予支持和帮助的各位领导和诸位同志致以崇高的敬意和衷心的感谢！

由于编写时间较短，参编人员较多，加之我们的学术水平和编写能力有限，疏漏、不妥之处在所难免，诚恳希望读者批评指正。

编者

2013 年 10 月

— 目录 —

第一章　原子结构和元素周期律

学习目标

1. 了解原子结构的认识史及Bohr的原子模型，核外电子运动状态的特性。

2. 掌握四个量子数的符号、名称、意义、取值；熟悉原子轨道、概率密度、电子云等概念；掌握氢原子s、p、d原子轨道的角度分布图。

3. 熟悉钻穿效应、屏蔽效应对多电子原子轨道能级的影响；掌握多电子原子轨道近似能级图及核外电子排布的规律；掌握常见元素的核外电子排布，并确定其在元素周期表中的位置；掌握元素周期表中的分区及电子结构特征。

4. 掌握原子半径、电离能、电子亲和势和电负性等元素性质的变化规律。

原子结构（atomic structure）的知识是认识各种物质结构和性质的基础。人类对原子结构的认识，经历了几千年的探索，量子力学（quantum mechanics）的现代概念揭示了微观世界粒子运动的规律，是人类在化学物质结构的认识史上的一次飞跃。

原子是由原子核和核外电子组成的。化学反应中，原子核不发生变化，只涉及核外电子的运动状态的改变，所以本章重点研究核外电子的运动状态及其特征，研究核外电子的排布规律，阐述元素性质发生周期性变化与核外电子排布的内在联系，简介元素与健康知识。

第一节　核外电子运动状态及特性

一、原子结构的认识史

1. 几种经典模型

公元前五世纪希腊唯物主义哲学家 Democritus 认为一切事物都是原子和虚空组成。希腊词“原子”——“atomos”是不可分割之意，虚空是指原子之间的空间。

“古原子说”没有任何实验作根据，基本是哲学的推想。到 19 世纪初，英国科学家 Dalton 用化学分析法研究物质的组成，提出了著名的原子学说。Dalton 的原子学说简明而深刻地说明了质量守恒定律、定组成定律、倍比定律，受到科学界的重视和承认。

但是，Dalton 认为原子结构的不可分割使我们不能推测是什么原因使得原子化学性质不同，为什么一个氟原子只能和一个氢原子化合，而一个氧原子却可和两个氢原子化合？到 19 世纪末电子和放射性的发现，才使人类打开原子结构的大门。英国剑桥大学卡文迪许实验室主任 Thomson 应用磁性弯曲技术证明了阴极射线是带负电的微粒——电子。在此基础上，1904 年，他提出了原子“枣糕模型”：原子是一个平均分布着正电荷的粒子，其中镶嵌着许多带负电的电子。原子不可分割的形而上学的观点不攻自破了。他获得 1906 年诺贝尔物理学奖。

Thomson 最器重的学生 Rutherford 通过 α 粒子（带正电的氦离子流）穿过金箔时，部分 α 粒子发生散射的实验证明，Thomson 所说带正电的连续体实际上只是一个非常小的核，从而在 1911 年提出了“行星系式”原子模型：原子核好比是太阳，电子好比是绕太阳运动的行星，电子绕核高速运动。Rutherford 的模型存在一个解决不了的问题：绕核运动的电子应该不停地连续地辐射，得到连续光谱。另外，电子能量不断减少，电子运动轨道的半径也将不断减少，最终，电子坠入核内，“原子毁灭”。但事实是原子光谱不是连续光谱而是线性的，原子也不会毁灭。解决这一矛盾的是他的学生丹麦人 Bohr NHD。

2. 氢原子光谱与 Bohr 氢原子模型

通过高压电流激发放电管中的氢原子，并将管中发出的光通过棱镜分光即可得到氢原子光谱。这种由氢原子激发态产生的光谱，是许多不连续的谱线组成，称为线状光谱。1913 年瑞典物理学家 Rydberg 测定了氢原子各种频率下的谱线后，提出了计算谱线频率的经验关系式：

$$\nu=R\left(\frac{1}{n_1^2}-\frac{1}{n_2^2}\right) \tag{1-1}$$

其中 $n_1<n_2$，且都是正整数，R 是 Rydberg 常数，数值是 $3.298\times10^{15}\,\mathrm{m}^{-1}$。该关系式虽然是纯粹的经验式，但计算值与实验结果颇为一致，在一定程度上反映了原子光谱的规律性。

玻尔（Bohr）在牛顿力学的基础上吸收了德国 Plank 的量子论，建立了“定态原子模型”。为了解释受热黑体辐射，Plank 假定辐射能量 ε 的释放和吸收不是连续的，ε 只能是最小能量单位 ε_0 的整数倍：$\varepsilon=n\varepsilon_0=nh\nu$。$\varepsilon_0$ 称为量子（quantum），量子的能量极小，它取决于辐射频率 ν，h 为普朗克常数（Plank constant），等于 $6.626\times10^{-34}\,\mathrm{J\cdot s}$。微观世界一个重要特征就是能量的量子化（不连续）。Bohr 认为能量量子化可以用来解决这种极小的原子世界的结构难题。他在 1913 年提出：

（1）定态假设　核外电子在一定的轨道上运动，在这些轨道上运行的电子不放出能量也不吸收能量，电子处于某种“定态”（stationary state）。

（2）轨道能量量子化条件假设　在一定的轨道上运动的电子具有一定的能量 E，E 只能取某些由量子化条件决定的数值，而不能处于两个相邻轨道之间。氢原子核外电子能量公式为：

$$E=-\frac{Z^2}{n^2}\times2.179\times10^{-18}\,\mathrm{J}=-\frac{2.179\times10^{-18}}{n^2}\,\mathrm{J}\,(n=1,2,3,4\cdots) \tag{1-2}$$

当 $n=1$ 时，电子在离核最近的轨道（半径为 52.9pm 的球形轨道）上运动，能量最低，称为氢原子的基态（ground state）。从外界获得能量时，处于基态的电子可以跃迁到离核较远的能量较高的 $n \geqslant 2$ 的轨道上，这些状态称为激发态（excited state）。电子离核无穷远时，就完全脱离原子核电场的引力，电子的能量则增大到零（见图 1-1）。

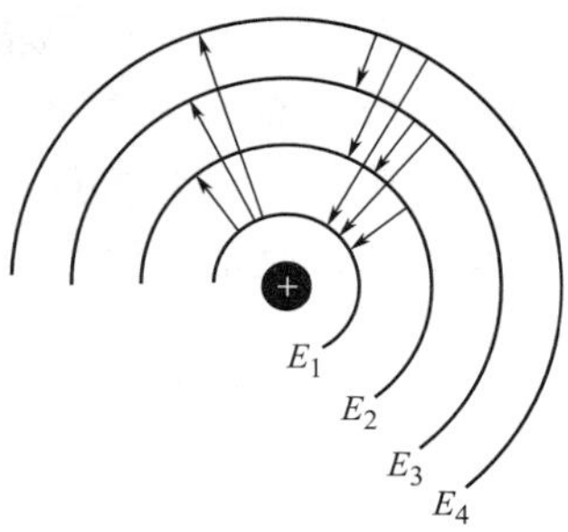

图 1-1　Bohr 原子模型

（3）频率假设　激发态不稳定，电子回到较低能量的状态时，能量差以光的形式发射出来，两个轨道能量差决定光量子的能量

$$h\nu = E_2 - E_1 \tag{1-3}$$

Bohr 理论成功地解释了氢原子的不连续光谱，获得 1922 年诺贝尔物理学奖。但是，他未能冲破经典物理学的束缚，不能解释多电子原子光谱，甚至不能说明氢原子光谱的精细结构。他的理论属于旧量子论。电子的运动不遵守经典物理学的力学规律，而具有微观世界粒子的特性——波粒二象性（wave-particle duality）。

核外电子运动状态的现代概念是以法国 Broglie、德国的 Heisenberg W 和奥地利的 Schrödinger E 等为代表的一批年轻科学家创立的。

二、电子的波粒二象性

要了解电子的运动特征和规律，必须从认识微观粒子的特性出发。

已经知道，光具有波动性，又具有粒子性，称为光的波粒二象性（dual wave particle nature）。如光在空间传播有关现象：波长、频率、干涉、衍射等，主要表现出其波动性。光与实物接触进行能量交换时，所具有的有关现象：质量、速度、能量、动量等，主要表现出其粒子性。

那么电子是否也具有波粒二象性呢？

1. 德布罗意预言

1924 年，法国年青的物理学家德布罗意（L. de Broglie）在从事量子论研究时，受光的波粒二象性的启发，大胆地提出：微观粒子（如电子、原子等）都具有波粒二象性，并预言：像电子等具有质量 m、运动速度 v 的微粒，与其相应的波长 λ 的关系式为：

$$\lambda = \frac{h}{P} = \frac{h}{mv}$$

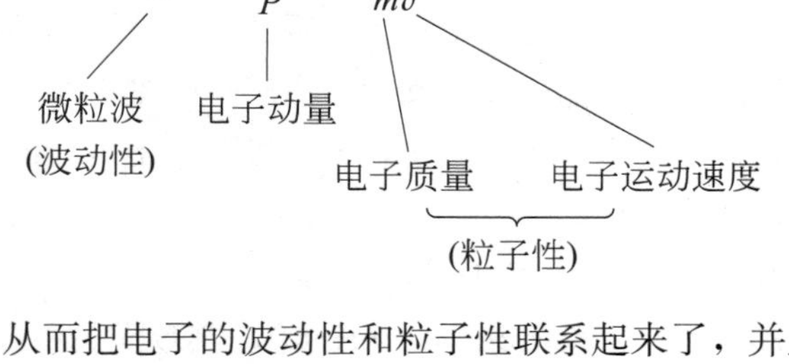

（1-4）

通过普朗克常数，从而把电子的波动性和粒子性联系起来了，并且定量化了。

电子具有粒子性这是无可非议的，因电子具有一定的质量、速度、能量等。那么电子是否具有波动性呢？如果电子具有衍射现象，就可证明电子具有波动性。

2. 电子衍射实验

德布罗意提出假设的一年后，戴维逊（C. J. Davisson）和革尔麦（L. H. Germer）在纽约贝尔实验室，用高能电子束轰击一块镍金属晶体样品时（见图 1-2），得到了与 X 射线图像相似的衍射照片（见图 1-3）。电子衍射的照片显示，具有一系列明暗相间的衍射环纹，这是由于波的互相干涉的结果，而且从衍射图样上求出的电子波长和从德布罗意预言的计算式计算的结果完全一致。

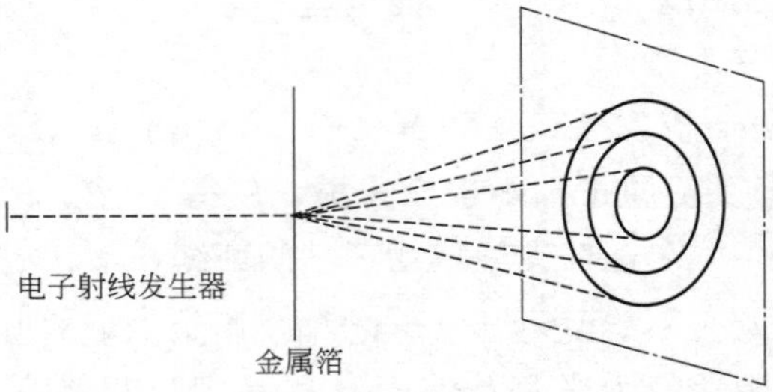

图 1-2　电子衍射装置示意

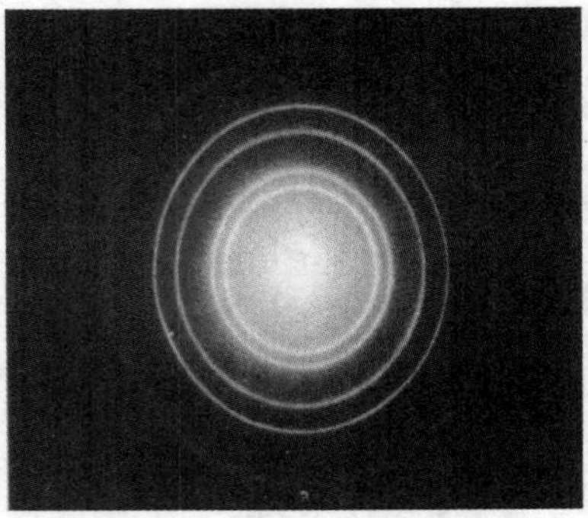

图 1-3　电子衍射示意

电子的衍射实验证明了电子运动具有与光相似的波动性，同时也证明了德布罗意的预言是正确的。

电子具有波粒二象性，实际上波粒二象性是所有微观粒子运动的一个重要特性。对于宏观物体，由于其质量很大，且与其本身大小相比波长又很短，基本上测不到其波动性。

三、不确定性原理

在经典力学中，人们能准确地同时测定一个宏观物体的位置和动量，例如知道火车的初始位置、速度规律和运行路线，就能同时准确地知道某一时刻火车的位置和运动速度。但对于具有波粒二象性的微观粒子，由于质量很小，速度极快，不可能同时准确测定电子的运动速度和空间位置。

1927 年，德国物理学家海森堡（W. Heisenberg）经过严格推导提出了量子力学中的一个重要原理——不确定性原理（uncertainty principle），其数学关系式为

$$\Delta x \Delta P \approx h \tag{1-5}$$

式中，x 为微观粒子在空间某一方向的位置坐标；Δx 为确定粒子位置时的不准量；ΔP 为

确定粒子动量时的不准量；h 为普朗克常数。

不确定性原理数学关系式的含义是：如果微观粒子位置的测定准确度越大（Δx 越小），则其动量的准确度就越小（ΔP 越大），反之亦然。位置不准量和动量不准量的乘积大约等于普朗克常数。

这就是说，对微观粒子如电子不可能同时准确地测定其运动速度和空间位置。实际上不确定性原理否定了 Bohr 的原子模型，指出了微观粒子不同于宏观物体，它具有波粒二象性，根据量子力学理论，对微观粒子如电子的运动状态，只能用统计的方法，做出概率性（电子出现的机会）的描述，而不能用经典力学的固定轨道来描述。

第二节　核外电子运动状态的描述

一、电子运动的波动方程式

根据量子力学原理，电子在核外某一空间范围内出现的概率可以用统计的方法加以描述。而电子在某一空间出现的概率的各种图像（波动性）可用波函数（wave function）来描述。

1926 年，薛定谔（E. Schrödinger）尝试着把德布罗意的物质波关系式代入经典的波动方程中，去描述微观粒子的概率波，得到著名的薛定谔方程。

$$\frac{\partial^2\psi}{\partial x^2}+\frac{\partial^2\psi}{\partial y^2}+\frac{\partial^2\psi}{\partial z^2}+\frac{8\pi^2 m}{h^2}(E-V)\psi=0 \tag{1-6}$$

这是一个二阶偏微分方程。ψ（读音为波赛）代表波函数，m 是电子的质量，E 是体系中电子的总能量，V 是电子在体系中的总势能。从方程中可以看出 ψ 也是电子空间坐标的函数，可写作 $\psi(x, y, z)$。通过解方程可以得出波函数，它是波动方程的合理解，对于只含有一个原子核和一个电子组成的体系，即类氢原子体系（He^+，Li^{2+}，Be^{2+}，B^{4+}）来说，薛定谔方程可得出正确的解，每一个解可描述氢原子中这个电子的一种运动状态。

二、波函数与量子数

1. 波函数

氢原子薛定谔方程的解是一系列的波函数 ψ_{1s}，ψ_{2s}，…，ψ_i。每个合理的解 ψ_i 代表电子的一种运动状态。在量子力学中把波函数称为原子轨道函数，简称为原子轨道。由于每个波函数受三个量子数 n，l，m 的规定，所以一个波函数（一个原子轨道或一个运动状态）可用三个量子数（n，l，m）来表示。

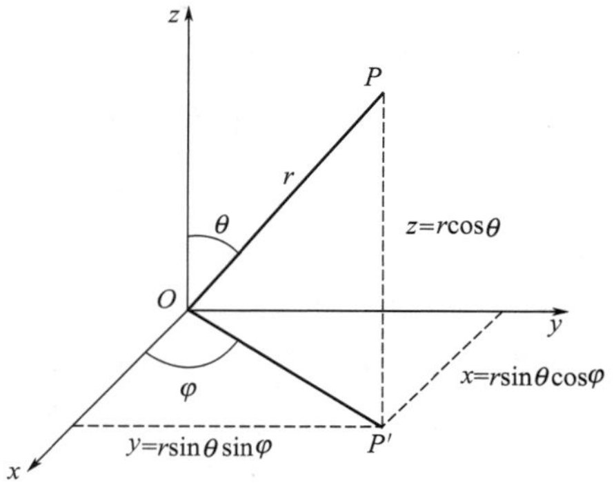

图 1-4　直角坐标转换成球极坐标

为了求解方便，要把直角坐标表示的 $\psi(x, y, z)$ 改换成球极坐标表示的 $\psi(r, \theta, \varphi)$，二者的关系如图 1-4 所示。

r 表示 P 点与原点的距离，θ、φ 称为方位角。

$$x = r\sin\theta\cos\varphi$$
$$y = r\sin\theta\sin\varphi$$
$$z = r\cos\theta$$
$$r = \sqrt{x^2 + y^2 + z^2}$$

解出的氢原子的波函数 $\psi_{n,l,m}$ (r,θ,φ) 及其相应能量列于表 1-1 中。

表 1-1　氢原子的一些波函数及其能量

轨道	$\psi_{n,l,m}(r,\theta,\varphi)$	$R_{n,l}(r)$	$Y_{l,m}(\theta,\varphi)$	能量/J
1s	$A_1 e^{-Br}\sqrt{\frac{1}{4\pi}}$	$A_1 e^{-Br}$	$\sqrt{\frac{1}{4\pi}}$	-2.18×10^{-18}
2s	$A_2 r e^{-Br/2}/\sqrt{\frac{1}{4\pi}}$	$A_2 r e^{-Br/2}$	$\sqrt{\frac{1}{4\pi}}$	$-2.18\times10^{-18}/2^2$
$2p_z$	$A_3 r e^{-Br/2}/\sqrt{\frac{3}{4\pi}}\cos\theta$	$A_3 r e^{-Br/2}$	$\sqrt{\frac{3}{4\pi}}\cos\theta$	$-2.18\times10^{-18}/2^2$
$2p_x$	$A_3 r e^{-Br/2}/\sqrt{\frac{3}{4\pi}}\sin\theta\cos\varphi$	$A_3 r e^{-Br/2}$	$\sqrt{\frac{3}{4\pi}}\sin\theta\cos\varphi$	$-2.18\times10^{-18}/2^2$
$2p_y$	$A_3 r e^{-Br/2}/\sqrt{\frac{3}{4}}\sin\theta\sin\varphi$	$A_3 r e^{-Br/2}$	$\sqrt{\frac{3}{4\pi}}\sin\theta\sin\varphi$	$-2.18\times10^{-18}/2^2$

注：表中 A_1、A_2、A_3、B 均为常数。

量子力学借用 Bohr 理论中"原子轨道"（atomic orbit）的概念，将波函数仍称为原子轨道（atomic orbital），但二者的涵义截然不同。例如：Bohr 认为基态氢原子的原子轨道是半径等于 52.9pm 的球形轨道。而量子力学中，基态氢原子的原子轨道是波函数 $\psi_{1s}(r,\theta,\varphi)=A_1 e^{-Br}\sqrt{\frac{1}{4\pi}}$，其中 A_1 和 B 均为常数，它说明 ψ_{1s} 在任意方位角随离核距离 r 改变而变化的情况，它代表氢原子核外 1s 电子的运动状态，但并不表示 1s 电子有确定的运动轨道。1s 电子具有的能量是 -2.18×10^{-18}J。氢原子核外电子的运动状态还有许多激发态，如 ψ_{2s} (r,θ,φ)、ψ_{2p_x} (r,θ,φ) 等，相应的能量是 -5.45×10^{-19}J。

2. 量子数

波函数是薛定谔方程的一组合理的解。为使解合理，需引入一套量子数（quantum number）n，l，m。当 n、l、m 值确定时，波函数也就确定了。量子数 n、l、m 各有自己的名称和含义，并且取值也有一定的限制，且互相关联。

（1）n 称为主量子数（principal quantum number），取值从 1 到∞的任何正整数，即 $n=1$，2，3，…，∞。也可按光谱学用大写拉丁字母来表示 n 值，对应关系是：

n 值：1，2，3，4，5，6，7…

光谱学符号：K，L，M，N，O，P，Q…

（或电子层符号）

在量子力学中虽不存在着电子运动的固定轨道，但仍可用 n 代表电子出现的区域离核的远近，n 越大表示电子在离核越远的地方出现的概率大，能量也越高（由一个电子和一个核组成的单电子原子体系中，电子能量完全由 n 值决定）。对于 n 值相同的电子，它们近乎在同样的空间范围内运动，可认为属同一电子层，用光谱学符号 K，L，M…表示电子层数。

（2）l 称为角量子数（azimuthal quantum number），或副量子数，对于给定的 n 值，l 只能取 0 到（$n-1$）的正整数，即 $l=0,1,2$，…，$n-1$。（$n=1$ 时，只有一个角量子数，$l=0$；$n=2$ 时，有两个角量子数，$l=0$，$l=1$ 等）。按照光谱学上的习惯，常用下列符号来表示 l 值：

l 值：0，1，2，3…

光谱学符号：s，p，d，f…

（电子亚层）

在薛定谔方程建立以前，索末菲（A. Sommerfeld）为解释氢原子光谱的精细结构，对玻尔理论进行了修正。假设电子可以在许多椭圆形轨道上绕核运动，而圆形轨道只是其中的一种特殊情况。并引入另一个量子数来限制电子运动的角动量，不同椭圆率的原子轨道的该量子数不同，能量也各有差别。现在知道在多电子原子中，由于电子之间的相互作用，n 相同，l 不同的原子轨道的能量也不同，s＜p＜d＜f。只有 n 和 l 值都相同的原子轨道的能量相同，即处在同一能级（energy level）（或称同一亚层）。例 2p（$n=2$，$l=1$）轨道在相同能级。

（3）m 称为磁量子数（magnetic quantum number），磁量子数 m 允许取值的数目依赖于 l；m 只能取 0，±1，±2，…，$\pm l$，共计 $2l+1$ 个可能值。在多电子原子中，n 和 l 相同，仅仅 m 不同的轨道，在能量上是完全相同的（只有把原子置于外加磁场中，n、l 相同而 m 不同的轨道能量上才会有差别）。n、l 相同，m 不同的轨道，称为等价轨道（equivalent orbital）或简并轨道（degenerate orbital）。例 $n=3$，$l=1$，$m=0$，±1，即在 M 电子层，p 亚层中有三个原子轨道，它们分别沿着 z 轴、x 轴和 y 轴方向伸展，若用波函数 $\psi_{n,l,m}$ 表示，则分别为 $\psi_{3,1,0}$、$\psi_{3,1,1}$ 和 $\psi_{3,1,-1}$，也可用光谱学符号 $3p_z$、$3p_x$、$3p_y$ 表示（若 $n=3$，$l=2$，$m=0$，±1，±2，则有 5 个简并轨道，可用符号 $3d_{xy}$、$3d_{xz}$、$3d_{yz}$、$3d_{z^2}$、$3d_{x^2-y^2}$ 表示）。在自由原子中，轨道的能量只取决 n 和 l，而与 m 无关，在讨论与能量有关的问题时，往往可略去下标中的 m，故上述三个轨道都标记为 ψ_{3p}，或 3p（轨道）上的电子，因此可称为 3p 电子。同理，$n=1$，$l=0$，$m=0$ 的轨道可标记为 $\psi_{1,0,0}$ 或 ψ_{1s} 或 1s（轨道），其电子可称为 1s 电子。因此，原子轨道（也可称为电子轨道），或者说波函数 ψ 可以用以上三个量子数描述。而每一个波函数 $\psi_{n,l,m}$ 描述了电子运动的一种状态。

（4）m_s 称为自旋量子数（spin quantum number），取值为 $+\frac{1}{2}$ 和 $-\frac{1}{2}$。它是在研究原子光谱时发现的。因在高分辨率的光谱仪下，看到每一条光谱线都是由两条非常接近的光谱线组成的。为了解释这一事实，有人提出电子除绕核运动之外，还绕着自身的轴旋转，其方向只可能有一个顺时针方向和一个逆时针方向，用自旋量子数 $m_s=+\frac{1}{2}$ 和 $m_s=-\frac{1}{2}$ 表示。对于这两个自旋方向，也常用向上和向下的箭头“↑”和“↓”形象地表示。

上面谈到量子数 n、l、m 是为了解薛定谔方程而引入的条件。其实在薛定谔方程建立以前，在 Bohr 理论提出后的 12 年内，为了解释原子光谱等实验现象，在 Bohr 理论的基础上对原子核外电子的运动作了补充与修正，有了上述量子数的某些概念与数值。此外，薛定谔方程是根据微观粒子的波粒二象性建立的，又从核外电子运动的合理性（例如，电子不能进入原子核内，电子在核外无限远的空间出现的概率为零等）对方程提出一些边界条件，然后因解方程需要引入这三个量子数并规定其取值范围。因此，量子数 n、l、m 具有明确的物理意义是不足为奇的。

综上所述，可以看到 n、l、m 这三个量子数的组合有一定的规律。三个量子数的合理组合决定了一个原子轨道（波函数）。并可由此类推，每个电子层的轨道总数应为 n^2。参见表 1-2。而四个量子数的确定，即 n、l、m、m_s 都确定，才能表示一个电子的运动状态。

表 1-2　量子数组合和轨道数

主量子数 n	角量子数 l	磁量子数 m	波函数 ψ	同一电子层的轨道数(n^2)
1	0	0	ψ_{1s}	1
2	0	0	ψ_{2s}	4
	1	0 ±1	ψ_{2p_x} ψ_{2p_y},ψ_{2p_z}	
3	0	0	ψ_{3s}	9
	1	0 ±1	ψ_{3p_x} ψ_{3p_y},ψ_{3p_z}	
	2	0 ±1 ±2	$\psi_{3d_{z^2}}$ $\psi_{3d_{xz}}$,$\psi_{3d_{xy}}$ $\psi_{3d_{yz}}$,$\psi_{3d_{x^2-y^2}}$	

【例 1-1】　（1）$n=3$ 的原子轨道可有哪些轨道角动量量子数和磁量子数？该电子层有多少原子轨道？（2）K 原子的最外层电子处于 4s 亚层，试用 n、l、m、m_s 四个量子数来描述它的运动状态。

解　（1）当 $n=3$ 时，$l=0$，1，2；当 $l=0$ 时，$m=0$；当 $l=1$ 时，$m=-1$，0，$+1$；当 $l=2$ 时，$l=-2$，-1，0，$+1$，$+2$；共有 9 个原子轨道。

（2）4s 亚层 $n=4$、$l=0$、$m=0$，$m_s=+\frac{1}{2}$ 或 $-\frac{1}{2}$，电子的运动状态可用四个量子数的组合 $\left(4, 0, 0, +\frac{1}{2}\right)$ 或 $\left(4, 0, 0, -\frac{1}{2}\right)$ 来描述它的运动状态。

三、概率密度和电子云

波函数 ψ 仅仅是一个描述核外电子运动的数学表达式，它本身并没有确切的物理意义。但从光的波粒二象性研究中得知波函数的绝对值的平方 $|\psi|^2$ 与光的强度有关。而光的强度取决于单位体积内光子的数目，即光子的密度。回想到前面讲过的电子衍射图，图中有些明暗交替的条纹，说明有些地方衍射强度大，也就是电子出现的概率密度大，有的地方衍射强度小，电子出现的概率密度小。因此，波函数的平方 $|\psi|^2$ 可代表电子在空间单位体积中出现的概率，即电子在空间出现的概率密度。为了形象地表示基态氢原子核外空间各处电子出现的概率密度大小的分布情况，将空间各处的 $|\psi|^2$ 值的大小用疏密程度不同的小黑点表示出来。这种在单位体积内黑点数与 $|\psi|^2$ 成正比的图形称电子云（electron cloud）。图 1-5 是

氢原子的 1s 电子云。从图上看出，离核越近，电子云越密集，即电子出现的概率密度愈大；离核越远，电子云愈稀疏，电子出现的概率密度愈小。

注意，不要把电子云中的一个个小黑点看成一个个电子，因为氢原子核外只有一个电子。还要注意，这里讲的是概率密度，不是概率。以后多用电子云来做概率密度的同义词。

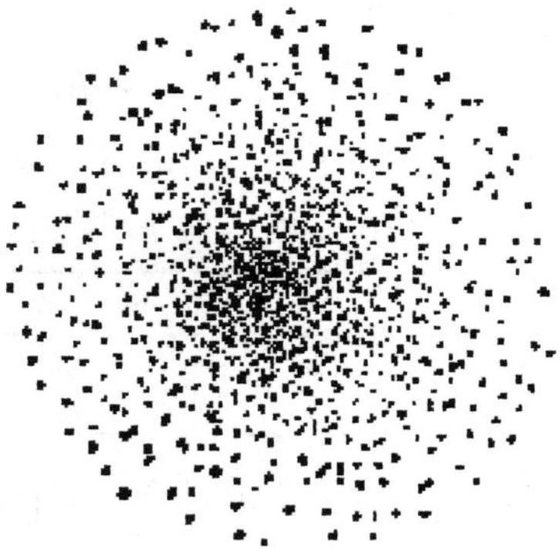

图 1-5　是氢原子的 1s 电子云

四、波函数的图形表示

为了加深对波函数意义的理解，来研究它的图像，以便得到较直观的效果。但波函数是含有 r、θ、ψ 三个自变量的函数，作二维或三维图困难，于是将波函数写出下列一般形式：

$$\psi_{n,l,m}(r,\theta,\varphi)=R_{n,l}(r)Y_{l,m}(\theta,\varphi) \tag{1-7}$$

这个式子表示波函数可以写成两个函数，即 $R_{n,l}(r)$ 函数和 $Y_{l,m}(\theta、\varphi)$ 函数的乘积。$R_{n,l}(r)$ 函数又称为波函数的径向部分或径向波函数（radial wave function），它是离核距离 r 的函数，只与 n 和 l 两个量子数有关。$Y_{l,m}$（θ、φ）函数又称为波函数的角度部分或角度波函数（angular wave function），它是方位角 θ 和 φ 的函数，只与 l 和 m 两个量子数有关。这两个函数分别含有一个和两个自变量，作图没有困难。作图以后，可以从波函数的径向和角度两个侧面去观察电子的运动状态。虽然，每一部分并不能代表完全的波函数，但能说明许多问题。前面表 1-1 已经列出了解薛定谔方程获得的氢原子的基态和一部分激发态的波函数及其相应的 $R_{n,l}$（r）函数、$Y_{l,m}$（θ、φ）函数。

1. 波函数（原子轨道）角度分布图

如果将原子轨道角度分布函数 $Y_{l,m}$（θ、φ），随角度（θ、φ）的变化作图，就可以得到波函数的角度分布图。参见图 1-6。

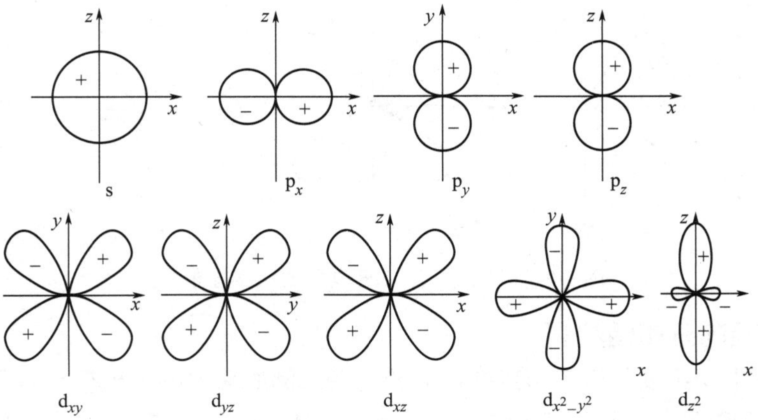

图 1-6　氢原子 s、p、d 原子轨道角度分布图

由于 $Y_{l,m}$（θ、φ）与主量子数 n 无关，只与量子数 l 和 m 有关，只要轨道的 l 和 m 相同，那么它们的角度分布图就完全相同。

图 1-6 的原子轨道角度分布图是它们的角度波函数通过计算求值作图得到的，例如，s 轨道的 Y_s 函数等于 $Y_s = \sqrt{1/4\pi} = 0.282$，说明在任何方位角，其值均为相同的常数，所以 s 轨道的角度分布图为一球面。又如 p_z 轨道的 Y_{p_z} 函数等于 $\sqrt{3/4\pi}\cos\theta$，将各种不同的 θ 角代入这个函数，可得如下结果：

θ	0°	30°	60°	90°	120°	150°	180°
$\cos\theta$	1	0.866	0.5	0	−0.5	−0.866	−1
Y_{p_z}	0.489	0.423	0.244	0	−0.244	−0.423	−0.489

从原点出发，引出不同 θ 值的射线，在射线截取长度为对应的 Y_{p_z} 值的点，连接这些射线上的点，便得到双球面图形，将曲线绕 z 轴旋转一周（360°），可得到“哑铃”型的立体曲面。

原子轨道角度分布图中的正负号丝毫没有“电性”的意义，而是与“波”在不同相位中的正、负号有相同的涵义。它类似经典波中的波峰与波谷，当两个波相遇产生干涉时，同号则相互加强，异号则相互减弱或抵消。这一点在讨论化学键的形成时有重要意义。

2. 电子云的角度分布图

图 1-7 是 s、p、d 轨道电子云的角度分布图（截面图），简称 Y^2 图。它是 $Y^2_{l,m}$（θ、φ）对 θ、φ 作的图。此图与原子轨道角度分布图相似，但有两点区别，一是 Y^2 图“瘦”，因为 $|Y|<1$，平方后就更小；二是 Y^2 图均是正值，无正负号之分。注意，Y^2 图只表示在空间不同方位角电子出现的概率密度的变化情况，不表示电子出现的概率密度与距离的关系。

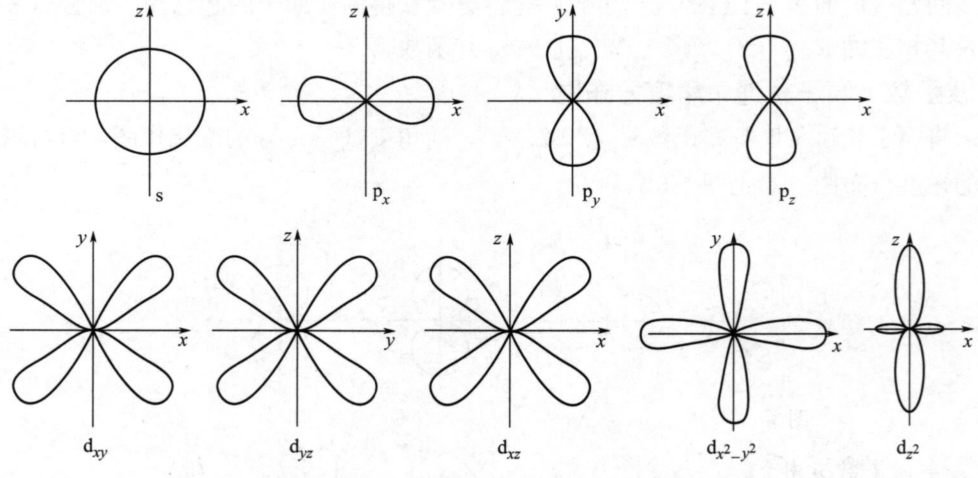

图 1-7　氢原子 s、p、d 电子云角度分布图

3. 电子云径向分布函数图

现在来考虑电子出现的概率与离核远近的关系。例如考虑电子出现在半径为 r，厚度为 dr 的薄球壳内的概率，这个夹层球壳的相应球面积是 $4\pi r^2$，因此这个球壳内电子出现的概率应该等于概率密度的径向部分 $|R|^2$ 乘以球壳的体积 $4\pi r^2 dr$，即 $R^2 \times 4\pi r^2 dr = 4\pi r^2 R^2 dr$。以 $r^2R^2(r)$ 对 r 作图，就可以得到氢原子 s、p、d 各电子云电子的壳层概率随 r 的变化图，称为电子云径向分布函数 r^2R^2-r 图（radial distribution function）。

以 r^2R^2 为纵坐标，以 r 为横坐标，则所作的图叫做径向分布函数图（参见图 1-8）。此图形象地显示出电子出现的概率大小和离核远近的关系。

从电子的径向分布图可以看出：

(1) 在基态氢原子中，电子出现概率的极大值在 $r=a_0$（玻尔半径，$a_0=52.9$pm）的球面上，它与概率密度极大值处（原子核附近）不一致，核附近概率密度虽然很大，但在此处薄球壳夹层体积几乎小得等于零，随着 r 的增大，薄球壳夹层体积越来越大，但概率密度却越来越小，这两个相反因素决定 1s 径向分布函数图在 a_0 出现一个峰，从量子力学的观点来理解，玻尔半径就是电子出现概率最大的球壳离核的距离。

(2) 径向分布图中的峰数有（$n-l$）个，例如，1s 有 1 个峰，4s 有 4 个峰，2p 有 1 个峰，3p 有 2 个峰……

(3) 轨道角动量量子数 l 相同，主量子数 n 不同时，主峰距核位置不同，n 越小，距核越近，n 越大，主峰（最大峰）距核越远。

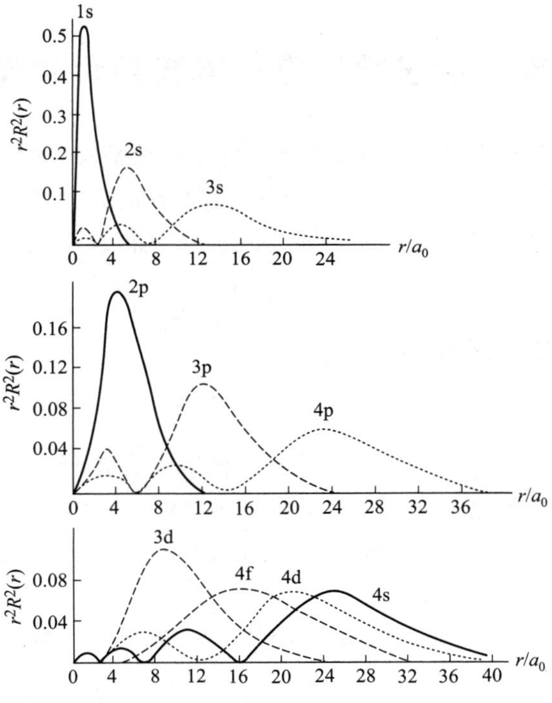

图 1-8　氢原子 s、p、d 电子云壳层概率径向分布（示意图）

(4) 主量子数 n 相同，角量子数 l 不同时，ns 比 np 多一个离核较近的峰，np 又比 nd 多一个离核较近的峰……第一个峰与核的距离是 ns<np<nd<nf，说明不同 l 的（电子）“钻穿”到核附近的能力不同。钻穿能力的顺序是 ns>np>nd>nf。例如 4s 的第一个峰竟钻穿到 3d 的主峰之内去了，使能级发生了交错这说明玻尔理论中假设的固定轨道是不存在的、外在的，外层电子也可以在内层出现，这正反映了电子的波动性。

4. 电子的空间状态（阅读）

综合电子云的电子概率密度径向部分 $R^2_{n,l}(r)$ 和角度部分 $Y^2_{l,m}$（θ，φ）图，可以比较全面地了解电子的空间运动状态，如图 1-9 所示。

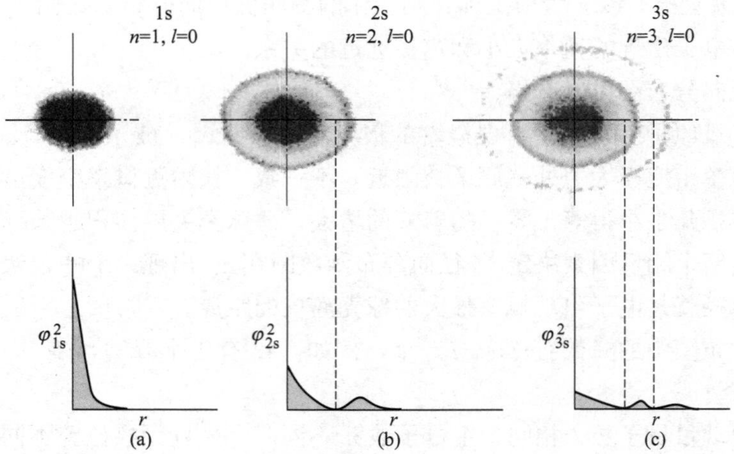

图 1-9 氢原子径向概率密度函数图和电子云图

第三节 原子核外电子排布和元素周期律

以上从研究氢原子光谱开始，了解了量子力学原子模型发展的过程，并得到了如波函数 ψ（原子轨道）、四个量子数、电子云、壳层概率径向分布图、单电子原子（H）能级等重要概念，它们对讨论多电子原子（multielectron atoms）的能级和核外电子的排布规律具有重要的指导意义。

一、屏蔽效应和钻穿效应

1. 屏蔽效应

在多电子原子中，一个电子不仅要受原子核的吸引力，而且还要受到其他电子的排斥力，从而会使核对该电子的吸引降低。将其他电子对某一电子排斥的作用归结为抵消了一部分核电荷，使有效核电荷（effective nuclear charge）降低，削弱了核电荷对该电子的吸引作用，称为屏蔽效应（screening effect）。

若有效核电荷用符号 Z^* 表示，核电荷用符号 Z 表示，被抵消的核电荷数用符号 σ 表示，则它们有以下的关系：

$$Z^* = Z - \sigma \tag{1-8}$$

式中，σ 称为屏蔽常数（screening constant）。这样对于多电子原子中的一个电子，其能量的近似计算与单电子氢原子的公式类似：

$$E_n = -\frac{2.179 \times 10^{-18} (Z-\sigma)^2}{n^2} \text{J} \tag{1-9}$$

从式(1-9) 可以看出，如果屏蔽常数 σ 越大，屏蔽效应就越大，则电子受到吸引的有效核电荷 Z^* 降低，电子的能量就升高。显然，如果能计算原子中其他电子对某个电子的屏蔽常数 σ，就可求得该电子的近似能量。以此方法，即可求得多电子原子中各轨道能级的近似能量。屏蔽常数的计算，可用斯莱脱（J. C. Slater）提出的经验公式，本课程不作要求，一般认为外层电子对内层电子不产生屏蔽效应。

2. 钻穿效应

前面在讨论壳层概率径向分布图时已提出，由于角量子数 l 不同，出现的峰数也不同，会有钻穿现象，显然电子钻到离核距离越近者，受核的吸引力也越大，就会发生能级能量的变化，这种由于角量子数 l 不同，其壳层概率的径向分布不同而引起的能级能量的变化称为钻穿效应（drill through effect）。

在多电子原子中，原子轨道的能级变化大体有以下三种。

（1）n 不同、l 相同的能级，n 越大，轨道离核越远，外层电子受内层的屏蔽效应也越大，能级越高，核对该轨道上的电子吸引力就越弱。如：$E_{1s}<E_{2s}<E_{3s}<E_{4s}$。

（2）n 相同，l 不同的能级，当 n 相同时，角量子数小的，峰越多，钻得就越深，离核就越近，受核的吸引力就越强。由于钻穿能力 ns>np>nd>nf，所以核对电子的吸引能力 ns>np>nd>nf，电子的钻穿能力越小，受其他电子的屏蔽效应就越大，核对该轨道上的电子吸引力相应减弱，能级升高。如：$E_{4s}<E_{4p}<E_{4d}<E_{4f}$。

（3）n 不同，l 不同的能级，原子轨道的能级顺序较为复杂。如 $E_{4s}<E_{3d}$，$E_{5s}<E_{4d}$，$E_{6s}<E_{4f}<E_{5d}$ 等。这可用钻穿效应加以解释。例如 4s 的能级低于 3d，从壳层概率径向分布图可以看出，4s 离核最近的小峰，钻得很深，核对它的吸引力增强，使轨道能级降低的作用超过了主量子数增大使轨道能级升高的作用，故 $E_{4s}<E_{3d}$，使能级发生错位。同理也可解释，$E_{5s}<E_{4d}$，$E_{6s}<E_{4f}<E_{5d}$ 等。

屏蔽效应和钻穿效应均能对多电子原子的原子轨道能级高低变化加以说明，而后者对能级交错的现象能进行圆满的解释。

二、鲍林原子轨道近似能级图

对于氢原子来讲，核外只有一个电子，这个电子的能量是由主量子数 n 决定的，与角量子数 l 无关。

$$E_n=-\frac{2.179\times10^{-18}Z^2}{n^2}\text{J}$$

对于多电子原子来讲，电子的能量不仅要考虑原子核对其的吸引，还应考虑各轨道之间的电子的排斥作用。因此，多电子原子的原子轨道能级就有可能发生改变，光谱实验结果证实了这一点。

鲍林（L. Pauling）根据光谱实验的结果，总结出多电子原子中电子填充各原子轨道能级顺序，如图 1-10 所示。

该图可以说明以下几个问题：

（1）将能级相近的原子轨道排为一组，目前分为七个能级组，并按照能量从低到高的顺序从下往上排列。

（2）每个能级组中，每一个小圆圈表示一个原子轨道，将 3 个等价 p 轨道、5 个等价 d 轨道、7 个等价 f 轨道……排成一列，表示在该能级组中它们的能量相等。除第一能级组外，其他能级组中，原子轨道的能级也有差别。

（3）多电子原子中，原子轨道的能级主要由主量子数 n 和角量子数 l 来决定，如：

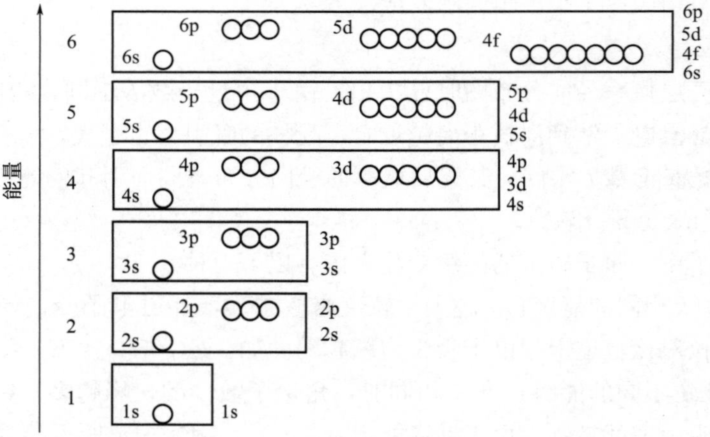

图 1-10　鲍林原子轨道近似能级（图）

$E_{1s}<E_{2s}<E_{3s}<E_{4s}$，$E_{4s}<E_{4p}<E_{4d}<E_{4f}$。但也有例外的情况，如第四能级组中，$E_{4s}<E_{3d}$，这种能级错位的现象称“能级交错”（energy level overlap）。以上原子轨道能级高低变化的情况，可用“屏蔽效应”和“钻穿效应”来加以解释。

必须指出，鲍林近似能级图反映的是多电子原子中原子轨道的近似能级顺序，不要误以为所有元素的能级顺序都是一成不变的。此处没有考虑原子序数的大小因素，不能反映出不同原子中相同原子轨道的能量高低。

三、原子核外电子的排布与电子结构

本课程采用鲍林原子轨道近似能级图，因它在解决原子核外电子排布时方便有效，更重要的是可以根据近似能级图，写出元素周期表（periodic table of the elements）中绝大多数基态原子的电子结构（atomic electron structure），因此它被广泛地用于化学教学中。

（一）核外电子排布的原则

根据光谱实验结果和对元素周期律的分析，绝大多数元素的原子，其核外电子排布应遵循以下三个原则。

1. 能量最低原理

电子在原子轨道中的分布，应尽可能使整个体系的能量最低，才能符合自然界的能量越低越稳定的普遍规律。也就是说，电子的原子轨道填充的顺序，应先从最低能级 1s 轨道开始，依次往能级高的轨道上填充，称为能量最低原理（lowest energy principle）。

2. 泡利不相容原理

1925 年，奥地利科学家泡利（W. Pauli）在光谱实验现象的基础上，提出了一个后被实验所证实的假设，即在一个原子中不可能存在四个量子数完全相同的两个电子，称为泡利不相容原理（exclusion principle）。

每个原子轨道最多能容纳两个电子，按照泡利不相容原理，这两个电子自旋量子数的取值分别为 $m_s=+1/2$ 和 $m_s=-1/2$，或用“↑”和“↓”表示，即一个为顺时针自旋，另一个为逆时针自旋。

3. 洪德规则

1925 年，德国科学家洪德（F. Hund）根据大量光谱实验数据总结出，在 n 和 l 相同的等价轨道中，电子尽可能分占各等价轨道，且自旋方向相同，称为洪德规则（Hund's rule），也称为等价轨道原理。量子力学计算证实，按洪德规则分布，且自旋方向相同的单电子越多，能量就越低，体系就越稳定。

此外，量子力学理论还指出作为洪德规则的特例，在等价轨道中电子排布全充满、半充满和全空状态时，体系能量最低最稳定。

全充满 p^6，d^{10}，f^{14}　半充满 p^3，d^5，f^7　全空 p^0，d^0，f^0

（二）原子的电子结构（电子组态）

原子的电子结构主要是根据核外电子排布三原则和光谱实验的结果书写的，有时也用电子轨道式来表示。下面根据核外电子排布三原则来讨论核外电子排布和书写电子结构的几个实例。

按照鲍林原子轨道近似能级图，电子填充各能级轨道的先后顺序为：

1s　2s2p　3s3p　4s3d4p　5s4d5p　6s4f5d6p　7s5f6d7p……

【例 1-2】 根据核外电子排布原则，写出原子序数为 7、18 的元素原子的符号及电子结构和电子轨道式。

解　根据核外电子排布原则

元素原子的符号	电子结构	电子轨道式
$_{7}N$	$1s^22s^22p^3$	[↑↓] 1s　[↑↓] 2s　[↑|↑|↑] 2p
$_{18}Ar$	$1s^22s^22p^63s^23p^6$	[↑↓] 1s　[↑↓] 2s　[↑↓|↑↓|↑↓] 2p　[↑↓] 3s　[↑↓|↑↓|↑↓] 3p

化学反应中一般只涉及外层或次外层原子轨道上的电子，这些电子被称为价层电子。价层电子所属的电子层称为价电子层或价层。为了简便起见，将内层已达到稀有气体电子层结构的部分用稀有气体符号表示，并用“［ ］”括起来，称为原子实。

【例 1-3】 根据核外电子排布原则，写出 Cr 原子和 Cr^{3+} 的电子结构。并分别写出它们的价电子层电子轨道式。

解　根据核外电子排布原理

$_{24}Cr$　$1s^22s^22p^63s^23p^64s^13d^5$（不是 $4s^23d^4$，d 轨道半充满状态 d^5 体系稳定）

将相同主量子数排在一起进行调整，其电子结构：$1s^22s^22p^63s^23p^63d^54s^1$ 或［Ar］$3d^54s^1$，价电子层结构为：$3d^54s^1$。

价电子层电子轨道式：　[↑\|↑\|↑\|↑\|↑] 3d　[↑] 4s

Cr^{3+}（失去 3 个电子）电子结构：$1s^22s^22p^63s^23p^63d^3$，价电子结构为：$3d^3$。

价电子层电子轨道式：　[↑\|↑\|↑\|　\|　] 3d

此外，$_{29}Cu$ 的电子结构为 $[Ar]3d^{10}4s^1$，而不是 $[Ar]\ 3d^9 4s^2$。这是因为全充满的 d^{10} 结构体系非常稳定。

当按鲍林近似能级图排布完电子后，体系的能量就会发生变化，如【例 1-3】中，Cr 原子内层 3d 轨道上有电子，就会对外层上的电子有屏蔽效应，使 4s 轨道上的电子能量升高，所以此时 $E_{3d}<E_{4s}$。而电子的失去和得到都是从最外层开始的，所以在按鲍林近似能级图排布电子后，应将相同主量子数排在一起进行调整，以便于写出它的离子电子结构和反映体系能量情况。同理，原子序数为 9 的 F 原子，电子结构为 $1s^2 2s^2 2p^5$，其 F^- 离子电子结构为 $1s^2 2s^2 2p^6$。

四、电子层结构与元素周期表

元素的性质随着核电荷的递增而呈现周期性的变化，这个规律叫做元素周期律（periodic law of elements）。学习了各种元素原子核外电子的排布以后，知道元素周期律正是原子内部结构周期性变化的反映，元素性质的周期性来源于原子电子层结构的周期性。

根据元素周期律，把元素以表格的形式排列起来，构成元素周期表（periodic table of elements）。自 19 世纪末以来，至今已发表了几十种形式的周期表，各有其优、缺点。不过对一般化学研究最适用的是长型周期表（见书后元素周期表）。以下简单讨论原子结构与周期表之间的关系。

1. 周期的划分

为什么元素性质会出现周期性呢？人们发现，随着原子序数（核电荷）的增加，不断有新的电子层出现，并且最外层电子的填充始终是从 ns^1 开始到 ns^2np^6 结束（除第一周期外），即都是从碱金属开始到稀有气体结束，重复出现。由于最外电子层的结构决定于元素的化学性质，因此就出现了元素性质呈现周期性变化的一个又一个周期。同时表明，元素性质呈现周期性的变化规律（周期律）是由于原子的电子层结构呈现周期性所造成的。

结合原子的电子层结构和能级组的划分以及元素性质呈现周期性变化的规律，它们有以下的关系，如表 1-3 所示。

表 1-3 周期数与能级组数和最大电子容量关系

能级组	1s	2s2p	3s3p	4s3d4p	5s4d5p	6s4f5d6p	7s5f6d7p
能级组数	一	二	三	四	五	六	七
周期数	1	2	3	4	5	6	7
电子层数(最外层主量子数)	1	2	3	4	5	6	7
元素数目	2	8	8	18	18	32	32
最大电子容量	2	8	8	18	18	32	32

$$周期数=能级组数=电子层数$$

由能级组和周期的关系可知，能级组的划分是导致周期表中各元素能划分为周期的本质原因。

2. 族的划分

按长式周期表，族的划分是把元素分为 16 个族，排成 18 个纵列，其中 8 个主族（A 族）：ⅠA～ⅧA 族，ⅧA 族为稀有气体元素；8 个副族（B 族）：ⅠB～ⅧB 族，ⅧB 族占了三个纵列。

族数＝价电子层上电子数(参与反应的电子)＝最高氧化值

(ⅧB族只有 Ru 和 Os 元素可达＋8，ⅠB族有例外)

ⅠB与ⅡB族元素的 $(n-1)$d 轨道已填满 10 个电子，是稳定结构，一般只失去最外层 s 层子。

价电子层为参与反应的电子层 {主族：价电子层为 $ns\,np$；副族：价电子层为 $(n-1)\text{d}\,ns$}

要特别注意，ⅠB、ⅡB族与ⅠA、ⅡA族的主要区别在于：ⅠB、ⅡB族次外层 d 轨道上电子是全满的，而ⅠA、ⅡA族从第四周期开始元素才出现次外层 d 轨道，且还未填充 $(n-1)$d 电子。

由于同一族的元素其价电子层构型相似，故它们的化学性质也十分相似。

3. 元素的分区

根据各元素原子的核外电子排布以及价电子层构型的特点，可将长式周期表中的元素分为五个区。如图 1-11 所示。

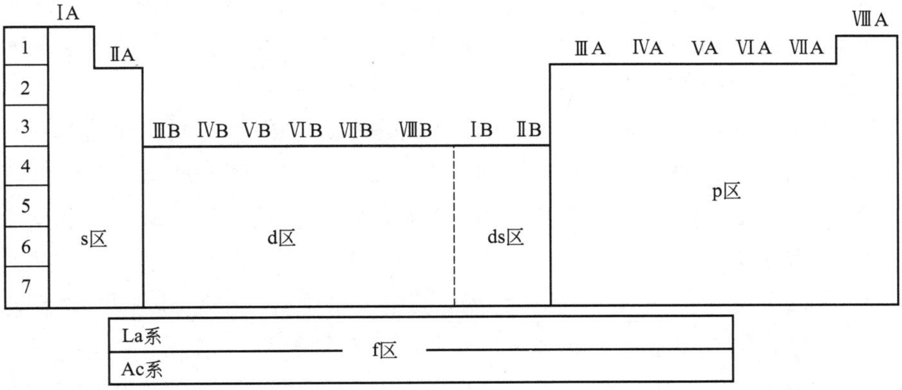

图 1-11　周期表中元素分区

(1) s 区元素　最后一个电子填充在 s 轨道上的元素属 s 区元素，其价电子构型是 $ns^{1\sim2}$，包括称为碱金属的 IA 族元素和碱土金属的ⅡA族元素，位于周期表中左侧的位置，它们都是活泼金属。

(2) p 区元素　最后一个电子填充在 p 轨道上的元素属 p 区元素，包括ⅢA～ⅧA族元素，其价电子构型是 $ns^2np^{1\sim6}$，分别称为硼族元素（ⅢA)、碳族元素（ⅣA)、氮族元素（ⅤA)、氧族元素（ⅥA)、卤族元素（ⅦA）和稀有气体元素（ⅧA，过去称为“零族”元素，惰性气体元素)，它们位于周期表中右侧位置，大部分元素为非金属元素。

(3) d 区元素　最后一个电子填充在 d 轨道上的元素属 d 区元素，包括ⅢB～ⅧB族元素，价电子构型是 $(n-1)\ \text{d}^{1\sim8}ns^2$，它们位于周期表中的中间位置。通常 d 区元素又称过渡元素，其含义是指从 s 区金属元素向着 p 区非金属元素过渡，也有的指从 d 能级不完全的电子填充到完全填充的过渡。d 区元素都是金属元素。

(4) ds 区元素　最后一个电子填充在 d 轨道上或 s 轨道上，且 $(n-1)$d 能级达全满状态的元素称 ds 区元素，其价电子构型是（$n-1$）$d^{10}ns^{1\sim2}$，包括称为铜分族的ⅠB族元素和锌分族的ⅡB族元素，位于周期表中的 d 区元素和右侧的 p 区元素之间位置，它们的特点是次外层 d 轨道能级上的电子排布是全满的，ds 区元素均为金属。

ds 区元素和 d 区元素通称为过渡元素。

（5）f 区元素　最后一个电子填充在 f 轨道上的元素称为 f 区元素，其价电子构型是 $(n-2)f^{1\sim14}(n-1)d^{0\sim2}ns^2$，包括镧系元素（57～71 号元素）和锕系元素（89～103 号元素）。由于外层和次外层上的电子数几乎相同，只是倒数第三层 f 轨道上电子数不同，所以每系各元素的化学性质极为相似。

五、元素某些性质的周期性（自学）

1. 原子半径

除氢原子外，其他原子的半径都由实验测得。原子半径（atomic radius）有共价半径、金属半径和范德华半径三种表示方法。

两个相同的原子以共价单键结合时，它们核间距离的一半叫共价半径（covalent radius，r_c）。通常所说的原子半径多指共价半径。在金属单质的晶体中，相邻两个原子核间距离的一半叫金属半径（metallic radius，r_m）。在单质分子晶体中，不属于同一分子的两个最接近的原子核间距离的一半叫范德华半径（van der Waals radius，r_v）。

原子半径的大小与原子的电子层数、电子与原子核间的引力、电子间的相互排斥等因素有关。同一族元素中自上而下电子层数增加，原子半径加大。同一周期元素中自左向右，随电荷数的增加，核对电子的吸引力增强，原子半径逐渐减小。

2. 元素的电负性

元素的电负性（electronegativity）表示原子在分子中吸引成键电子的能力大小。元素的电负性越大，越容易获得电子，非金属性越强；电负性越小，越容易失去电子，金属性越强。一般以电负性为 2.0 作为判断元素是金属与非金属的粗略判据，电负性在 2.0 以上的元素可称为非金属元素（硅除外），在 2.0 以下的元素可称为金属元素（除金和铂系）。部分元素的电负性数值如表 1-4 所示。

表 1-4　部分元素的电负性

H	Li	Be	B	C	N	O	F	Na	Mg	Al	Si	P	S	Cl
2.1	1.0	1.5	2.0	2.5	3.0	3.5	4.0	0.9	1.2	1.5	1.8	2.1	2.5	3.0

元素的电负性在周期表中也呈现出周期性变化。

短周期：同一周期，从左到右，元素的电负性逐渐增大，原子吸引电子的能力趋强，元素的金属性逐渐减弱，非金属性逐渐增强。在所有元素中氟的电负性最大，是非金属性最强的元素。

长周期：同一周期，从左到右，元素的电负性总体趋越逐渐增大，非金属性趋强。但过渡元素变化趋势不是很有规律，这与电子层结构有关，如电子填充次外层 d 轨道，使原子半径变化趋弱；电子结构处于 $(n-1)d^5ns^{1\sim2}$ 和 $(n-1)d^{10}ns^{1\sim2}$ 半满和全满的稳定状态等。

（1）主族元素　从上至下，元素的电负性逐渐减小，原子吸引电子的能力趋弱，失电子的能力趋强，故非金属性依次减弱，金属性依次增强。在所有元素中铯的电负性最小，是金属性最强的元素。

（2）副族元素　从上至下，元素的电负性没有明显的变化规律，这还与过渡元素的电子层结构有关。而且第三过渡元素（第六周期）与同族的第二过渡元素（第五周期）除ⅠB族和ⅡB族元素外，元素的电负性非常接近，这是由于镧系收缩的影响所致。

总之，由于元素电负性的大小是表示分子中原子吸引电子的能力大小，所以它能方便地定性反映元素的某些性质，如金属性与非金属性、氧化还原性，估计化合物中化学键的类型、键的极性等，故它在化学领域中被广泛地运用。

知识链接

重要的生命元素和人体健康

一、微量元素的定义和分类

1. 微量元素的定义

人的生长发育、繁殖、遗传、生化反应、能量转换、新陈代谢等重要生理功能的物质基础，都是人体与外环境进行多种元素交换，以及不同元素在机体内进行复杂的合成和分解代谢的生物学过程。地球表层发现的92种天然元素，目前生物体内已检出81种，但迄今已发现具有重要营养和生理功能，得到公认的对于维持生命所必不可少的元素仅有27～29种。按照化学元素在机体内的含量多少，可分为常量元素或宏量元素（major element，macro-element）及痕量元素或微量元素（trace element，micro-element）。通常将含量大于体重0.01%的生命必需元素，每人每日需要量在100mg以上的必需元素称为**常量元素**，约占人体体重的99.95%以上，包括：碳、氢、氧、氮、硫、磷、钠、钾、钙、镁、氯11种，见表1-5。常量元素均为必需元素，其在机体中的主要生理作用是维持细胞内外渗透压的平衡，调节体液的pH，形成骨骼支撑组织，维持神经和肌肉细胞膜的生物兴奋性，传递信息使肌肉收缩、使血液凝固以及酶活性等。

微量元素一词起源于19世纪中叶，由于当时用光谱分析法测定动、植物体内元素时发现有些元素只能被定性地确定有痕量存在，故称为痕量元素。但痕量元素一词有不确定的意思，而且现在已能准确地测定这些元素的含量，故从20世纪下半叶，微量元素逐渐成为通用术语。微量元素通常是指含量小于体重0.01%，每人每日需要量在100mg以下的生命必需元素，包括铁、铜、锌、锰、钼、钴、钒、镍、铬、锡、氟、碘、硒、砷、硅、硼16种。微量元素在维持人类健康中起基础性的作用，主要生理功能是在各种酶系统中起催化作用，以激素或维生素的必需成分或辅助因子而发挥作用，形成具有特殊功能的金属蛋白质等。

表1-5　常量元素情况一览表

元素	符号	含量/g·(70kg)$^{-1}$	占体重比例/%	在人体组织中的分布状况
氧	O	45000	64.30	水、有机化合物的组成成分
碳	C	12600	18.00	有机化合物的组成成分
氢	H	7000	10.00	水、有机化合物的组成成分

续表

元素	符号	含量/g·$(70kg)^{-1}$	占体重比例/%	在人体组织中的分布状况
氮	N	2100	3.00	有机化合物的组成成分
钙	Ca	1420	2.00	同上；骨骼、牙、肌肉、体液
磷	P	700	1.00	同上；骨骼、牙、磷脂、磷蛋白
硫	S	175	0.25	含硫氨基酸、头发、指甲、皮肤
钾	K	245	0.35	细胞内液
钠	Na	105	0.15	细胞外液、骨
氯	Cl	105	0.15	脑脊液、胃肠道、细胞外液、骨
镁	Mg	35	0.05	骨、牙、细胞内液、软组织

2.微量元素的分类

人们对微量元素的分类尚无统一的方法，主要有以下两种分类方法。

（1）根据微量元素对维持机体生命活动的作用分类

1）必需微量元素（essential trace element） 是指那些具有明显营养作用及生理功能，对维持机体生长发育、生命活动及繁衍等必不可少的元素。到目前为止，得到公认的对人和哺乳动物必需的微量元素有16～18种，它们是铁、铜、锌、锰、铬、钼、钴、钒、镍、锡、氟、碘、硒、硅、砷、硼、锶（未确证）、溴（未确证），见表1-6。所谓“必需”即：①机体必须从外界饮食中摄取这种元素，当从饮食中去除这一元素后，机体就会出现这种元素的生理性缺乏状态；②补充这一特异元素后，机体的这种缺乏状态将得到缓解；③一种特殊的元素对机体总具有某种特异的生化功能，这种作用不能被其他任何元素完全代替。微量元素是维持机体某些特殊生理功能的重要成分或者是多种酶系的激活剂或组成成分，例如锌是很多酶的组成成分，现已知约有200多种含锌酶。当一种元素因摄入不足引起机体生物学功能障碍，而恢复这种元素的生理水平后又能缓解或预防这种功能障碍时，就可以认为此种元素为必需元素。机体离开这种元素则既不能生长，又不能完成它的生命周期。此外，还有人对必需微量元素规定了几个附加条件：①这种元素以相似的浓度存在于不同动物的组织内；②不论动物的种类如何，去除这种元素后会出现相似的生理、生化异常；③有这种元素存在时能减轻或预防上述异常；④这种异常改变在缺乏得到控制时也能被治愈。

2）非必需微量元素（non-essential trace element） 是指那些无明显生理功能的微量元素。这些元素的生物学效应或许迄今未被人们认识，或者它们来自外环境的污染，如铅、镉、汞、铊等。非必需微量元素又可进一步分为无毒非必需元素和有害非必需元素，前者如锂、硼、铷、溴等，后者如铅、镉、汞、铊、铝、锑等。

表1-6 必需微量元素情况一览表

元素	符号	含量/mg·$(70kg)^{-1}$	血浆浓度/μmol·L^{-1}	主要部位	确证历史
铁	Fe	2800～3500	10.75～30.45	红细胞、肝、骨髓	17世纪
氟	F	3000	0.63～0.79	骨骼、牙齿	1971年
锌	Zn	2700	12.24～21.42	肌肉、骨骼、皮肤	1934年
铜	Cu	90	11.02～23.6	肌肉、结缔组织	1928年
钒	V	25	0.20	脂肪组织	1971年

续表

元素	符号	含量/mg·(70kg)$^{-1}$	血浆浓度/μmol·L^{-1}	主要部位	确证历史
锡	Sn	20	0.28	肌肉、皮肤	1970年
硒	Se	15	1.39～1.9	肌肉(心肌)	1957年
锰	Mn	12～20	0.15～0.55	骨骼、肌肉	1931年
碘	I	12～24	0.32～0.63	甲状腺	1850年
镍	Ni	6～10	0.07	肾、皮肤	1974年
钼	Mo	11	0.04～0.31	肝	1953年
铬	Cr	2～7	0.17～1.06	肺、肾、胰	1959年
钴	Co	1.3～1.8	0.003	骨髓	1935年
溴	Br	<12			
砷	As	<117		头发、皮肤	1975年
硅	Si	18000	15.31	淋巴结、指甲	1972年
硼	B	<12	3.60～33.76	脑、肝、肾	1982年
锶	Sr	320	0.44	骨骼、牙齿	

(2) 根据微量元素的营养作用特征及生理功能分类

① 必需微量元素 得到多数国际微量元素学术会议和世界卫生组织（WHO）公认，在人体或高等动物体内构成细胞或体液的特定生理成分，具有明显营养作用，人体生理过程中必不可少，缺乏该元素后会产生特征性生化紊乱、病理变化及疾病，补充该元素能纠正特征性病理变化或治愈，称为必需微量元素。

② 可能必需的微量元素 既具有一定有益生物学作用及医疗、预防、保健效能，又具有某些必需微量元素的生物及生化特征（如高度的生物学活性及催化性能等）的元素。这些元素目前尚未被WHO和多数国际学术组织认可，如砷、锂、锶、硼等。动物实验表明，砷对动物的生长发育有较大影响，动物如大鼠、猪、山羊、鸡等缺乏砷时，其生长发育受到抑制、胎仔死亡率增高。因此，有人提出砷可能是一种必需微量元素。居住在奥地利和瑞士山区的人，曾有服用砷化物以增强体力、耐力和食欲的记载。但到目前为止尚未得到一致的认可。

③ 无毒微量元素 凡未发现有营养作用，又无明显毒害作用的元素，称为无毒微量元素，如钡、钛、铌、锆等。

④ 有害微量元素 凡无营养作用，人体又对其缺乏精密调节机制，且在体内具有蓄积倾向和明显毒害作用的微量元素归入此类，例如铅、汞、镉、铊、铝、锑等。

应该指出，上述微量元素分类不是绝对的、不变的，随着对微量元素生物学效应研究的深入和认识的提高，微量元素的分类方法或目前微量元素所归类别都可能会发生变化，必需微量元素的数目也可能增加。

应该注意，"必需"和"非必需"的界限是相对的。首先，随着检测手段和诊断方法的进步和完善，今天认为是非必需的元素，明天会被发现是必需的。如砷，过去一直认为是有害元素，1975年才认识到它的必需性。其次，许多生命必需元素还具有一定适宜的浓度范围，只有达到这一浓度范围，才能体现出有益的一面。

必须指出，生物效应不仅与生物体内的某元素总浓度有关，更与其存在的形态有关。例如，N若以蛋白质中的氨基酸形态（还原态）存在是生物所需要的，而N的氧化态是生物不需要的。又如，极稳定的金属配合物是不与生物体起反应的，因而是无毒的（如 Al^{3+} 能穿过血脑屏障而进入人脑组织引起痴呆等严重后果，而 AlF_4^- 没有这种危险。茶叶中 Al 含量较高，但茶水中的 Al 主要以 AlF_4^- 形态存在，因此，茶叶的营养价值不受 Al 含量高的影响）。然而，当人体必需的元素以极稳定的金属配合物形式存在时而变得不能被生物体吸收和利用，便会导致生物体对这些元素的短缺。由此可见，研究元素的形态对生命物质影响有重要意义。

元素的生物效应与其在周期表中的位置有密切关系，必需元素在周期表中的位置比较集中，好像形成几个“岛”，见表 1-7。常量元素集中在周期表中前 20 号元素之内，其中有钠、钾、钙、镁四种金属。18 种微量元素中有 11 种金属，大部分为过渡金属元素，7 种非金属。s 区、p 区元素对生命体的作用，从上到下，营养作用减弱，毒性加强。从左到右，也是营养作用减弱，毒性加强。

表 1-7　必需元素在周期表中的位置

	ⅠA	ⅡA	ⅢB	ⅣB	ⅤB	ⅥB	ⅦB	ⅧB			ⅠB	ⅡB	ⅢA	ⅣA	ⅤA	ⅥA	ⅦA
1	H																
2													[B]	C	N	O	[F]
3	Na	Mg												[Si]	P	S	Cl
4	K	Ca			[V]	[Cr]	[Mn]	[Fe]	[Co]	[Ni]	[Cu]	[Zn]			[As]	[Se]	[Br]
5		[Sr]				[Mo]								[Sn]			[I]

注：[X]——常量元素；□——微量元素。

二、生命必需宏量元素的生物效应

1. 钠、钾、镁、钙的生物效应

Na^+ 和 K^+ 的主要生理作用是维持体液的解离平衡、酸碱平衡和渗透平衡，并参与神经信息的传递过程。动植物的细胞内外都存在着明显的离子浓度差，细胞内是高 K^+ 低 Na^+，细胞外是高 Na^+ 低 K^+。例如，小麦叶片及叶鞘细胞 K^+ 含量比土壤中的高 300 多倍，但它们仍能在土壤中不断吸收 K^+。执行这一运输功能的是钠钾离子泵，即 Na^+，K^+- ATP（三磷酸腺苷）酶。Na^+，K^+- ATP 酶每水解一分子 ATP，向膜外排出 3 个 Na^+，向膜内排入 2 个 K^+。由于此酶的连续工作，使 Na^+ 和 K^+ 跨膜分开，Na^+ 细胞外浓度高于胞内，K^+ 细胞内浓度高于胞外。生物体内由 Na^+，K^+-ATP 酶建立起来的细胞膜两侧 Na^+ 浓度梯度是把葡萄糖运输至细胞内的动力。Na^+ 浓度梯度越大，葡萄糖进入的速度就越快。如果细胞外 Na^+ 浓度明显减少，葡萄糖的运输也就要减慢或停止。K 对植物体内碳水化合物如淀粉、糖类等的形成有很大影响。缺钾时，禾本科植物及其他作物的籽实、根、茎中淀粉含量就明显降低。K 对植物木质部的发育也起到重要的作用，它可促进纤维管束的发育，使植物茎干更加坚固，从而增强其抗倒伏能力。

Mg^{2+} 是生物体内许多酶的辅助因子。门冬氨酸作为钾、镁离子载体，使 K^+、Mg^{2+} 易和细胞膜结合，触发膜上 Na^+，K^+-ATP 酶、Ca^{2+}-ATP 酶的活性，使 K^+、

Mg^{2+}易进入细胞内。镁是细胞内许多酶的辅助因子，参与氧化磷酸化过程以及ATP和磷酸肌酸的生成，从而改善细胞的能量代谢。Mg^{2+}可调节心肌Ca^{2+}通道、K^{+}通道和Cl^{-}通道的特性，从而维持膜两侧正常的离子分布和膜电位。在转录过程中，由DNA指导合成信使核糖核酸（mRNA）时，RNA聚合酶的激活也需要Mg^{2+}。脊椎动物细胞中的DNA（脱氧核糖核酸）聚合酶α、β的激活需要Mg^{2+}的参与。细胞内的核苷酸是以Mg^{2+}的配合物形式存在的，Mg^{2+}对于DNA的复制和蛋白质的生物合成是必不可少的。

Ca^{2+}是构成植物细胞壁和动物骨骼的重要成分。人体内99%的钙存在于骨骼和牙齿中，其余的主要分布于体液内，以参与某些重要酶反应。Ca在维持心脏正常收缩、神经肌肉兴奋性、凝血和保持细胞膜完整性等方面起重要作用。Ca最重要的生物功能是信使作用，细胞内的信号传递依靠细胞内外Ca^{2+}的浓度差。如细胞兴奋时，Ca^{2+}内流，使其浓度增加。若人的肾功能紊乱时，体内代谢出酸性物质与体液中的Ca^{2+}产生作用，破坏原有骨骼中Ca^{2+}与体液中Ca^{2+}的平衡，随之产生溶骨、骨质疏松等症状。

2.碳、氮、氧、硫、磷、氯的生物效应

碳（carbon C）是组成生物体的主要元素。单质碳难以被动植物直接吸收利用。碳是通过各种途径转化为CO_2，CO_2被植物吸收后在叶绿素和日光的配合下进行光合作用，与水化合形成碳水化合物，同时也将能量贮存于这些有机化合物中。这些物质中的部分直接或间接地被动物、微生物和人利用后又转化为CO_2进入大气，CO_2再次被植物吸收利用，如此周而复始，形成自然界生物体系的碳素循环。然而，CO被人吸入体内后，它与血液中的血红素结合成一种很稳定的配合物，这种配合物会破坏血液的输氧能力，引起呼吸困难，造成CO中毒，严重时会导致死亡。

氮（nitrogen N）是生物的必需宏量元素。一切生物体中的蛋白质、核酸都含有氮，蛋白质在生物体内所引起的许多特殊变化是一切生命过程的基础。蛋白质在消化道内被分解为氨基酸和小分子短肽，并被吸收，大部分用于合成组织蛋白，以供运动后受损肌肉组织的修复和生长，部分用于合成各种功能蛋白和蛋白质以外的含氮化合物，如嘌呤、肌酸。部分氨基酸被吸收后，在体内分解供能。机体在完全不摄入蛋白质的情况下，体内的蛋白质仍然在分解与合成，在一定的时间内，摄入的氮量和排出的氮量之间的关系，就称之为“氮平衡”，用于衡量人体蛋白质的需要量和评价人体肌肉蛋白质的状况。

生物的生存离不开氧（oxygen O）。从生命体的呼吸到有机物的氧化分解都需要氧的参与。动物呼吸消耗氧气并排出CO_2，然而，植物中的叶绿素在日光作用下，将吸收的CO_2和水转变为自身所需要的养分（$C_6H_{12}O_6$），同时向环境中释放出O_2，从而使环境中的O_2和CO_2量不断消耗，又不断产生，永远处于一个物质循环体系中。早在19世纪中叶，英国科学家保尔·伯特首先发现，如果让动物呼吸纯氧会引起中毒，人类也同样。人如果在大于0.05 MPa（半个大气压）的纯氧环境中，对所有的细胞都有毒害作用，吸入时间过长，就可能发生“氧中毒”。肺部毛细管屏障被破坏，导致肺水肿、肺淤血和出血，严重影响呼吸功能，进而使各脏器缺氧而发生损害。

硫（sulfur S）是构成动植物蛋白质的重要非金属元素之一，蛋白质中硫的含量为0.3%～2.5%。动物体中的毛发、软骨中含有较多的硫。半胱氨酸、蛋氨酸、同型半胱氨酸和牛磺酸等氨基酸和一些常见的酶含硫，因此硫是所有细胞中必不可少的一种元素。在蛋白质中，多肽之间的二硫键是蛋白质构造中的重要组成部分。有些细菌在一些类似光合作用的过程中使用硫化氢作为电子提供物（一般植物使用水来做这个作用）。植物以硫酸盐的形式吸收硫。无机的硫是铁硫蛋白的一个组成部分。在细胞色素氧化酶中硫是一个关键的组成部分。

在植物和微生物等尸体分解后，组成中的大部分硫以H_2S形式逸出。若通气状况良好，H_2S会被氧气氧化为硫酸盐。土壤中的硫化物也会被土壤中的微生物（如氧化亚铁硫杆菌等）氧化为硫酸盐。因此，硫在土壤生态环境中存在着一系列的循环转化反应。但如果土壤通气性差，H_2S或相应的硫化物就会逐渐积累，到一定程度时会对植物产生毒理作用。

磷（phosphorus P）存在于骨骼、核糖核酸、DNA和体液中，这些分子具有贮存和传递遗传信息的生理功能，以保证物种的延续和发展。磷还是使心脏有规律地跳动、维持肾脏正常机能和传达神经刺激的重要物质。没有磷时，烟酸不能被吸收；磷的正常机能需要维生素D（维生素食品）和钙（钙食品）来维持。磷的吸收部位在小肠，其中以十二指肠及空肠部位吸收最快，回肠较差。磷的吸收分为通过载体需能的主动吸收和扩散被动吸收两种机制。磷的代谢过程与钙相似，体内的磷平衡取决于体内和体外环境之间磷的交换。磷的主要排泄途径是经肾脏。未经肠道吸收的磷从粪便排出，这部分平均约占机体每日摄磷量的30%，其余70%经由肾以可溶性磷酸盐形式排出，少量也可由汗液排出。

氯（chlorine Cl）是生命必需的宏量元素之一，存在于生物体的多种体液中，与Na^+、K^+一起参与生理作用。Cl^-还参与胃液中胃酸的形成，胃酸促进维生素B_{12}和铁的吸收；激活唾液淀粉酶分解淀粉，促进食物消化；刺激肝脏功能，促使肝中代谢废物排出等。

三、生命必需微量元素的生物效应

1.非金属必需微量元素硼、氟、碘、硒、硅、砷的生物效应

硼（boron B）普遍存在于果蔬中，它是维持骨的健康和钙、磷、镁正常代谢所需要的微量元素之一。一方面，对停经后妇女防止钙质流失、预防骨质疏松症具有功效，硼的缺乏会加重维生素D的缺乏；另一方面，硼也有助于提高男性睾丸甾酮的分泌量，强化肌肉，是运动员不可缺少的营养素。硼还有改善脑功能，提高反应能力的作用。虽然大多数人并不缺硼，但老年人有必要适当注意摄取。硼的生理功能还未确定，目前有两种假说解释硼缺乏时出现的明显而不同的反应，以及已知硼的生化特性。一种假说是，硼是一种代谢调节因子，通过竞争性抑制一些关键酶的反应，来控制许多代谢途径。另一种是，硼具有维持细胞膜功能稳定的作用，因而，它可以通过调整调节性阴离子或阳离子的跨膜信号或运动，来影响膜对激素和其他调节物质的反应。

氟（fluorine F）元素在正常成年人体中含2～3g，人体含氟约2.6g，主要分布在

骨骼、指甲、毛发中。人体每日摄入量 4mg 以上会造成中毒，损害健康。90%左右的氟积存于骨骸及牙齿中，血液中每毫升含有 0.04～0.4μg。氟是牙齿及骨骼中不可缺少的成分，少量氟可以促进牙齿珐琅质对细菌酸性腐蚀的抵抗力，防止龋齿，因此水处理厂一般都会在自来水、饮用水中添加少量的氟。

碘（iodine I）元素在成人体内含碘 25～36mg，大部分的碘集中在甲状腺（thyroid）内供合成甲状腺素（thyroxine）之用，正常的情况下有 15～20mg。人体内的甲状腺素由三碘甲状腺原氨酸（T3，triiodothyronine）与四碘甲状腺原氨酸（T4，tetraiodothyronine）组成，其中碘分别占了 59%与 65%。除甲状腺外，其余少部分碘则分布于肌肉、皮肤、血液和中枢神经系统等组织中。缺碘会出现甲状腺肿和克汀病（呆小病），造成智力低下，它不单纯是一个疾病问题，而是影响国民素质和生产力、危及民族未来的大事。我国向世界承诺 2000 年消除碘缺乏，但防止碘缺乏死灰复燃任务还很艰巨。防治碘缺乏最简单最有效的方法是普遍食用加碘盐。

硒（selenium Se）遍布各组织器官和体液中，在成人体内硒的总量为 6～20mg，肾中浓度最高。在组织内主要以硒和蛋白质结合的复合物形式存在。其作用机制可归纳为酶与非酶两个方面。如硒是谷胱甘肽过氧化酶（GSHpx）的组成成分，一个分子含有 4 个硒原子，是体内的一种预防性的抗氧化剂，补充硒后通过提高该酶的活性，阻止了体内的脂质过氧化，减少过氧化脂质（LPO）的生成，延缓机体的老化。又如，甲状腺素是一种对所有组织细胞起作用的重要激素，在个体生长发育、代谢调节上极其重要。而缺硒可能引起甲状腺素的代谢和调节异常，并可能与缺碘共同构成克汀病、地方性甲状腺肿等疾病。硒的非酶化学保护作用主要体现在：可诱导一些蛋白质激酶的富半胱氨酸结构域发生氧化还原修饰和增强免疫功能等作用。例如，硒缺乏可引起免疫功能降低，伴随肝、脾、淋巴结等免疫器官中硒含量明显改变，出现细胞免疫和体液免疫的损害。硒在植物中的作用机制具有许多特殊性。对植物含硒蛋白质的研究表明，硒与植物蛋白合成有关，并可结合在蛋白质中。硒在植物体的非酶作用可能表现在：影响植物的生长发育，提高植物抗病能力。如硒可抑制多种植物真菌病，并与抗菌剂起协同作用，拮抗重金属、无机砷等环境毒害，调节叶绿素的合成等。

硅（silicon Si）是高等生物正常生长不可缺少的元素，但含量不高。硅在人的主动脉壁内含量较高，主要存在于胶原和弹性蛋白中。胶原中氨基酸约 21%为羟脯氨酸，脯氨酰羟化酶使脯氨酸羟基化，此酶显示最大活力时需要硅。在结缔组织、软骨形成中硅是必需的，硅能将黏多糖互相连接，并将黏多糖结合到蛋白质上，形成纤维性结构，从而增加结缔组织的弹性和强度，维持结构的完整性；硅参与骨的钙化作用，在钙化初始阶段起作用，食物中的硅能增加钙化的速率，尤其当钙摄入量低时效果更为明显。由于各种食物都含有丰富的硅，因而通常不会缺乏。

砷（arsenic As）的毒性与其化合物有关，一般认为砷化物的毒性主要是由于三价砷的存在，三价砷的毒性比五价砷的毒性高 60 倍。虽然五价砷毒性较低，但不容忽视，因为五价砷可转化为三价砷而增强其毒性。经对老鼠的毒性研究结果表明，不同形态砷的毒性顺序为：砷化氢＞无机亚砷酸盐＞无机砷酸盐＞有机三价砷化物＞有机五价砷化物>砷元素。砷对人的致癌性已经确定，有皮肤癌、肺癌、肝癌、肾癌和恶性脑肿瘤等。砷化物不仅可以经口摄入，还可以经皮肤摄入，并且通过肺、皮肤及肠道黏膜吸收。砷化物中的溶解性砷能快速被消化道吸收，而且有机砷比无机砷容易吸收。被吸收的三价砷的大部分在肝脏中通过甲基化被代谢为甲基砷酸、二甲基砷酸、三甲基砷酸后迅速排泄。因此，这种甲基化反应被认为是人体的解毒机制。但是未被代谢的那部分三价砷仍以原形态残留在体内，与蛋白质和酶结合后长期残留蓄积在皮肤中。无机五价砷先被还原为三价砷，然后再按三价砷的途径进行代谢。

2.金属必需微量元素钒、铬、钼、锰、铁、钴、镍、铜、锌、锡的生物效应

钒（vanadium V）是地球上广泛分布的微量元素，其含量约占地壳构成的0.02%。钒也是人体必需的微量元素之一，在人体内含量极低，体内总量不足1mg。主要分布于内脏，尤其是肝、肾、甲状腺等部位，骨组织中含量也较高。在体液pH4～8条件下，钒的主要形式为亚钒酸离子 VO_3^- 和正钒酸离子 VO_4^{3-} 两种，由于生物效应相似，一般钒酸盐统指这两种+5价氧化离子。VO_3^- 经离子转运系统或自由进入细胞，在细胞内被还原型谷胱甘肽还原成 VO^{2+}（+4价氧化态），即氧钒根离子（vanadyl）。由于磷酸和 Mg^{2+} 在细胞内广泛存在，VO_3^- 与磷酸结构相似，VO^{2+} 与 Mg^{2+} 大小相当（离子半径分别为0.0161nm和0.0165nm），因而二者就有可能通过与磷酸和 Mg^{2+} 竞争结合配体干扰细胞的生化反应过程。例如，抑制ATP磷酸水解酶、核糖核酶、磷酸果糖激酶、磷酸甘油醛激酶、6-磷酸葡萄糖酶、磷酸酪氨酸蛋白激酶。所以，钒进入细胞后具有广泛的生物学效应。人每天从膳食中摄取10μg钒就可以满足需要，一般不需要特别补充。需要注意的是，摄取合成的钒容易引起中毒。另外吸烟会降低钒的吸收。

铬（chromium Cr）是人体必需的微量元素，三价铬是维持体内葡萄糖平衡以及脂肪蛋白代谢的必需元素。它不仅影响核酸的合成，而且与人体对碳水化合物和氨基酸的利用有关。缺铬易引起动脉粥样硬化等症。六价铬对人体是有害的，是水体中重要的污染物。六价铬主要干扰酶体系，损伤肝脏等组织，是一种致癌物质。铬作为一种必要的微量营养元素在所有胰岛素调节活动中起重要作用，它能帮助胰岛素促进葡萄糖进入细胞内的效率，是重要的血糖调节剂。在血糖调节方面，特别是对糖尿病患者而言有着重要的作用。它有助于生长发育，并对血液中的胆固醇浓度也有控制作用，当缺乏铬时，就很容易表现出糖代谢失调，如不及时补充这种元素，就会患糖尿病，诱发冠状动脉硬化，导致心血管病，严重的会导致白内障、失明、尿毒症等并发症。

钼（molybdenum Mo）是人体中多种酶的重要成分，对细胞内电子的传递、氧化代谢有作用。它在机体的主要功能是参与硫、铁、铜之间的相互反应。钼是黄嘌呤氧化酶、醛氧化酶和亚硫酸氧化酶发挥生物活力的必需因子，对机体氧化还原过程中的电子传递、嘌呤物质与含硫氨基酸的代谢具有一定的影响。钼还能抑制小肠对铁、铜的吸收，其机制可能是钼可竞争性抑制小肠黏膜刷状缘上的受体，或形成不易被吸收的铜-钼复合物、硫-钼复合物或硫钼酸铜（Cu-MoS），并使之不能与血浆铜蓝蛋白等含铜蛋白结合。另外，钼是组成眼睛虹膜的重要成分，虹膜可调节瞳孔大小，保证视物

清楚。钼不足时，影响胰岛素的调节功能，造成眼球晶状体房水渗透压上升，屈光度增加而导致近视。钼不足可表现为生长发育迟缓甚至死亡，尿中尿酸、黄嘌呤、次黄嘌呤排泄增加。

锰（manganese Mn）是精氨酸酶、超氧化物歧化酶、丙酮酸羟化酶等的重要组成成分，它又是磷酸化酶、羧化酶等的激活剂，对动物的生长、发育、繁殖和内分泌有影响。锰缺乏症状可影响生殖能力，有可能使后代先天性畸形，骨和软骨的形成不正常及葡萄糖耐量受损。另外，锰的缺乏可引起神经衰弱综合征，影响智力发育。锰缺乏还将导致胰岛素合成和分泌的降低，影响糖代谢。

铁（iron Fe）是人体中含量最丰富的过渡金属元素，成年人体中含 4.2～ 6.1g 铁，其中 75%存在于血液中。铁是血红蛋白的重要部分，参与氧的运输和贮存。在血红蛋白、肌红蛋白和细胞色素中都以 Fe(Ⅱ) 与原卟啉形成配合物。铁是构成人体血液中的血红蛋白、肌红蛋白的必要成分，血红蛋白具有固定氧和输送氧的功能。铁还是细胞色素、细胞色素氧化酶、过氧化物酶等的活性中心。铁缺乏会影响免疫系统，例如使抗氧化生化酶活性降低、抵抗病原微生物入侵的能力减弱、缺铁性贫血，使细胞供氧不足，比较容易被感染。

钴（cobalt Co）主要存在于骨髓中，成人钴含量为 1.0～1.5mg。钴为钴胺素（cobalamin）或氰钴胺（统称维生素 B_{12}）的必要成分，维生素 B_{12} 在人体中有 3 种存在形式，羟钴胺、5′-脱氧腺嘌呤核苷钴胺素、甲基钴胺，其中后两者是维生素 B_{12} 的活性形式。钴主要生理功能是作为辅酶促进脱氧核糖核酸的生物合成，特别促进红细胞的正常发育成熟，亦可影响粒细胞及巨核细胞。钴缺乏可引起巨幼红细胞性贫血。钴过多临床表现为心率增快、呼吸困难、发绀、心律失常或心衰，严重者甚至死亡。用氯化钴等治疗再生障碍性贫血，可刺激肾脏分泌红细胞生成素。若剂量过大，可引起胃肠道不良反应，如食欲减退、恶心、呕吐、腹痛，甚至肝、肾损害，暂时性耳聋和甲状腺功能低下等。

镍（nickel Ni）是人体必需生命元素，世界卫生组织 1970 年指出，成人每日需镍 20μg。从食品中吸收的镍是少量的，小肠是主要的吸收部位，吸收率很低。吸收后经代谢从粪便排泄，少量从尿中排泄。人体含镍总量为 6～10mg，广泛分布于骨骼、肺、肝、肾、皮肤等器官和组织中，其中以骨骼中的浓度较高。

铜（copper Cu）世界卫生组织（WHO）推荐成人每天应摄入 2～3mg 的铜，由于人体所需的铜不能从体内合成，人们必须保证通过日常膳食和饮用水摄入足够的铜。铜为体内多种重要酶系的成分，能够促进铁的吸收和利用，能够维持中枢神经系统的功能。缺铜时人体内各种血管与骨骼的脆性增加、脑组织萎缩，还可以引起白癜风及少白头等黑色素丢失症。

锌（zinc Zn）在人体中的分布以体重 70kg 左右的人为标准，人全身含锌 2.5g。这些锌分布在人体各个组织，视觉神经中含量最高，其次是精液。肝、肾及骨骼中含量中等。锌是很多金属酶的组成成分或酶的激动剂，如核酸代谢所必需的 DNA 聚合酶、DNA-RNA 聚合酶、延伸因子和氨酰 tRNA 合成酶等都是含锌酶。目前发现生物体内含锌酶超过200种。缺锌使许多酶活性下降，引起代谢紊乱，发育和生长受阻，影响生殖和视力。伊朗乡村病和我国新疆伽师病是典型的锌缺乏症。

锡（tin Sn）是动物和人必需的微量元素。动物实验表明在鼠饲料中添加适量的锡对大鼠生长有促进作用。然而，锡过量时也会引起锡中毒现象，如过量的锡可抑制蛋白质的水解和影响对蛋白质的吸收。锡对肝脏的毒性作用，可引起磷酸化酶的活性显著降低，并有抑制肝糖原分解的作用。锡在肾中积累可使肾小管改变，影响血红素的细胞功能，从而导致细胞正常生理功能的失调。

四、有害微量元素的生物效应

有害元素是指无营养作用，人体又对其缺乏精密调节机制，且在体内具有蓄积倾向和明显毒害作用的微量元素，例如铅、汞、镉、铊、铝、锑等。

铅（Plumbum 拉丁语 Pb）是生物有害元素。研究表明，铅可与体内一系列蛋白质、酶和氨基酸中的官能团结合，从而干扰生物体许多生化过程的正常活动，引起铅中毒。铅中毒损害神经系统、造血系统和消化系统，其病状是机体免疫力降低、易疲倦、失眠、神经过敏、贫血和胃口差等。人体所含铅量的95%以上是以磷酸铅形式沉积在骨骼中。医学上用 $[Ca(EDTA)]^{2+}$ 来治疗人体的铅中毒。这是因为 $[Pb(EDTA)]^{2+}$ 的稳定性比 $[Ca(EDTA)]^{2+}$ 的高，当 $[Ca(EDTA)]^{2+}$ 进入体内后，原存于体内的 Pb^{2+} 将 $[Ca(EDTA)]^{2+}$ 中的 Ca^{2+} 取代，最后 Pb^{2+} 以 $[Pb(EDTA)]^{2+}$ 的形式被排出体外，从而达到消除或降低铅的毒性。铅金属和铅化合物均有剧毒。它们主要危害造血系统、神经系统、伤害肾脏，对儿童智能产生不可逆的影响。铅是危害儿童健康的头号环境因素，其主要来源于使用含四乙基铅防爆剂汽油的汽车尾气，我国许多城市已禁止使用含铅汽油。

汞（mercury Hg）是酶的阻化剂，能使酶失去活性，如汞与酶中的甲基结合为剧毒的甲基汞能存积于大脑，还可以通过胎盘影响胎儿发育。大多数汞的化合物进入环境后在微生物的作用下可转变为甲基汞，使汞的毒性大大增强。Hg^{2+} 与含硫蛋白结合，能损坏人体的肾脏，使其丧失从血液中排出废物的能力。

镉（cadmium Cd）肝脏和肾脏是体内贮存镉的两大器官，两者所含的镉约占体内镉总量的60%，会对呼吸道产生刺激，长期暴露会造成嗅觉丧失症、牙龈黄斑或渐成黄圈，镉化合物不易被肠道吸收，但可经呼吸被体内吸收，积存于肝或肾脏造成危害，尤以对肾脏损害最为明显。还可导致骨质疏松和软化。第二次世界大战后，日本富山县神通川流域发生的骨通病是镉造成的。患者全身关节、骨骼痛不可忍。死者骨中镉比正常人高出159倍。污染源是上游一家锌冶炼厂，它的含镉废水污染了稻田，居民吃了“镉米”慢性中毒。治疗手段除排镉外，可服用维生素D和钙剂。

铊（thallium Tl）铊的毒性高于铅和汞，处于第六周期ⅢA族，为强烈的神经毒物，对肝、肾有损害作用。铊及其铊化合物全有毒。铊中毒的原因有医源性、食物性、职业性和环境性。急性中毒主要表现在胃肠道和神经系统症状，头发、阴毛脱落是铊中毒的典型表现。有效排毒剂为普鲁士蓝。

铝（aluminium Al）近期研究表明，铝对生物是一种有害的非必需元素。正常人每天摄入的铝为10～100mg，进入胃肠道的铝吸收率很低，约0.1%，大部分铝又随粪便排出。被吸收的铝主要分布在肝、肾、脾、脑和甲状腺等器官内。当动物体内的铝含量过高时，会干扰磷的代谢，产生各种骨骼病变，降低核酸以及磷脂中的磷含量，从而影响细胞核组织内磷酸化过程。铝对动物体内磷吸收影响的作用机理在于它们可形成不溶性的盐。铝对中枢神经系统的影响也较大，铝中毒会导致老年性痴呆症。由于全球性大气污染的原因，导致酸雨现象的产生。正是由于酸雨的作用，土壤矿物中的铝被淋溶浸出，造成大范围的作物减产或土壤衰退，称之为“铝毒”。目前，这一问题已引起国内外科学工作者的高度关注和研究。

锑（stibium Sb）和它的许多化合物有毒，作用机理为抑制酶的活性，这点与砷类似。与同族的砷和铋一样，三价锑的毒性要比五价锑大。但是，锑的毒性比砷低得多，这可能是砷与锑之间在摄取、新陈代谢和排泄过程中的巨大差别所造成的。如三价锑和五价锑在消化道的吸收最多为20%。五价锑在细胞中不能被定量地还原为三价（事实上在细胞中三价锑反而会被氧化成五价锑），由于体内不能发生甲基化反应，五价锑的主要排泄途径是尿液。急性锑中毒的症状也与砷中毒相似，主要引起心脏毒性（表现为心肌炎）。

习题

1. 原子核外电子的运动状态有何特征？

2. 量子力学原子模型是如何描述核外电子运动状态的？

3. 下列说法是否正确？

（1）s电子绕核运动时，其轨道是一个圆圈，而p轨道上的电子是按“∞”字形运动的。

（2）电子云是指对核外电子出现的概率大小用统计方法作形象化描述。

（3）当主量子数为2时，有自旋相反的两个轨道。

（4）当n、l确定时，该轨道上的能量也基本确定，通常称为能级，如2s、3p能级等。

（5）当主量子数为4时，共有4s、4p、4d、4f四个轨道。

（6）当角量子数为1时，有3个等价轨道。角量子数为2时，有5个等价轨道。

（7）每个原子轨道只能容纳两个电子，且自旋方向相同。

4. 写出下列各能级或轨道的名称。

（1）$n=2$，$l=1$　（2）$n=3$，$l=2$　（3）$n=5$，$l=3$

（4）$n=2$，$l=1$，$m=-1$　（5）$n=4$，$l=0$，$m=0$

5. 下列各组用四个量子数来描述核外电子的运动状态，哪些是合理的？哪些是不合理的？并说明理由。

（1）$n=2 \quad l=1 \quad m=0 \quad m_s=+\frac{1}{2}$

（2）$n=3 \quad l=3 \quad m=2 \quad m_s=-\frac{1}{2}$

（3）$n=3 \quad l=2 \quad m=2 \quad m_s=+\frac{1}{2}$

（4）$n=4 \quad l=2 \quad m=3 \quad m_s=\frac{1}{2}$

（5）$n=2$ $l=1$ $m=1$ $m_s=-1$

6. 在下列各组中，填充合理的缺损量子数

（1）$n=3$ $l=?$ $m=2$ $m_s=-\frac{1}{2}$

（2）$n=?$ $l=3$ $m=3$ $m_s=\frac{1}{2}$

（3）$n=4$ $l=3$ $m=?$ $m_s=-\frac{1}{2}$

（4）$n=4$ $l=2$ $m=1$ $m_s=?$

（5）$n=1$ $l=?$ $m=?$ $m_s=?$

7. 当主量子数 $n=4$ 时，共有几个能级？每个能级有几个轨道？各轨道分别能容纳多少电子？该电子层最多可容纳多少电子？

8. 氮的价层电子排布是 $2s^2 2p^3$，试用 4 个量子数分别表明每个电子的运动状态。

9. 根据下列元素的价电子层结构，分别指出它们属于第几周期？第几族？最高氧化值是多少？

（1）$5s^2$ （2）$3s^2 3p^4$ （3）$3d^5 4s^2$ （4）$4d^{10} 5s^2$ （5）$2s^2 2p^2$

10. 不参考周期表，试给出下列原子的电子排布式和未成对电子数。

（1）第 4 周期第七个元素；

（2）第 2 周期的稀有气体元素；

（3）原子序数为 38 的元素的最稳定离子；

（4）4p 轨道半充满的主族元素。

11. 基态原子价层电子排布满足下列条件之一的是哪一类或哪一个元素？

（1）只有 2 个 p 电子；

（2）有 2 个量子数为 $n=4$，$l=0$ 的电子，有 6 个量子数为 $n=3$ 和 $l=2$ 的电子；

（3）3d 为全充满，4s 只有一个电子的元素。

12. 53 号元素的电子结构式如何写？该元素属于第几周期？第几族？哪个区？

13. 某元素＋4 价氧化值的离子外层电子结构为 $4s^2 4p^6 4d^{10}$，该元素的原子序数是多少？属于第几周期？第几族？哪个区？

第二章　共价键与分子间力

学习目标

1. 掌握现代价键理论的基本要点，共价键的特点和类型。
2. 了解键长、键能、键角等键参数概念。
3. 理解杂化轨道的概念，掌握杂化轨道理论的基本要点，能用杂化轨道理论解释常见多原子分子的空间结构。
4. 掌握价层电子对互斥理论基本要点，能用价层电子对互斥理论预测常见多原子分子或离子的空间结构。
5. 了解分子极性和非极性的判断方法、范德华力的类型、产生原因及其对物质物理性质的影响。
6. 熟悉氢键的形成条件、特点、对化合物性质的影响。

物质的性质决定于分子的性质及分子间作用力，分子的性质又取决于分子的内部结构。因此研究分子中的原子是如何结合成分子，以及研究分子间作用力对于了解物质的性质及其变化规律具有重要意义。

分子中相邻两原子或离子间强烈的相互作用力称为化学键（chemical bond）。通常将化学键划分为三种类型，即离子键、共价键和金属键，虽然物质中这些键很少以典型的纯粹的状态出现，但是根据基本特性仍然可以确定键的类型。因为在三种类型的化学键中，以共价键相结合的化合物占已知化合物的90%以上，所以本章重点介绍共价键理论和共价化合物，适当联系分子的极性以及分子间的作用力。

第一节　现代价键理论

美国化学家路易斯（G. N. Lewis）早在1916年就提出了经典的共价键理论。他认为：共价键是由成键原子双方各自提供外层单电子组成共用电子对而形成的，形成共价键后，成键原子一般都达到稀有气体原子最外层八个电子的稳定结构。Lewis的共价键理论初步提示了共价键与离子键的区别，但该理论把电子看成是静止不变的负电荷，因而无法解决为什么两个带负电荷的电子不相互排斥反而互相配对，也无法说明共价键具有的方向性以及一些共价分子的中心原子最外层电子数虽少于8（如BF_3）或多于8（如PCl_5）仍相当稳定等问题。直到1927年德国化学家W. Heitler和F. London应用量子力学处理H_2分子结构才揭示了共价键的本质。鲍林（L. Paling）和希特勒（J. C. Slater）等又在此基础上加以发展，建立起现代价键理论（valence bond theory），简称VB法，又称为电子配对法。

一、氢分子的形成

量子力学对氢分子结构的处理表明，氢分子的形成是两个氢原子1s轨道重叠的结果。只有两个氢原子的单电子自旋方向相反时，两个1s轨道才会发生有效重叠，形成共价键。由图2-1和图2-2可见，当两个氢原子互相靠近时，如果电子自旋方向相反，原子轨道相互重叠，核间电子云密度增大，系统的能量随之降低，当核间距R测定值达到74pm（理论值87pm）时，两个原子轨道发生最大重叠，此时系统能量最低（测定值为$-458kJ\cdot mol^{-1}$，理论值为$-388kJ\cdot mol^{-1}$），两个氢原子间形成了稳定的共价键，这称为氢分子的基态。如果两个氢原子的单电子自旋方向相同且相互接近时，两个1s轨道重叠部分的波函数Ψ值相减，互相抵消，核间电子云稀疏，电子的概率密度几乎为零，两核间主要是排斥力起作用，故两个氢原子不能成键，这种不稳定的状态称为氢分子的排斥态。

由上所述，共价键的本质是电性的，这种结合力是两核间的电子云密集区对两核的吸引力，成键的这对电子是围绕两个原子核运动的，只不过在两核间出现的概率大而已。这种由原子间电子云密度大的区域对两核的吸引所形成的化学键称为共价键（covalent bond）。共价键不是正、负离子间的库仑引力，所以它不同于一般的静电作用。

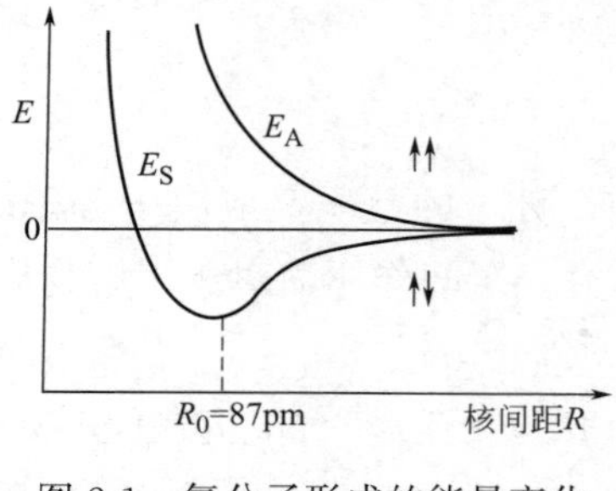

图2-1　氢分子形成的能量变化

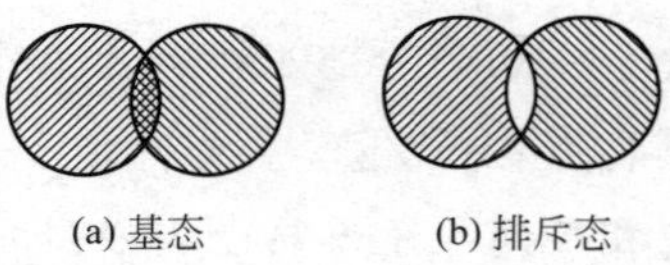

图2-2　H_2的两种状态

二、现代价键理论基本要点

将对H_2分子的研究结果推广到其他双原子和多原子分子，便可归纳出现代价键理论的要点。

（1）两个原子接近时，只有自旋方向相反的单电子才可以相互配对（两原子轨道有效重叠），使电子云密集于两核间，系统能量降低，形成稳定的共价键。

（2）自旋方向相反的单电子配对形成共价键后，就不能再和其他原子中的单电子配对。所以，每个原子所能形成共价键的数目取决于该原子中的单电子数目。这就是共价键的饱和性。

（3）成键时，两原子轨道重叠愈多，两核间电子云愈密集，形成的共价键愈牢固，这称为原子轨道最大重叠原理。据此，共价键的形成将尽可能沿着原子轨道最大程度重叠的方向进行。原子轨道中，除 s 轨道呈球形对称外，p、d 等轨道都有一定的空间取向，它们在成键时只有沿一定的方向靠近达到最大程度的重叠，才能形成稳定的共价键，这就是共价键的方向性。例如，在形成 HCl 分子时，H 原子的 1s 轨道与 Cl 原子的 $3p_x$ 轨道是沿着 x 轴方向靠近，以实现它们之间的最大程度重叠，形成稳定的共价键［见图 2-3(a)］。其他方向的重叠，如图 2-3(b) 和图 2-3(c) 所示，因原子轨道没有重叠或很少重叠，故不能成键。

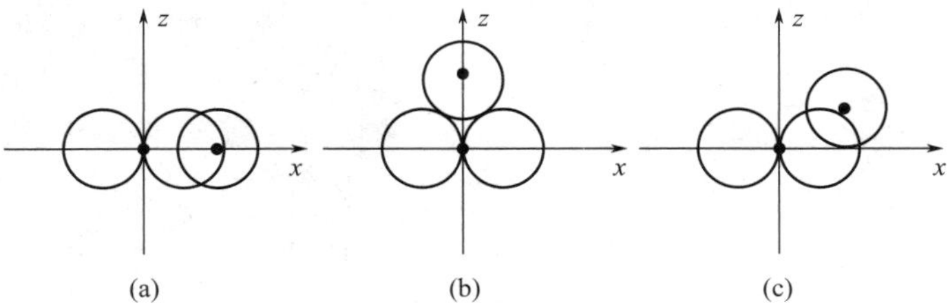

图 2-3　氯化氢分子的成键示意

三、共价键的类型

1. σ 键和 π 键

根据原子轨道最大重叠原理，成键时轨道之间可有两种不同的重叠方式，从而形成两种类型的共价键——σ 键和 π 键。

两个原子轨道沿键轴（两核连线）方向以“头碰头”的方式进行重叠所形成的共价键称为 σ 键［见图 2-4(a)］。若键轴为 x 轴（本书采用此规定），则 s-s、s-p_x、p_x-p_x 原子轨道的重叠均形成 σ 键。

两个原子轨道沿键轴（x 轴）方向以“肩并肩”的方式进行重叠形成的共价键称为 π 键［见图 2-4(b)］。p_y-p_y 和 p_z-p_z 原子轨道的重叠可形成 π 键。若在共价结合的两原子间只有一个键，它一定是按最大重叠方式结合的，故一定是 σ 键。如果有多个键，只可能有 1 个是 σ 键，其余的为 π 键。例如，N_2 分子中有 1 个 σ 键和 2 个 π 键，其分子结构式可用 N≡N表示，如图 2-5 所示。

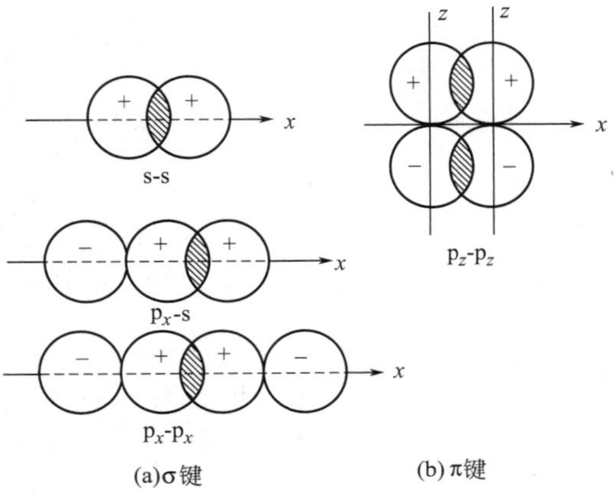

图 2-4　共价键的类型

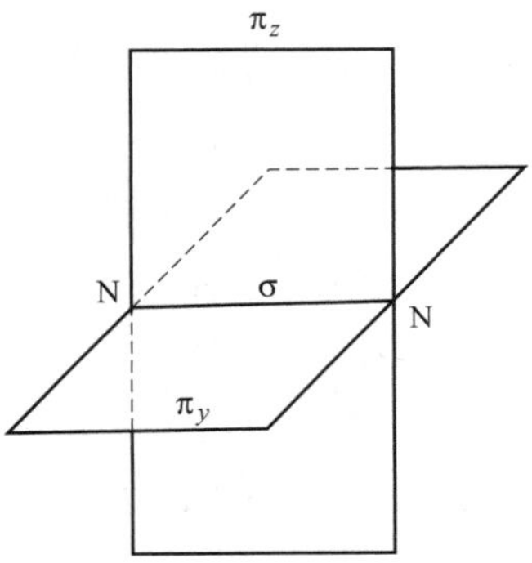

图 2-5　N_2 分子形成示意

由于σ键的轨道重叠程度比π键轨道重叠程度大，故σ键较π键牢固，不易断开，是构成分子的骨架。而π键较易断开，不能单独存在，其化学活泼性较σ键强。

2. 正常共价键和配位共价键

根据成键原子提供电子形成共用电子对方式的不同，共价键可分为正常共价键和配位共价键。如果共价键是由成键两原子各提供1个电子配对成键的，称为正常共价键，如 H_2、O_2、HCl 等分子中的共价键。如果共价键的形成是由成键两原子中的一个原子单独提供电子对进入另一个原子的空轨道共用而成键，这种共价键称为配位共价键（coordinate covalent bond），简称配位键（coordinate bond）。为区别于正常共价键，配位键用"→"表示，箭头从提供电子对的原子指向接受电子对的原子。例如，在CO分子中，O原子除了以2个单的2p电子与C原子的2个单的2p电子形成1个σ键和1个π键外，还单独提供一对孤对电子（lone pair electron）进入C原子的1个2p空轨道共用，形成1个配位键，这可表示为

$$:\dot{\underset{\cdot}{C}}\cdot \ + \ \cdot\dot{\underset{\cdot}{O}}: \longrightarrow :C \leftrightarrows O:$$

由此可见，要形成配位键必须同时具备两个条件：一个成键原子的价电子层有孤对电子；另一个成键原子的价电子层有空轨道。

配位键的形成方式虽和正常共价键不同，但形成以后，两者是没有区别的。

四、键参数（自学）

共价键的性质可以从理论上通过量子力学计算作定量的讨论，也可以通过分子的价键结构和表征价键性质的某些物理量如键能、键角、键长等数据，定性或半定量地来描述。这些表征化学键性质的物理量统称为键参数（bond parameter）。

1. 键能

键能（bond energy）是表征化学键强度的物理量，可以用键断裂时所需的能量大小来衡量。在100kPa和298.15K下，将1mol气态分子AB断裂成理想气态A、B原子所吸收的能量叫做AB的解离能（$kJ\cdot mol^{-1}$），常用符号 D(A-B) 表示。即：

$$AB(g) \longrightarrow A(g) + B(g)$$

在多原子分子中断裂气态分子中的某一个键，形成两个"碎片"时所需的能量叫做分子中这个键的解离能。例如：

$$NH_3(g) \longrightarrow NH_2(g) + H(g) \qquad D_1 = 435kJ\cdot mol^{-1}$$

$$NH_2(g) \longrightarrow NH(g) + H(g) \qquad D_2 = 397kJ\cdot mol^{-1}$$

$$NH(g) \longrightarrow N(g) + H(g) \qquad D_3 = 339kJ\cdot mol^{-1}$$

NH_3 分子中虽然有三个等价的N－H键，但先后拆开它们所需的能量是不同的。所谓键能通常是指在100kPa和298.15K下将1mol气态分子拆开成气态原子时，每个键所需能量的平均值，键能用 E 表示。对双原子分子来说，键能就是键的解离能，例如298.15K时，H_2 的键能（H—H）＝D(H—H)＝$436kJ\cdot mol^{-1}$。而对于多原子分子来说，键能和解离能是不同的。例如，H_2O 含两个O－H键，每个键的解离能不同，但O－H键的键能应是两个解离能的平均值：

$$E(O—H) = 1/2(499+429)kJ\cdot mol^{-1} = 464\ kJ\cdot mol^{-1}$$

键能通常通过热化学方法或光谱化学实验测定解离能得到，常用键能表示某种键的强弱。一般键能越大，键愈牢固。表 2-1 列出了一些双原子分子的键能和某些键的平均键能。

表 2-1　一些双原子分子的键能和某些键的平均键能　　单位：$kJ \cdot mol^{-1}$

分子名称	键能	分子名称	键能	共价键	平均键能	共价键	平均键能
H_2	436	HF	565	C—H	413	N—H	391
F_2	165	HCl	431	C—F	460	N—N	159
Cl_2	247	HBr	366	C—Cl	335	N═N	418
Br_2	193	HI	299	C—Br	289	N≡N	946
I_2	151	NO	286	C—I	230	O—O	143
N_2	946	CO	1071	C—C	346	O═O	495
O_2	493			C═C	610	O—H	463
				C≡C	835		

2. 键长

分子中两成键原子的核间平衡距离称为键长（bond length）。光谱及衍射实验的结果表明，同一种键在不同分子中的键长几乎相等。因而可用其平均值即平均键长作为该键的键长。例如，C—C 单键的键长在金刚石中为 154.2pm；在乙烷中为 153.3pm；在丙烷中为 154pm；在环己烷中为 153pm。因此将 C—C 单键的键长定为 154pm。

两原子形成的同型共价键的键长愈短，键愈牢固。就相同的两原子形成的键而言，单键键长＞双键键长＞三键键长。例如 C═C 键长为 134pm；C≡C键长为 120pm。

3. 键角

分子中同一原子形成的两个化学键间的夹角称为键角（bond angle）。它是反映分子空间构型的一个重要参数。如 H_2O 分子中的键角为 104°45′，表明 H_2O 分子为 V 形结构；CO_2 分子中的键角为 180°，表明 CO_2 分子为直线形结构。一般而言，根据分子中的键角和键长可确定分子的空间构型。

4. 键的极性

键的极性是由于成键原子的电负性不同而引起的。当成键原子的电负性相同时，核间的电子云密集区域在两核的中间位置，两个原子核正电荷所形成的正电荷中心和成键电子对的负电荷中心恰好重合，这样的共价键称为非极性共价键（nonpolar covalent bond）。如 H_2、O_2 分子中的共价键就是非极性价键。当成键原子的电负性不同时，核间的电子云密集区域偏向电负性较大的原子一端，使之带部分负电荷，而电负性较小的原子一端则带部分正电荷，键的正电荷中心与负电荷中心不重合，这样的共价键称为极性共价键（polar covalent bond）。如 HCl 分子中的 H—Cl 键就是极性共价键。成键原子的电负性差值愈大，键的极性就愈大。当成键原子的电负性相差很大时，可以认为成键电子对完全转移到电负性很大的原子上，这时原子转变为离子，形成离子键。因此，从键的极性看，可以认为离子键是最强的极性键，极性共价键是由离子键到非极性共价键之间的一种过渡情况，见表 2-2。

表 2-2　键型与成键原子电负性差值（ΔX）的关系

物质	KCl(g)	HF(g)	HCl(g)	HBr(g)	HI(g)	Cl_2
电负性差值	2.34	1.78	0.96	0.76	0.46	0.0
键矩 μ/D	34.16	6.37	3.50	2.67	1.40	0.0
键型	离子键		极性共价键			非极性共价键

第二节　杂化轨道理论

价键理论成功地说明了共价键的形成，解释了共价键的方向性和饱和性，但它在阐明多原子分子的空间构型时却遇到了困难。例如，它不能解释 CH_4 分子的正四面体空间构型，也不能解释 H_2O 分子中 2 个 O—H 键的键角为什么不是 90°而是 104°45′。为了解决价键理论无法解决的这类矛盾，1931 年 Pualing L 等人在价键理论的基础上提出了杂化轨道理论（hybrid orbital theory）。杂化轨道理论实质上仍属于现代价键理论，但它在成键能力、分子的空间构型等方面丰富和发展了现代价键理论，特将它列为一节予以介绍。

一、杂化轨道理论基本要点

（1）在成键过程中，由于原子间的相互影响，同一原子中几个能量相近的不同类型的原子轨道（即波函数），可以进行线性组合，重新分配能量和确定空间方向，组成数目相等的新的原子轨道，这种轨道重新组合的过程为杂化（hybridization），杂化后形成的新轨道称为杂化轨道（hybrid orbital）。

（2）杂化轨道的角度波函数在某个方向的值比杂化前的大得多，更有利于原子轨道间最大限度地重叠，因而杂化轨道比原来轨道的成键能力更强。

（3）杂化轨道之间力图在空间取最大夹角分布，使相互间的排斥能最小，故形成的键较稳定。不同类型的杂化轨道之间的夹角不同，成键后所形成的分子就具有不同的空间构型。

二、杂化轨道的类型

根据原子轨道种类和数目的不同，可以组成不同类型的杂化轨道。通常分为 sp 型和 spd 型。根据杂化后轨道的能量是否相等，又可分为等性杂化和不等性杂化。

1. 等性杂化

在形成分子时，在其他原子的影响下，中心原子中不同类型能量相近的原子轨道经重新组合分配，形成一组完全等同（能量相等、成分相同）的杂化轨道，从而满足化学结合的需要，这种杂化叫做等性杂化。

（1）sp 等性杂化　中心原子中由能量相近的一个 ns 轨道和一个 np 轨道参与杂化称为 sp 杂化，所形成的两个能量相等的杂化轨道称为 sp 等性杂化轨道。每一个 sp 等性杂化轨道中含有 1/2 的 ns 轨道成分和 1/2 的 np 轨道成分，两个杂化轨道间的夹角为 180°，呈直线形，见图 2-6。

例如气态的 $BeCl_2$ 分子的结构，Be 原子的电子结构是 $1s^2 2s^2$，在 Cl 原子的影响下，Be 的一个 2s 电子可以激发进入 2p 轨道，使 Be 原子取得 $1s^2 2s^1 2p_x^1$ 的结构，其一个 2s 轨道与一个 2p 轨道进行 sp 杂化，形成两个 sp 等性杂化轨道，每个杂化轨道中有一个单电子。Be 原子用两个 sp 杂化轨道分别与两个 Cl 原子含有单电子的 3p 轨道进行重叠，形成两个 σ 键，键的夹角为 180°，分子的空间构型为直线形。如图 2-7 所示。

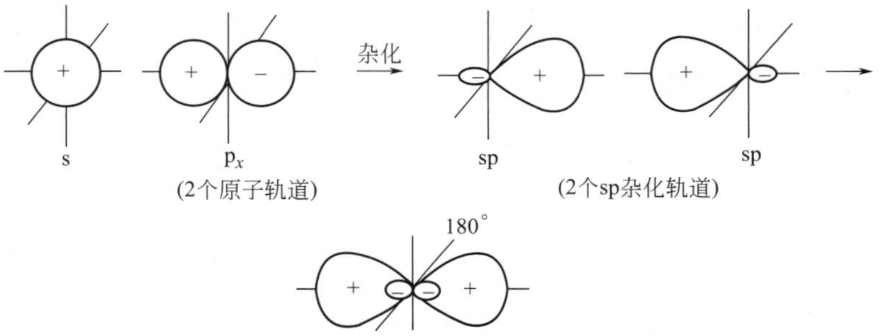

图 2-6　s 和 p 轨道组合成 sp 杂化轨道示意

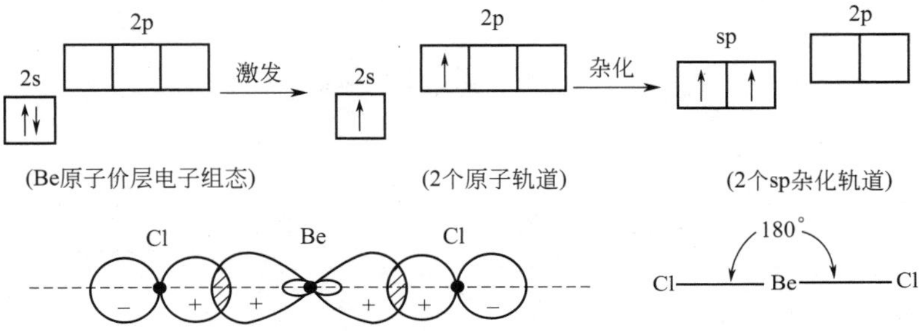

图 2-7　$BeCl_2$ 分子构型和 sp 杂化轨道的空间取向

（2）sp^2 等性杂化　由一个 ns 轨道和两个 np 轨道参与的杂化称为 sp^2 杂化，所形成的三个能量相等的杂化轨道称为 sp^2 等性杂化轨道。每个 sp^2 等性杂化轨道中含有 1/3 的 s 轨道成分和 2/3 的 p 轨道成分，杂化轨道间的夹角为 120°，呈平面正三角形。

例如 BF_3 分子中 B 原子属于 sp^2 等性杂化。基态 B 原子最外层电子构型是 $2s^2 2p^1$，在 F 原子的影响下，B 原子的一个 2s 电子激发进入一个空的 2p 轨道中，使 B 原子取得了 $2s^1 2p_x^{\ 1}\ 2p_y^{\ 1}$ 的结构，其一个 2s 轨道和 2 个 2p 轨道进行 sp^2 杂化，形成三个能量相等的 sp^2 杂化轨道，每个 sp^2 杂化轨道中有一个单电子。B 原子用三个 sp^2 杂化轨道，分别与三个 F 原子含有单电子的 2p 轨道重叠形成三个 σ 键，夹角为 120°，BF_3 的分子空间构型为平面正三角形。如图 2-8 所示。

（3）sp^3 等性杂化　由一个 ns 轨道和三个 np 轨道参与杂化称为 sp^3 杂化，所形成的四个能量相等的杂化轨道称为 sp^3 等性杂化轨道。sp^3 等性杂化轨道的特点是每个杂化轨道中含有 1/4 的 s 成分和 3/4 的 p 成分，杂化轨道间的夹角 109°28′，空间构型为正四面体形。

气态 CH_4 分子中的 C 原子属于 sp^3 等性杂化。基态 C 原子的最外层电子构型是 $2s^2 2p^2$，在 H 原子的影响下，C 原子的一个 2s 电子激发进入一个 $2p_z$ 轨道中，使 C 原子取得 $2s^1 2p_x^{\ 1} 2p_y^{\ 1}\ 2p_z^{\ 1}$ 的结构，其一个 2s 轨道和三个 2p 轨道进行的 sp^3 杂化，形成四个能量相等的 sp^3 等性杂化轨道，每个 sp^3 等性杂化轨道中有一个单电子。C 原子用四个 sp^3 杂化轨道，分别与四个 H 原子的 1s 轨道重叠形成四个 σ 键。由于 C 原子的四个 sp^3 杂化轨道间的夹角为 109°28′，所以生成的 CH_4 分子的空间构型为正四面体形。如图 2-9 所示。

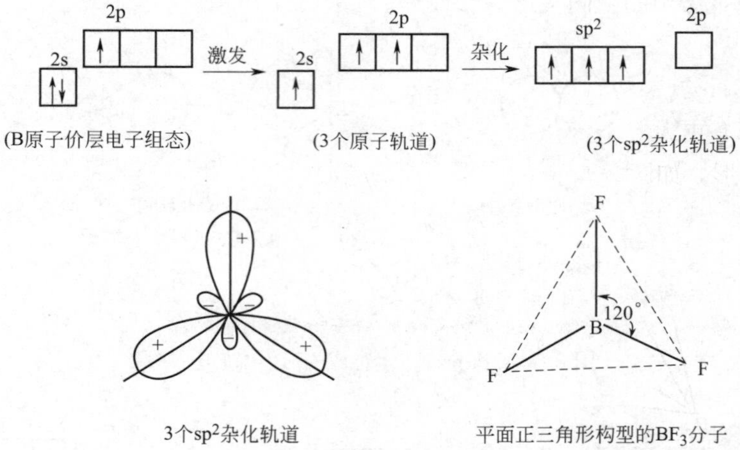

图 2-8 BF_3 的平面正三角形和 sp^2 杂化轨道的空间取向

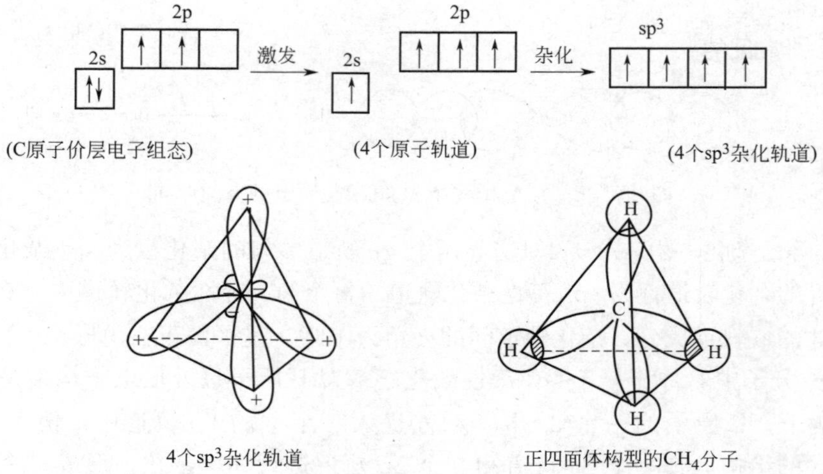

图 2-9 CH_4 分子的空间构型和 sp^3 杂化轨道

2. 不等性杂化

由于杂化轨道中有不参加成键的孤对电子对的存在，而造成能量不完全等同的杂化轨道，这种杂化叫不等性杂化。

sp^3 不等性杂化——NH_3 分子和 H_2O 分子的结构。

NH_3 分子中 N 原子的外层电子构型的 $2s^2 2p_x^1 2p_y^1 2p_z^1$，在 H 原子的影响下，N 原子的一个 2s 轨道和三个 2p 轨道进行 sp^3 杂化，形成四个能量不相等的 sp^3 不等性杂化轨道。其中三个 sp^3 杂化轨道中有一个单电子，另一个 sp^3 杂化轨道为一对孤对电子所占据。N 原子用三个各含一个电子的 sp^3 杂化轨道分别与三个 H 原子的 1s 轨道重叠，形成三个 N—H 键，由于孤对电子的电子云密集在 N 原子的周围，对三个 N—H 键的电子云有较大的排斥作用，使 N—H 键之间的夹角被压缩到 107°18′，因此 NH_3 分子的空间构型为三角锥形，如图 2-10 所示。

H_2O 分子中基态 O 原子的最外层电子构型为 $2s^2 2p^4$，在 H 原子的影响下，O 原子采取

sp^3 杂化，形成四个能量不相等的 sp^3 不等性杂化轨道。其中两个杂化轨道中各有一个单电子，另外两个杂化轨道分别为孤对电子所占据。O 原子用两个各含有一个单电子的 sp^3 杂化轨道分别与两个 H 原子的 1s 轨道重叠，形成两个 O—H 键。由于两对孤对电子对两个 O—H 键的成键电子有更大的排斥作用，使 O—H 键之间的夹角被压缩到 104°45′，因此水分子的空间构型为角形。如图 2-10 所示。

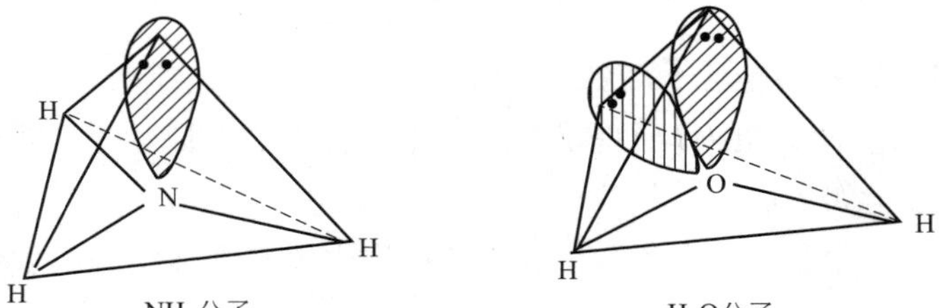

图 2-10　NH_3 分子和 H_2O 分子的结构示意

杂化轨道除 sp、spd 型外，还有 dsp（利用次外层 d 轨道），详见配合物一章介绍。表 2-3 列出几种常见的杂化轨道。

表 2-3　杂化轨道类型

类　型	轨道数目	形　状	实　例
sp	2	直线	$HgCl_2$、$BeCl_2$
sp^2	3	三角平面	BF_3
sp^3	4	四面体	CCl_4、NH_3、H_2O
dsp^2	4	平面正方	$[CuCl_4]^{2-}$
sp^3d（或 dsp^3）	5	三角双锥	PCl_5
sp^3d^2（或 d^2sp^3）	6	八面体	SF_6

第三节　价层电子对互斥理论

杂化轨道理论成功地解释了共价分子的空间构型，但是某种分子到底采取哪种类型的杂化轨道，有时很难预言。1940 年，美国的 N. V. Sidgwick 和 H. M. Powell 总结大量的实验事实，提出了*价层电子对互斥理论*（valence shell electron pair repulsion model，VSEPR），能够比较简单和比较准确地预测 AB_n 型分子或离子的空间构型。VSEPR 模型虽只是定性地说明问题，但在预言多原子分子的几何形状方面简单而有效。

一、价层电子对互斥理论基本要点

（1）对于一个 AB_n 型分子或离子，中心原子 A 周围所配置的原子 B（配位原子）的几何构型，主要决定于中心原子的价电子层中各电子对间的相互排斥作用。这些电子对在中心原子周围应尽可能相互远离，这样彼此间的排斥能最小，分子尽可能采取对称的结构，系统趋于稳定。所谓价层电子对，指的是形成 σ 键的电子对和孤对电子。

（2）孤对电子只受中心原子核的吸引，比成键电子对更接近于中心原子，电子云密度大，对相邻电子对的斥力较大。电子对之间的斥力大小有下面的顺序：

孤对电子-孤对电子＞孤对电子-成键电子＞成键电子-成键电子

（3）如果 AB_n 型分子中存在双键或三键，按生成单键来考虑，即只提供一对成键电子。多重键具有较多的电子而斥力大，其斥力大小顺序为：

三键＞双键＞单键

二、应用价层电子互斥理论判断分子的空间构型

1. 确定中心原子中价层电子对数

中心原子的价层电子数和配体所提供的共用电子数的总和除以 2，即为中心原子的价层电子对数。用公式表示如下：

价层电子对数＝1/2（A 原子价电子数＋B 原子按都生成单键提供的电子数±离子电荷数）

并有以下规定：

（1）作为中心原子，卤素原子按提供 7 个电子计算，氧族元素的原子按提供 6 个电子计算，即提供的电子数等于其族数；

（2）作为配体，卤素原子和 H 原子提供 1 个电子，氧族元素的原子不提供电子；

（3）对于复杂离子，在计算价层电子对数时，还应加上负离子的电荷数或减去正离子的电荷数；

（4）计算电子对数时，若剩余 1 个电子，应当作 1 对电子处理；

（5）双键、三键等多重键作为 1 对电子看待。

2. 判断分子的空间构型

根据中心原子的价层电子对数，从表 2-4 中找出相应的价层电子对构型，然后根据价层电子对中的孤对电子对数，确定分子的空间构型。需要注意的是，中心原子的价层电子对构型是指价层电子对在中心原子周围的空间排列方式，而分子的空间构型是指分子中配位原子在空间的排列，不包括孤对电子对。当孤对电子对数为 0 时，二者一致；有孤对电子对时，分子的空间构型将发生"畸变"。

【例 2-1】　试判断 SO_4^{2-} 的空间构型。

解　SO_4^{2-} 负电荷数为 2，中心原子 S 有 6 个价电子，O 原子不提供电子，所以 S 原子的价层电子对数为 $(6+2)/2=4$，其价层电子对构型为正四面体。因配位原子数也是 4，说明价层电子对中无孤对电子，所以，SO_4^{2-} 的空间构型为正四面体。

【例 2-2】　试判断 H_2S 分子的空间构型。

解　S 是 H_2S 分子的中心原子，它有 6 个价电子，与 S 键合的 2 个 H 原子各提供 1 个电子，所以 S 原子价层电子对数为 $(6+2)/2=4$，其价层电子对构型为正四面体。因配位原子数也是 2，说明价层电子对中有 2 对孤对电子，所以，H_2S 分子的空间构型为 V 形。

【例 2-3】　试判断 HCHO 分子的空间构型。

$$\begin{array}{c} H \\ | \\ H-C=O \end{array}$$

解　H—C＝O 分子中有 1 个 C＝O 双键，看作 1 对成键电子，2 个 C—H 单键为 2 对成键电子，C 原子的价层电子对数为 3，且无孤对电子，所以 HCHO 分子的空间构型为平面三角形。

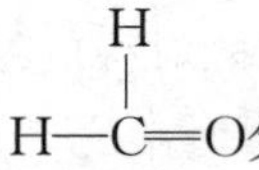

在有多重键存在时，多重键同孤对电子相似，对其他成键电子对也有较大斥力，影响分子中的键角，改变分子的空间构型。HCHO 分子中，由于 C═O 为双键，所以，∠HCH<∠HCO，分子的空间构型不是平面正三角形。

总的来说，VSEPR 理论先确定中心原子周围的价电子对（包括成键电子对和孤对电子），构筑一个几何构型；然后考虑孤对电子如何分布才能使排斥力最小，最后根据成键电子对判断分子的几何构型。应当认识到，VSEPR 理论只是着眼于中心原子周围的价层电子对之间的排斥，有一定的局限性。它只能用于中心原子为主族元素的情形，而不适合于过渡金属。例如，它不能解释为什么平面四方形化合物能够存在。当加成电子对数等于或高于 7 时，或当预言的分子（离子）没有单一中心时，发生例外较多。另外，VSEPR 理论不能说明共价键的形成原理和共价键的相对稳定性。

表 2-4 价层电子对构型和分子构型

A 的电子对数	价层电子对构型	分子类型	成键电子对数	孤对电子对数	分子构型	实例
2	直线	AB_2	2	0	直线	$HgCl_2$、CO_2
3	平面正三角形	AB_3	3	0	平面正三角形	BF_3，NO_3^-
		AB_2	2	1	V 形	$PbCl_2$，SO_2
4	正四面体	AB_4	4	0	正四面体	SiF_4，SO_4^{2-}
		AB_3	3	1	三角锥	NH_3，H_3O^+
		AB_2	2	2	V 形	H_2O，H_2S
5	三角双锥	AB_5	5	0	三角双锥	PCl_5，PF_5
		AB_4	4	1	变形四面体	SF_4，$TeCl_4$
		AB_3	3	2	T 形	ClF_3
		AB_2	2	3	直线	I_3^-，XeF_2
6	正八面体	AB_6	6	0	正八面体	SF_6，AlF_6^{3-}
		AB_5	5	1	四方锥	BrF_5，SbF_5^{2-}
		AB_4	4	2	平面正方形	ICl_4^-，XeF_4

第四节 分子间的作用力

在一定条件下，气体可以液化、液体可以固化是分子间存在相互作用力的最好证明。分子间的作用力有范德华力和氢键。它的产生与分子的极化密切相关，而分子的极化是指分子在外电场作用下发生的结构变化。

一、分子的极性与分子的极化

1. 分子的极性

根据分子中正、负电荷重心是否重合，可将分子分为极性分子和非极性分子。正、负电荷重心相重合的分子是非极性的分子；不重合的是极性分子。

对于双原子分子，分子的极性与键的极性是一致的。即由非极性共价键构成的分子一定是非极性分子，如 H_2、Cl_2、O_2 等分子；由极性共价键构成的分子一定是极性分子，如 HCl、HF 等分子。

对于多原子分子，分子的极性与键的极性不一定一致。分子是否有极性，不仅取决于组成分子的元素的电负性，而且也与分子的空间构型有关。例如 CO_2、CH_4 分子中，虽然都是极性键，但前者直线构型，后者是正四面体构型，键的极性相互抵消，因此它们是非极性分子。而在 V 形构型的 H_2O 分子和三角锥形构型的 NH_3 分子中，键的极性不能抵消，它们是极性分子。

分子极性的大小用电偶极矩（electric dipole moment）量度。分子的电偶极矩简称偶极矩（$\boldsymbol{\mu}$），它等于正、负电荷中心距离（$\boldsymbol{d}$）和正电荷中心或负电荷中心上的电量（q）的乘积：

$$\boldsymbol{\mu}=q\boldsymbol{d}$$

其单位为 10^{-30}C·m。电偶极矩是一个矢量，化学上规定其方向是从正电荷中心指向负电荷中心。一些分子的电偶极矩测定值见表 2-5。电偶极矩为零的分子是非极性分子，电偶极矩愈大表示分子的极性愈强。

表 2-5　一些分子的电偶极矩 $\boldsymbol{\mu}$　　单位：10^{-30} C·m

分子	$\boldsymbol{\mu}$	分子	$\boldsymbol{\mu}$	分子	$\boldsymbol{\mu}$
H_2	0	BF_3	0	CO	0.40
Cl_2	0	SO_2	5.33	HCl	3.43
CO_2	0	H_2O	6.16	HBr	2.63
CH_4	0	HCN	6.99	HI	1.27

2. 分子的极化

无论分子有无极性，在外电场的作用下，它们的正、负电荷中心都将发生变化。如图 2-11 所示，非极性分子的正、负电荷中心本来是重合的（$\mu=0$），但在外电场的作用下，发生相对位移，引起分子变形而产生偶极；极性分子的正、负电荷中心不重合，分子中始终存在一个正极和一个负极，故极性分子具有永久偶极（permanent dipole），但在外电场的作用下，分子的偶极按电场方向取向，同时使正、负电荷中心的距离增大，分子的极性因而增强。这种因外电场的作用，使分子变形产生偶极或增大偶极矩的现象称为分子的极化。由此而产生的偶极称为诱导偶极（induced dipole），其电场偶极矩称为诱导电偶极矩，即图 2-11 中的 $\Delta\mu$ 值。

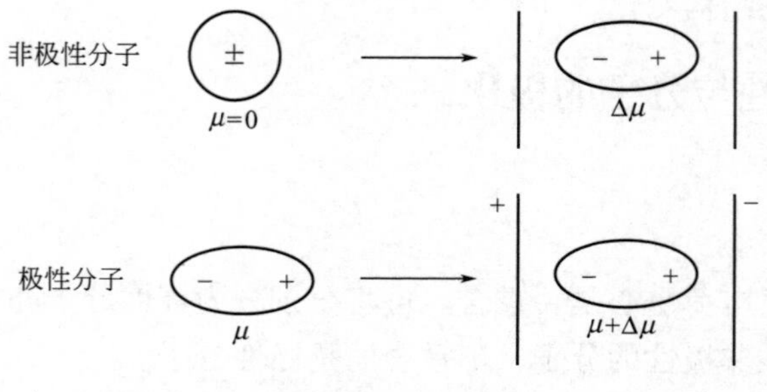

图 2-11　外电场对分子极性影响示意

分子的极化不仅在外电场的作用下产生，分子间相互作用时也可发生，这正是分子间存在相互作用力的重要原因。

二、范德华力

分子间存在着一种只有化学键键能的 1/100～1/10 的弱作用力，它最早由荷兰物理学家范德华（van der Waals）提出，故称范德华力。这种力对物质的物理性质如沸点、溶解度、表面张力等有重要影响。按作用力产生的原因和特性，这种力可分为取向力、诱导力和色散力三种。

1. 取向力

取向力发生在极性分子之间。极性分子具有永久偶极，当两个极性分子接近时，会同极相斥，异极相吸，分子将发生相对转动，力图使分子间按异极相邻的状态排列（见图 2-12）。极性分子的这种运动称为取向，由永久偶极的取向而产生的分子间吸引力称为取向力（orientation force）。

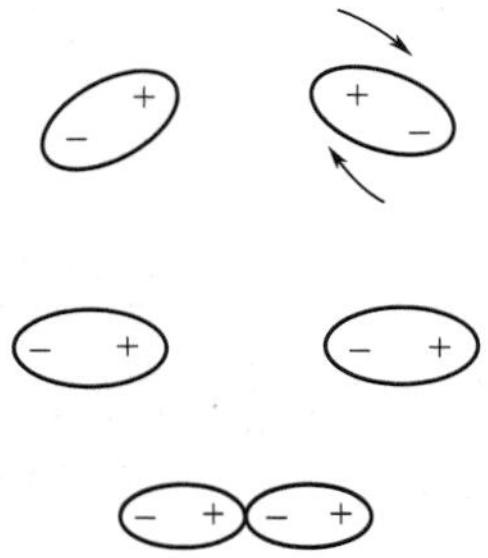

图 2-12　两个极性分子相互作用示意

2. 诱导力

诱导力发生在极性分子和非极性分子或者极性分子与极性分子之间。当极性分子与非极性分子接近时，因极性分子的永久偶极相当于一个外电场，可使非极性分子极化而产生诱导偶极，于是诱导偶极与永久偶极相吸引，如图 2-13 所示。诱导偶极与极性分子的永久偶极之间的相互作用力称为诱导力（induction force）。当两个极性分子互相靠近时，在彼此的永久偶极的影响下，相互极化产生诱导偶极，因此对极性分子之间的作用来说，诱导力是一种附加的取向力。

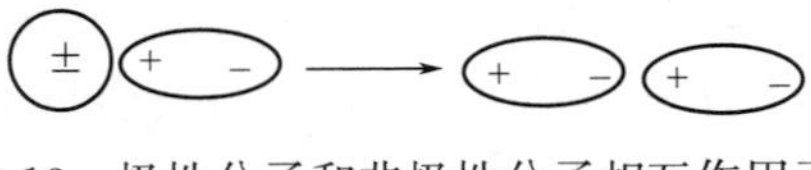

图 2-13　极性分子和非极性分子相互作用示意

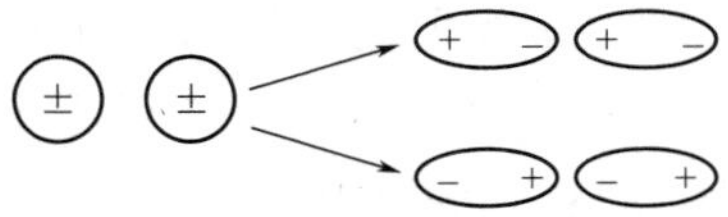

图 2-14　色散力产生示意

3. 色散力

非极性分子之间也存在相互作用力。由于分子内部的电子在不断地运动，原子核在不断地振动，使分子的正、负电荷重心不断发生瞬间相对位移，从而产生瞬间偶极。瞬间偶极又可诱使邻近的分子极化，因此非极性分子之间可靠瞬间偶极相互吸引（见图 2-14）。分子之间由于瞬间偶极而产生的相互作用力称为色散力（dispersion force）。虽然，瞬间偶极存在的时间很短，但是不断地重复发生，又不断地相互诱导和吸引，因此色散力始终存在。任何分子都有不断运动的电子和不停振动的原子核，都会不断产生瞬间偶极，所以色散力存在于各种分子之间，并且在范德华力中占有相当大的比重。

综上所述，在非极性分子之间只有色散力；在极性分子和非极性分子之间，既有诱导力也有色散力；而在极性分子之间，取向力、诱导力和色散力都存在。表 2-6 列出了上述三种作用力在一些分子间的分配情况。

范德华力不属于化学键范畴，它有下列一些特点：它是静电引力，其作用能只有几到几十千焦每摩尔，约比化学键小 1～2 量级；它的作用范围只有几十到几百皮米（pm）；一般没有方向性和饱和性；对于大多数分子，色散力是主要的。只有极性大的分子，取向力才比较显著。诱导力通常都很小。

表 2-6　分子间范德华力的分配情况　　单位：$kJ \cdot mol^{-1}$

分子	取向力	诱导力	色散力	总能量
Ar	0.000	0.000	8.49	8.49
CO	0.003	0.008	8.74	8.75
HI	0.025	0.113	25.86	26.00
HBr	0.686	0.502	21.92	23.11
HCl	3.305	1.004	16.82	21.13
NH_3	13.31	1.548	14.94	29.80
H_2O	36.38	1.929	8.996	47.31

物质的沸点、熔点等物理性质与分子间的作用力有关，一般来说范德华力小的物质，其沸点和熔点都较低。从表 2-6 可见，HCl、HBr、HI 的范德华力依次增大，故其沸点和熔点依次递增。

三、氢键

实验证明，有些物质的一些物理性质具有反常现象，如水的比热特别大；水的密度在 277K 时最大；水的沸点比氧族同类氢化物的沸点高等。同样 NH_3、HF 也具有类似反常的物理性质。人们为了解释这些反常现象，提出了氢键学说。

1. 氢键的形成

研究结果表明，当氢原子同电负性很大、半径又很小的原子（氟、氧或氮等）形成共价型化合物时，由于二者电负性相差甚大，共用电子对强烈地偏向于电负大的原子一边，而使氢原子几乎变成裸露的质子而具有极强的吸引电子的能力，这样氢原子就可以和另一个电负性大且含有孤对电子的原子产生强烈的静电吸引，这种吸引力就叫氢键（hydrogen bonds）。例如，液态 H_2O 分子中的 H 原子可以和另一个 H_2O 分子中的 O 原子互相吸引形成氢键（见图 2-15 中以虚线表示）。

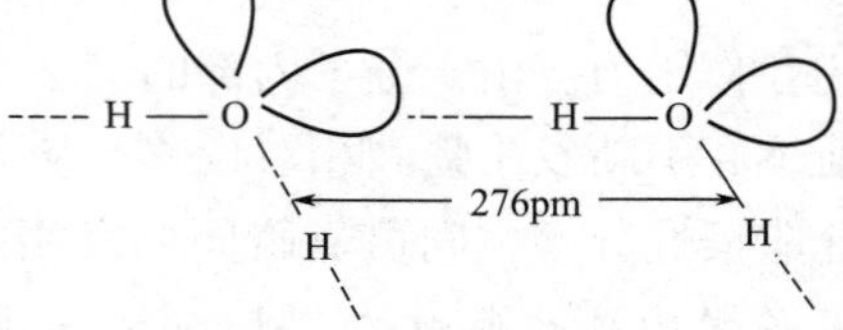

图 2-15　水分子间的氢键

氢键通常可用通式 X—H…Y 表示。X 和 Y 代表 F、O、N 等电负性大、原子半径较小，且含孤对电子的原子。

2. 氢键的特点

（1）具有饱和性　由于氢原子很小，在它周围容不下两个或两个以上的电负性很强的原子，使得一个氢原子只能形成一个氢键。即每一个 X—H 只能与一个 Y 原子形成氢键。

（2）具有方向性　氢键的方向性是指 Y 原子与 X—H 形成氢键时，为减少 X 与 Y 原子电子云之间的斥力，应使氢键的方向与 X—H 键的键轴在同一方向，即使 X—H⋯Y 在同一直线上。

3. 氢键的类型

（1）分子间氢键　氢键在分子之间生成称为分子间氢键。通过分子间氢键，分子可以缔合成多聚体。例如常温下，水中除有 H_2O 外，尚有 $(H_2O)_2$、$(H_2O)_3$。又如，甲酸可以形成如下二聚物：

$$H-C\underset{O-H\cdots O}{\overset{O\cdots H-O}{}}C-H$$

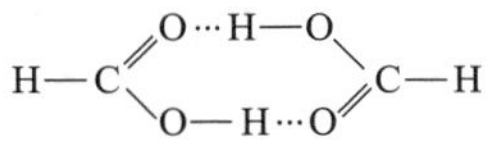

由于分子缔合使分子的变形性增大及"分子量"增加，使分子间力增加，物质的熔点和沸点随之升高。

（2）分子内氢键　研究发现，某些化合物的分子内也可以形成氢键。例如，硝酸分子中可能出现如图 2-16 所示的分子内氢键。分子内氢键不可能与共价键成直线排列，往往在分子内形成较稳定的多原子环状结构，化合物的熔、沸点较低。由此可以理解为什么硝酸是低沸点酸（沸点是 83℃）。与此不同，硫酸中的氢是通过形成分子间的氢键从而将很多 SO_4^{2-} 结合起来，致使硫酸成为高沸点的酸。另外，在苯酚的邻位上有—OH、—COOH、−NO_2、—CHO 等，都可以形成分子内氢键。

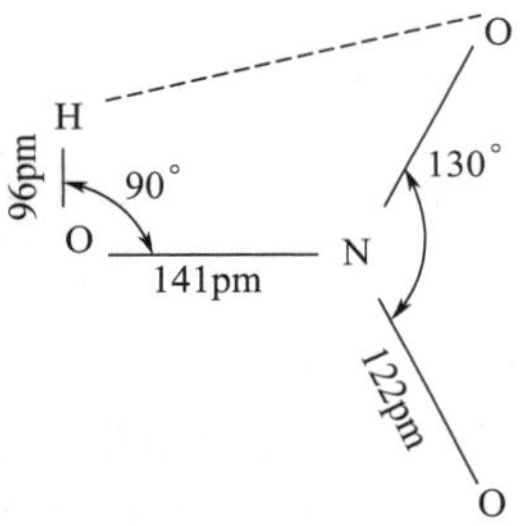

图 2-16　硝酸的分子内氢键

4. 氢键对化合物性质的影响

物质的许多理化性质都要受到氢键的影响，如熔点、沸点、溶解度、黏度等。形成分子间氢键时，会使化合物的熔、沸点显著升高，这是由于要使液体汽化或使固体熔化，不仅要破坏分子间的范德华力，还必须给予额外的能量去破坏分子间的氢键。

若溶剂溶质之间能形成氢键，则溶解度增大。如 NH_3、HF 在水中的溶解度很大，就是因为 NH_3 或 HF 分子与 H_2O 分子之间形成分子间氢键。溶质分子如果形成分子内氢键，则分子的极性降低，在极性溶剂中的溶解度降低，而在非极性溶剂中的溶解度增大。如邻硝基苯酚分子可形成分子内氢键，对硝基苯酚分子中的硝基与羟基相距较远不能形成分子内氢键，但它能与水分子形分子间氢键，所以邻硝基苯酚在水中的溶解度比对硝基苯酚的小。

液体分子间若形成氢键，则黏度增大。例如甘油的黏度很大，就是因为 $C_3H_5(OH)_3$ 分子间有氢键的缘故。

一些生物高分子物质如蛋白质、核酸中均有分子内氢键。DNA 脱氧核糖核酸分子中，两条多核苷酸链碱基（C＝O⋯H—N 和 C＝N⋯H—N）之间形成氢键配对而相连，即腺嘌呤（A）与胸腺嘧啶（T）配对形成 2 个氢键，鸟嘌呤（G）与胞嘧啶（C）配对形成 3 个氢键。它们盘曲成双螺旋结构（见图 2-17）的各圈之间也是靠氢键维系而增强其稳定性，一旦氢键被破坏，分子的空间结构发生改变，生理功能就会丧失。因此对医学生来说，氢键的概念具有相当重要的意义。

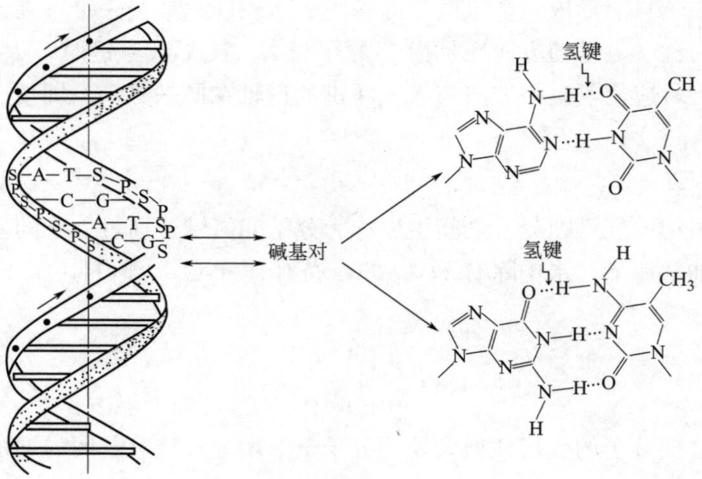

图 2-17　DNA 双螺旋结构及碱基配对形成氢键示意

习题

1. 区别下列名词

(1) σ键和π键　　(2) 共价键和配位键

(3) 等性杂化和不等性杂化　　(4) 成键轨道和反键轨道

(5) 永久偶极和瞬间偶极　　(6) 范德华力和氢键

2. 指出下列各分子中碳所采取的杂化方式，分子中有几个π键？

C_2H_2　　C_2H_4　　CH_3OH　　CH_2O　　$CHCl_3$

3. BF_3 的空间构型为正三角形而 NF_3 却是三角锥形，试用杂化轨道理论予以说明。

4. 判断下列分子或离子的空间构型，并指出其中心原子的价层电子对构型。

(1) CO_3^{2-}　(2) SO_2　(3) NH_4^+　(4) H_2S

(5) PCl_5　(6) SF_4　(7) SF_6　(8) BrF_5

5. 用 VB 法说明为什么 H_2 能稳定存在，而 He_2 不能稳定存在。

6. 根据价层电子对互斥理论推断分子或离子的空间构型。

NH_4^+，SF_6，PCl_5

7. 试分析下列各对物质之间存在何种分子间作用力？

(1) C_6H_6 和 CCl_4　(2) He 和 H_2O　(3) CO_2 气体

(4) HBr 气体　(5) 氯水中 Cl_2 与 H_2O　(6) CH_3OH 和 H_2O

8. 根据电负性差值判断下列各对化合物中键的极性大小。

(1) ZnO 和 ZnS　(2) NH_3 和 NF_3　(3) H_2O 和 OF_2　(4) BCl_3 和 $InCl_3$

9. 乙醇（C_2H_5OH）和二甲醚（CH_3OCH_3）组成相同，但乙醇的沸点比二甲醚的沸点高，何故？

10. 将下列各组分子间存在的氢键按照由强到弱的顺序排列。

（1）HF 与 HF （2）H_2O 与 H_2O （3）NH_3 与 NH_3

11. 某一化合物的分子式为 AB_4，A 属于第四主族，B 属于第七主族，A、B 的电负性值分别为 2.55 和 3.16。试回答下列问题：

（1）已知 AB_4 的空间构型为正四面体，推测原子 A 与原子 B 成键时采取的轨道群杂化类型。

（2）A-B 键的极性如何？AB_4 分子的极性如何？

（3）AB_4 在常温下为液体，该化合物分子间存在什么作用力？

（4）若 AB_4 与 $SiCl_4$ 比较，哪一个的熔点、沸点较高？

第三章 溶液

学习目标

1. 掌握医学上常用的浓度表示方法，以及浓度相关的计算和相互换算。
2. 掌握溶液依数性的概念及相关计算。
3. 熟悉渗透压和渗透浓度在医学上的应用。

溶液（solution）是物质以分子、原子或离子的形式分散在另一种物质当中构成的均匀而又稳定的分散系统。溶液由溶剂（solvent）和溶质（solute）两部分组成。溶液按聚集态可分为液态溶液（liquid solution）、气态溶液（gas solution）和固态溶液（solid solution）。通常所说的溶液是指液态溶液。水是最常用、最重要的溶剂，一般不指明溶剂的溶液都是指水溶液。

溶解过程是一物理化学过程。溶解作用的结果不仅使溶质的性质发生了变化，也使溶剂的一些性质发生了改变。这些性质变化可分为两类：第一类变化与溶质的本性及溶质与溶剂的相互作用有关，如颜色、体积、导电性、黏度等的变化。第二类变化只与溶质微粒数和溶剂微粒数的比值有关，而与溶质的本性无关，即只依赖于溶质粒子的数目，称为依数性（colligative properties），稀溶液的依数性包括溶液的蒸气压下降，沸点升高，凝固点降低和渗透压。

由于溶液的性质与溶液的组成有关，所以本章先介绍溶液浓度最常见的几种表示方法，再讨论稀溶液的依数性。

第一节 溶液浓度的表示方法

溶液的浓度是指在一定量溶液或溶剂中所含溶质的量。溶液的性质常与溶液浓度有关，根据不同的需要，可用不同的方法表示溶液的浓度。医学上常用的浓度表示方法有以下几种。

一、物质的量浓度

物质的量浓度（amount of substance concentration），简称浓度，其定义为：溶质 B 的

物质的量 n_B 除以溶液的体积 V。即

$$c_B=\frac{n_B}{V} \tag{3-1}$$

物质的量浓度可简称为浓度（concentration）。一般用符号 c_B 表示 B 的浓度，用［B］表示 B 的平衡浓度。

c_B 的 SI 单位为 $mol \cdot m^{-3}$。由于立方米的单位太大，不大适用，医学上常用的单位为 $mol \cdot L^{-1}$、$mmol \cdot L^{-1}$ 或 $\mu mol \cdot L^{-1}$。

注意使用物质的量浓度时，必须指明物质的基本单元。

【例 3-1】 药典上规定注射用生理盐水的规格是 0.5L 生理盐水中含 4.5g NaCl。计算注射用生理盐水的物质的量浓度。

解　$m(NaCl)=4.5g$，$M(NaCl)=58.5g \cdot mol^{-1}$，$V=0.5L$。

$$n(NaCl)=\frac{m(NaCl)}{M(NaCl)}=\frac{4.5g}{58.5g \cdot mol^{-1}}=0.077mol$$

$$c(NaCl)=\frac{n(NaCl)}{V}=\frac{0.077mol}{0.5L}=0.154mol \cdot L^{-1}$$

二、质量摩尔浓度

质量摩尔浓度（molality）定义为：溶质 B 的物质的量 n_B（mol）除以溶剂的质量 m_A（kg），用符号 b_B 表示。即

$$b_B=\frac{n_B}{m_A} \tag{3-2}$$

质量摩尔浓度的 SI 单位为 $mol \cdot kg^{-1}$。

【例 3-2】 32.2g 芒硝（$Na_2SO_4 \cdot 10H_2O$）溶于 150g 水中，求溶液的质量摩尔浓度。

解　$Na_2SO_4 \cdot 10H_2O$ 的摩尔质量为 $322g \cdot mol^{-1}$

Na_2SO_4 的摩尔质量为 $142g \cdot mol^{-1}$，

溶质的质量：$\frac{142g \cdot mol^{-1}}{322g \cdot mol^{-1}} \times 32.2g=14.2g$

溶质的物质的量：$n_B=\frac{14.2g}{142g \cdot mol^{-1}}=0.100mol$

溶剂的质量：$m_A=150g+(32.2-14.2)g=168g$

质量摩尔浓度：$b_B=\frac{n_B}{m_A}=\frac{0.100mol}{168 \times 10^{-3}kg}=0.595mol \cdot kg^{-1}$

三、质量浓度

质量浓度（mass concentration）定义为：溶质 B 的质量 m_B 除以溶液的体积 V，用符号 ρ_B 表示。即

$$\rho_B=\frac{m_B}{V} \tag{3-3}$$

质量浓度的 SI 单位是 $kg \cdot m^{-3}$。医学上常用的单位是 $g \cdot L^{-1}$、$mg \cdot L^{-1}$ 和 $\mu g \cdot L^{-1}$，即体积单位用 L，而表示质量的单位可以改变。临床上用固体物质配制的溶液常用质量浓度表示。如 $9g \cdot L^{-1}$ NaCl 的生理盐水、$50g \cdot L^{-1}$ 葡萄糖溶液等。

【例 3-3】 临床上乳酸钠（$C_3H_5O_3Na$）注射液的质量浓度为 $112g \cdot L^{-1}$，注射 10mL 此注射液，进入体内的乳酸钠为多少克？

解 $\rho(C_3H_5O_3Na)=112g \cdot L^{-1}$ $\qquad V=10\times10^{-3}L$

$$\rho_B=\frac{m_B}{V}$$

$$m(C_3H_5O_3Na)=\rho(C_3H_5O_3Na)V=112g \cdot L^{-1}\times10\times10^{-3}L=1.12g$$

【例 3-4】 生理盐水的物质的量浓度为 $0.154mol \cdot L^{-1}$，计算生理盐水的质量浓度。

解 $n_B=c_BV$，$m_B=n_BM_B=c_BVM_B$

$$\rho(NaCl)=\frac{m(NaCl)}{V}=c(NaCl)M(NaCl)$$

$$=0.154mol \cdot L^{-1}\times58.5g \cdot mol^{-1}=9g \cdot L^{-1}$$

通过计算可以得出物质 B 的质量浓度 ρ_B 与物质的量浓度 c_B 之间的关系为：

$$\rho_B=c_BM_B \tag{3-4}$$

世界卫生组织建议：在医学上表示体液组成时，凡是已知分子量（或原子量）的物质，均应使用物质的量浓度；对于少数分子量尚未准确测定的物质，则可以使用质量浓度。对于与体液组成相同的注射液，世界卫生组织提出，在绝大多数情况下，推荐在注射液的标签上同时写明质量浓度和物质的量浓度。例如，血液中 Na^+、Cl^-、葡萄糖的含量用物质的量浓度表示，而静脉注射用氯化钠注射液和葡萄糖注射液的标签上应同时标明物质的量浓度和质量浓度。

四、摩尔分数

摩尔分数（mole fraction）定义为：混合物中物质 B 的物质的量 n_B 与混合物的总物质的量 $n_{总}$ 之比，用符号 x_B 表示。即

$$x_B=\frac{n_B}{n_{总}} \tag{3-5}$$

摩尔分数的 SI 单位为 1。

设某溶液由溶质 B 和溶剂 A 组成，则溶质 B 的摩尔分数为 $x_B=\dfrac{n_B}{n_A+n_B}$

同理，溶剂 A 的摩尔分数为 $x_A=\dfrac{n_A}{n_A+n_B}$

显然，$x_A+x_B=1$。混合物中各物质的摩尔分数之和等于 1，即 $\sum\limits_i x_i=1$。

【例 3-5】 将 10g NaOH 溶解在 90g 水中配成溶液，求该溶液中 NaOH 和水的摩尔分数各为多少？

解

$$n(\mathrm{NaOH})=\frac{10\mathrm{g}}{40\mathrm{g}\cdot\mathrm{mol}^{-1}}=0.25\mathrm{mol}$$

$$n(\mathrm{H_2O})=\frac{90\mathrm{g}}{18\mathrm{g}\cdot\mathrm{mol}^{-1}}=5.0\mathrm{mol}$$

$$x(\mathrm{NaOH})=\frac{0.25\mathrm{mol}}{0.25\mathrm{mol}+5.0\mathrm{mol}}=0.048$$

$$x(\mathrm{H_2O})=\frac{5.0\mathrm{mol}}{0.25\mathrm{mol}+5.0\mathrm{mol}}=0.952$$

五、质量分数

质量分数（mass fraction）定义为：溶质 B 的质量 m_B 与溶液的质量 m 之比，用符号 w_B 表示，即

$$w_B=\frac{m_B}{m} \tag{3-6}$$

质量分数 w_B 若用百分数表示，就是原来使用的质量百分比浓度，按国家标准质量百分比浓度已改为质量分数。

六、体积分数

体积分数（volume fraction）定义为：在与混合气体相同温度和压强的条件下，混合气体中组分 B 单独占有的体积 V_B 与混合气体总体积 $V_总$ 之比，用符号 φ_B 表示，即

$$\varphi_B=\frac{V_B}{V_总} \tag{3-7}$$

体积分数、质量分数和摩尔分数一样，SI 单位均为 1。

除上述几种常用的浓度表示方法外，还可以用比例浓度（即将 1g 固体或 1mL 液体溶质加溶剂配成 XmL 的溶液，以 1∶X 表示）来表示浓度。如在医院里，妇科医生用的 PP 粉溶液，其比例浓度为 1∶5000，就是将 1g 高锰酸钾溶于水配制成 5000mL 溶液。比例浓度表示法较简单易配制，是药物制剂中常用的一种浓度表示方法，也常用于硫酸、氨水、硝酸等市售试剂的配制。

第二节　非电解质稀溶液的依数性

当溶质是电解质，或虽是非电解质但溶液很浓时，溶液的依数性规律就会发生变化，这里主要讨论难挥发非电解质稀溶液的依数性。

一、溶液的蒸气压下降

在密闭真空容器中注入纯水，液体表面能量较大的分子就会克服分子间的引力从液体表面逸出，这一过程称为蒸发。蒸发出来的分子也有一部分撞到液体表面重新凝聚成为液体，

这一过程称为凝结。

在一定温度下，液体水蒸发的速率与水蒸气凝结的速率相等时，汽液两相处于平衡状态，这时液面上水蒸气的压力叫饱和蒸气压（saturated vapor pressure），简称蒸气压（vapor pressure）。

不但液体有蒸气压，固体也有蒸气压，但在一般情况下固体的蒸气压数值很小，液体和固体的蒸气压都只与其本性和温度有关，各种液体和固体的蒸气压随温度的升高而增大。在一定温度下，纯溶剂的蒸气压是一定值。

实验证明，在相同温度下，当把不挥发的非电解质溶入溶剂中形成稀溶液后，稀溶液的蒸气压（实际上是指稀溶液中溶剂的蒸气压）比纯溶剂的蒸气压低。这种现象称为溶液的蒸气压下降（vapor pressure lowing）。

溶液蒸气压下降的原因是由于溶剂的部分表面被难挥发的溶质所占据，单位时间内逸出液面的溶剂分子数相对减少，因此，达到平衡时，溶液的蒸气压低于纯溶剂的蒸气压。如图 3-1 所示。显然，溶液的浓度越大，其蒸气压下降越多，如图 3-2 所示。

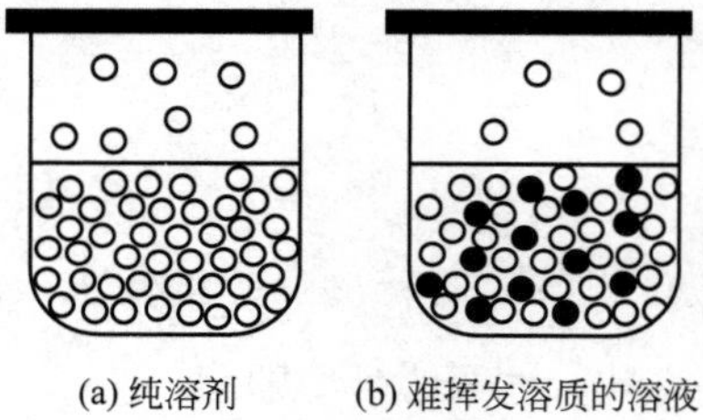

图 3-1　纯溶剂与溶液的蒸气压

○ 溶剂分子；● 代表溶质分子

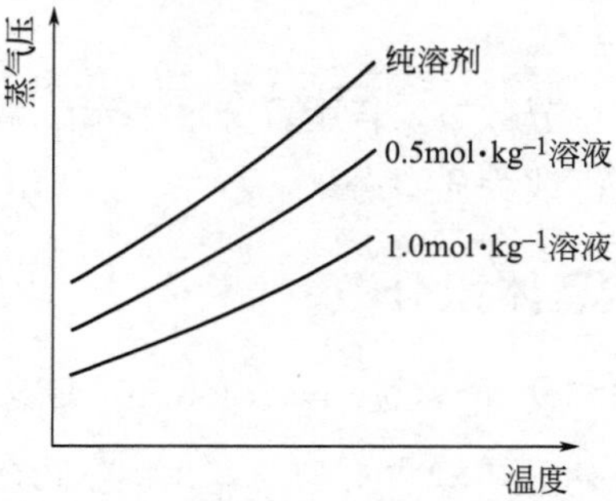

图 3-2　纯溶剂与溶液的蒸气压曲线

1887 年，法国物理学家拉乌尔（Raoult F. M.）根据实验结果总结出一条规律：“在一定温度下，稀溶液的蒸气压等于纯溶剂的蒸气压与溶剂摩尔分数的乘积。”这就是拉乌尔定律。它可用下式来表示：

$$p = p_A^{\ominus} x_A \tag{3-8}$$

式中，p 为溶液的蒸气压；$p_A^{\ominus}$ 为纯溶剂的蒸气压；x_A 为溶剂的摩尔分数。

设 x_B 为溶质的摩尔分数，由于 $x_A + x_B = 1$，因此，

$$p = p_A^{\ominus}(1 - x_B)$$

$$p_A^{\ominus} - p = p_A^{\ominus} x_B$$

即

$$\Delta p = p_A^{\ominus} x_B \tag{3-9}$$

拉乌尔定律也可以这样描述：“在一定温度下，难挥发非电解质的稀溶液的蒸气压下降值与溶质的摩尔分数成正比，而与溶质的本性无关。”

拉乌尔定律只适用于非电解质的稀溶液，对于稀溶液来说，$n_A \gg n_B$，因而 $n_A + n_B \approx n_A$，

则

$$x_B = \frac{n_B}{n_A + n_B} \approx \frac{n_B}{n_A}, \Delta p \approx p_A^{\ominus} \frac{n_B}{n_A}$$

在含 1kg 溶剂的溶液中，$b_B=\frac{n_B}{1}=n_B$，$n_A=\frac{1000}{M_A}$

若溶液的质量摩尔浓度为 b_B，溶剂的摩尔质量为 M_A，则

$$\frac{n_B}{n_A}=\frac{b_B}{\frac{1000}{M_A}}=\frac{M_A}{1000}b_B$$

$$\Delta p=p_A^{\ominus}\frac{M_A}{1000}b_B$$

对于任何一种溶剂，当温度一定时，式中 $p_A^{\ominus}\frac{M_A}{1000}$ 为一常数，若以 K 表示常数 $p_A^{\ominus}\frac{M_A}{1000}$，则

$$\Delta p=Kb_B \tag{3-10}$$

上式表示：“在一定温度下，难挥发非电解质稀溶液的蒸气压下降，近似地与溶液的质量摩尔浓度成正比，而与溶质的本性无关。”这是拉乌尔定律的又一种描述。

【例 3-6】 在 315K 时水的饱和蒸气压为 8.20kPa，若在 540g 水中溶解 36.0g 葡萄糖，求此温度下的蒸气压。

解 $p_A^{\ominus}=8.20\text{kPa}$　　$C_6H_{12}O_6$ 摩尔质量为 $180\text{g}\cdot\text{mol}^{-1}$

$$x_A=\frac{n_A}{n_A+n_B}=\frac{\frac{540\text{g}}{18.0\text{g}\cdot\text{mol}^{-1}}}{\frac{540\text{g}}{18.0\text{g}\cdot\text{mol}^{-1}}+\frac{36.0\text{g}}{180\text{g}\cdot\text{mol}^{-1}}}=0.993$$

$$p=p_A^{\ominus}x_A=8.20\text{kPa}\times0.993=8.14\text{kPa}$$

【例 3-7】 323K 时 200g 乙醇中含有 23.0g 非挥发性溶质的溶液，其蒸气压下降 1.70×10^3Pa。已知 323K 时乙醇蒸气压为 2.93×10^4Pa，求溶质的摩尔质量。

解 设：溶质物质的量为 n_B，溶质的摩尔质量为 M_B

$$\Delta p=p_A^{\ominus}x_B=p_A^{\ominus}\frac{n_A}{n_A+n_B}$$

$$1.70\times10^3\text{Pa}=2.93\times10^4\text{Pa}\times\frac{n_B}{n_B+\frac{200\text{g}}{46.0\text{g}\cdot\text{mol}^{-1}}}$$

解得

$$n_B=0.2678\text{mol}$$

$$M_B=\frac{m_B}{n_B}=\frac{23.0\text{g}}{0.2678\text{mol}}=85.9\text{g}\cdot\text{mol}^{-1}$$

二、溶液的沸点升高

液体的蒸气压等于外界压力时的温度称为该液体的沸点（boiling point）。当外压为 101.325kPa 时的沸点则称为正常沸点（normal boiling point）。水的正常沸点为 373.15K。如图 3-3 所示，纯溶剂的沸点是 $T_b^{\ominus}$。因溶液的蒸气压低于纯溶剂的蒸气压，所以在 $T_b^{\ominus}$ 时，

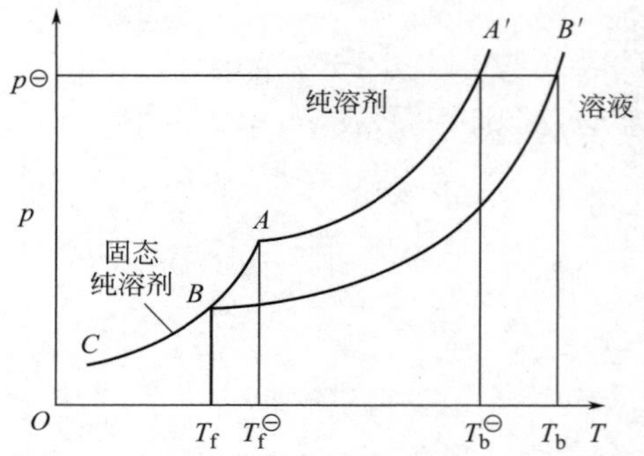

图 3-3　稀溶液的凝固点下降和沸点升高的示意

溶液的蒸气压就小于外压。当温度继续升高到 T_b 时，溶液的蒸气压等于外压，溶液才沸腾，T_b 是溶液的沸点。显而易见，溶液的沸点总是高于纯溶剂的沸点，这一现象称为溶液的沸点升高（boiling point elevation）。T_b 与 $T_b^\ominus$ 之差即为溶液的沸点升高值 ΔT_b。溶液越浓，其蒸气压下降越多，沸点升高越多。

拉乌尔根据实验结果得到如下关系式（后人根据热力学从理论上也导出了该式）：

$$\Delta T_b = K_b b_B \tag{3-11}$$

式中，K_b 是溶剂的沸点升高常数；b_B 是溶液的质量摩尔浓度。

该式表示："难挥发非电解质稀溶液的沸点升高值近似地与溶液的质量摩尔浓度成正比，而与溶质的本性无关。"

三、溶液的凝固点降低

在 101.325kPa 下，纯液体和它的固相平衡共存时的温度就是该液体的正常凝固点（normal freezing point）。在此温度下，液相蒸气压与固相蒸气压相等。溶液的凝固点是指固态溶剂和液态溶液平衡时的温度。这时固态纯溶剂的蒸气压与溶液的蒸气压相等。如图 3-3 所示，纯水的凝固点 $T_f^\ominus$ 为 273.15K，在此温度水和冰的蒸气压相等。但在 273K 时，因溶液的蒸气下降，造成水溶液蒸气压低于纯水的蒸气压，所以水溶液在 273K 时不结冰。若温度继续下降，冰的蒸气压下降幅度比水溶液大，当冷却到 T_f 时，冰和溶液的蒸气压相等，这个平衡温度 T_f 就是溶液的凝固点。显然，溶液的凝固点总是低于纯溶剂的凝固点，这一现象称为溶液的凝固点降低（freezing point lowing）。溶液的凝固点降低值 $\Delta T_f = T_f^\ominus - T_f$。

根据拉乌尔定律可以得到，难挥发非电解质稀溶液的凝固点降低值近似地与溶质的质量摩尔浓度成正比，而与溶质的本性无关，数学表达式为：

$$\Delta T_f = K_f b_B \tag{3-12}$$

式中，K_f 为溶剂的凝固点降低常数，与 K_b 一样，只与溶剂的本性有关。

表 3-1 列出常见溶剂的 K_f 和 K_b 的值。

表 3-1　常用溶剂的 K_f 和 K_b 值

溶剂	T_f/K	K_f/K·kg·mol^{-1}	T_b/K	K_b/K·kg·mol^{-1}
水	273.0	1.86	373.0	0.512
苯	278.5	5.10	353.1	2.53
环己烷	279.5	20.20	354.0	2.79
乙酸	290.0	3.90	391.0	2.93
乙醇	155.7	1.99	351.4	1.22
氯仿	209.5	—	334.2	3.63
萘	353.0	6.90	491.0	5.80

通过测定溶液的凝固点降低值，可由式(3-12）求出溶质的摩尔质量，通过现代实验技术，ΔT_f 可以准确测定到 0.0001℃，绝对误差很小，准确度比蒸气压法和沸点法高。大多数溶剂的 $\Delta K_f > \Delta K_b$，同一溶液的凝固点降低值比沸点升高值大，因而测定的相对误差也较小。因此，在测定溶质的摩尔质量时，凝固点降低法应用最广。

【例 3-8】 为了防止水在仪器内结冰，可在水中加入甘油。如需使其冰点下降至 271K，则在每 100g 水中应加入甘油多少克（甘油分子式为 $C_3H_8O_3$)?

解 $C_3H_8O_3$ 的摩尔质量为 $92g \cdot mol^{-1}$，$K_f = 1.86K \cdot kg \cdot mol^{-1}$

$$\Delta T_f = K_f b_B = K_f \times \frac{n_B}{m_A}$$

由上式得：

$$m(C_3H_8O_3) = \frac{\Delta T_f M(C_3H_8O_3) m(H_2O)}{K_f} = \frac{2K \times 92g \cdot mol^{-1} \times 100g}{1.86K \cdot kg \cdot mol^{-1} \times 1000g \cdot kg^{-1}} = 9.89g$$

应用溶液的沸点升高和凝固点降低，可测定溶质的摩尔质量。一般来说，凝固点降低值比沸点升高值大，因而实验误差小；测定溶液的凝固点是在低温下进行的，即使进行多次重复测定也不会引起生物样品的变性或破坏，溶液浓度也不会变化。因此，在医学和生物科学实验中凝固点降低法的应用更为广泛。

【例 3-9】 将 0.638g 尿素溶于 250g 水中，测得此溶液的凝固点降低值为 0.079K，试求尿素的分子量。

解 水的 $K_f = 1.86K \cdot kg \cdot mol^{-1}$，因为

$$\Delta T_f = K_f b_B = K_f \times \frac{m_B}{M_B m_A}$$

$$M_B = \frac{K_f m_B}{\Delta T_f m_A}$$

式中，m_A 和 m_B 分别为溶剂和溶质的质量；M_B 为溶质的摩尔质量，$kg \cdot mol^{-1}$。代入有关数值得：

$$M(CON_2H_4) = \frac{1.86K \cdot kg \cdot mol^{-1} \times 0.638g}{250g \times 0.079K} = 0.060kg \cdot mol^{-1} = 60g \cdot mol^{-1}$$

所以尿素的分子量为 60。

溶液凝固点降低的性质还有许多实际应用。例如盐和冰的混合物可用作冷却剂。冰的表面总附有少量水，当撒上盐后，盐溶在水中成溶液，此时溶液的蒸气压下降，当它低于冰的蒸气压时，冰就会融化。冰融化时将吸收大量的热，于是冰盐混合物的温度就会降低。采用 NaCl 和冰，温度可降到－22℃，用 $CaCl_2 \cdot 2H_2O$ 和冰，可降到－55℃。在水产事业和食品贮藏及运输中，广泛使用着食盐和冰混合而成的冷却剂。

四、溶液的渗透压

（一）渗透现象和渗透压

日常生活中有许多现象，如人在淡水中游泳，会觉得眼球胀痛；施过化肥的农作物，需要立即浇水，否则化肥会“烧死”植物；淡水鱼和海水鱼不能互换生活环境；因失水而发蔫

的花草，浇水后又可重新复原等。这些现象都和细胞膜的渗透现象有关。

若用一种只允许溶剂（如水）分子透过而溶质（如蔗糖）分子不能透过的半透膜（semipermeable membrane）把溶液和纯溶剂隔开［见图 3-4(a)］，由于膜两侧单位体积内溶剂分子数不等，因此在单位时间内由纯溶剂进入溶液中的溶剂分子数要比由溶液进入纯溶剂的多，其净结果是溶液一侧的液面升高［见图 3-4(b)］，这种现象叫渗透（osmosis）。溶液液面升高后，静水压增大，驱使溶液中的溶剂分子加速通过半透膜，当静水压增大至一定值后，单位时间内从膜两侧透过的溶剂分子数相等，达到渗透平衡。

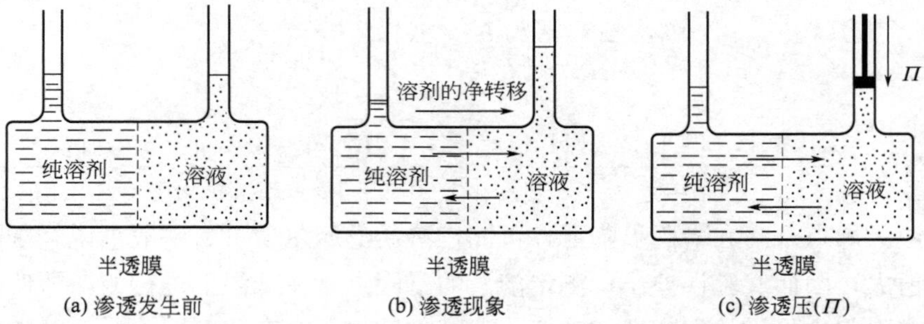

图 3-4　渗透现象和渗透压

半透膜的存在和膜两侧单位体积内溶剂分子数不相等是产生渗透现象的两个必要条件。渗透总是溶剂分子从纯溶剂一方往溶液一方，或是从稀溶液一方往浓溶液一方进行，从而缩小溶液的浓度差。

半透膜的种类多种多样。理想的半透膜是一种水分子能自由透过而所有溶质分子或离子都不能透过的薄膜。人工制备的棉胶膜、玻璃纸及羊皮纸等，不仅溶剂（水）分子可以通过，溶质小分子、离子也可缓慢透过，但高分子化合物不能透过。在生化实验中应用的透析袋（dialysis tubing）和超滤膜（ultrafiltration membrane）也是用半透膜制成的，它们有不同规格（如微孔大小不同），可以阻止大于某个分子量的溶质分子透过。至于生物膜（如细胞膜、毛细血管壁等）其透过性能就更为特殊和复杂。

如图 3-4(c) 所示，为了使渗透现象不发生，必须在溶液液面上施加一额外的压力。为维持只允许溶剂通过的膜所隔开的溶液与纯溶剂之间的渗透平衡而需要的超额压力称为渗透压（osmotic pressure）。渗透压的符号为 Π，单位为 Pa 或 kPa。如果用半透膜将稀溶液和浓溶液隔开，为了阻止渗透现象发生，必须在浓溶液液面上施加一压力，但此压力并不代表任一溶液的渗透压，它仅仅是两溶液渗透压之差。

（二）渗透压与浓度、温度的关系

溶液的渗透压与溶液的浓度和温度有关。1877 年，德国植物学家 Pfeffer 通过蔗糖溶液的渗透压实验发现如下两个规律：

（1）当温度一定时，溶液的渗透压与溶液的浓度成正比。

（2）当溶液的浓度一定时，溶液的渗透压与热力学温度成正比。

1886 年，荷兰物理学家 Van′t Hoff 根据以上实验结果进一步总结出稀溶液的渗透压与溶液的浓度、温度的关系为：

$$\Pi = c_B RT = \frac{n_B}{V} RT \quad (3\text{-}13)$$

式中，Π 为溶液的渗透压，kPa；c_B 为溶质的物质的量浓度，$mol \cdot L^{-1}$；T 为热力学温度，K；R 为气体常数，即 $8.314kPa \cdot L \cdot K^{-1} \cdot mol^{-1}$。

用此式时可采用 SI 单位，对于以 SI 单位的倍数或分数表示的物理量，最好先统一化为 SI 单位，以免造成运算错误。当 c_B 的单位为 $mol \cdot L^{-1}$ 时，Π 的单位对应为 kPa。

从式(3-13) 可以看出，一定温度下稀溶液的渗透压只与单位体积溶液内溶质质点的物质的量（或颗粒数）成正比，而与溶质的本性无关。对于电解质的稀溶液，计算渗透压时应考虑电解质的解离。在渗透压公式中必须引进一个校正系数 i。

$$\Pi = ic_B RT \quad (3\text{-}14)$$

i 在数值上为 1mol 电解质在溶液中能够解离出离子的物质的量，如 NaCl 和 $CaCl_2$，i 分别为 2 和 3。

例如，在 37℃时，$0.3mol \cdot L^{-1}$ 的葡萄糖溶液与 $0.3mol \cdot L^{-1}$ 的 NaCl 溶液的渗透压分别为：

c(葡萄糖)$=c$(NaCl)$=0.3mol \cdot L^{-1}$

Π(葡萄糖)$=0.3mol \cdot L^{-1} \times 10^3 \times 8.31kPa \cdot L \cdot K^{-1} \cdot mol^{-1} \times (273+37)K = 772.8 \times 10^3 Pa$

Π(NaCl)$=2 \times 0.3mol \cdot L^{-1} \times 10^3 \times 8.31kPa \cdot L \cdot K^{-1} \cdot mol^{-1} \times (273+37)K = 1545.6 \times 10^3 Pa$

可以利用渗透压公式来测定、计算生物大分子的摩尔质量：

$$c_B = \frac{n_B}{V} = \frac{m_B}{M_B V} \qquad \Pi = c_B RT = \frac{m_B}{M_B V} RT$$

$$M_B = \frac{m_B RT}{\Pi V}$$

利用稀溶液的依数性可以测定溶质的摩尔质量，但是测定小分子溶质的摩尔质量用测定渗透压的方法相当困难，则多用凝固点降低法测定。而测定蛋白质等高分子化合物的摩尔质量时，用渗透压法要比凝固点降低法灵敏得多。见下例：

【例 3-10】 将 10.0g 某大分子物质溶于 1L 水中配成溶液，在 27℃时测得该溶液的渗透压为 0.37kPa，求这个大分子物质的摩尔质量。

解 已知 $m=10.0g$，$T=300K$，$V=1.0L$，$\Pi=0.37kPa$，$R=8.314kPa \cdot L \cdot mol^{-1} \cdot K^{-1}$

$$M = \frac{mRT}{\Pi V} = \frac{10.0g \times 8.314kPa \cdot L \cdot mol^{-1} \cdot K^{-1} \times 300K}{0.37kPa \times 1.0L} = 6.7 \times 10^4 g \cdot mol^{-1}$$

【例 3-11】 将 1.00g 血红素溶于适量纯水中，配制成 100mL 溶液，在 20℃时测得溶液的渗透压为 0.366kPa，求血红素的摩尔质量。

解

$$\Pi V = nRT = \frac{m_B}{M_B} RT$$

$$M_B = \frac{m_B RT}{\Pi V}$$

代入相应数值，得

$$M_B=\frac{1.00g\times8.314kPa\cdot L\cdot mol^{-1}\cdot K^{-1}\times293K}{0.366kPa\times0.100L}=6.66\times10^4 g\cdot mol^{-1}$$

血红素的浓度仅为 $1.50\times10^{-4}mol\cdot L^{-1}$，凝固点下降仅为 2.79×10^{-4}℃，故很难测定。但此溶液的渗透压力相当于 $37.4mmH_2O$，因此完全可以准确测定。

（三）渗透压在医学上的意义

1. 渗透浓度

由于渗透压是依数性，它仅与溶液中溶质粒子的浓度有关，而与粒子的本性无关。我们把溶液中产生渗透效应的溶质粒子（分子、离子）统称为渗透活性物质。根据 Van't Hoff 定律，在一定温度下，对于任一稀溶液，其渗透压应与渗透活性物质的物质的量浓度成正比。因此，医学上常用渗透浓度（osmolarity）来比较溶液渗透压的大小。渗透浓度定义为渗透活性物质的物质的量除以溶液的体积，单位为 $Osmol\cdot L^{-1}$ 或 $mOsmol\cdot L^{-1}$，称为渗透摩尔每升或毫渗透摩尔每升，简称渗量每升或毫渗量每升。表 3-2 列出的是正常人血浆、细胞内液和组织间液中各种渗透活性物质的渗透浓度。

表 3-2 正常人血浆、细胞内液和组织间液中各种渗透活性物质的渗透浓度

项目	血浆/$mOsmol\cdot L^{-1}$	组织间液/$mOsmol\cdot L^{-1}$	细胞内液/$mOsmol\cdot L^{-1}$
Na^+	144	137	10
K^+	5	4.7	141
Ca^{2+}	2.5	2.4	
Mg^{2+}	1.5	1.4	31
Cl^-	107	112.7	4
HCO_3^-	27	28.3	10
HPO_4^{2-}、$H_2PO_4^-$	2	2	11
SO_4^{2-}	0.5	0.5	1
磷酸肌酸			45
肌肽			14
氨基酸	2	2	8
肌酸	0.2	0.2	9
乳酸盐	1.2	1.2	1.5
三磷酸腺苷			5
一磷酸己糖			3.7
葡萄糖	5.6	5.6	
蛋白质	1.2	0.2	4
尿素	4	4	4
$mOsmol\cdot L^{-1}$	303.7	302.2	302.2

【例 3-12】 计算补液用的 $50.0g\cdot L^{-1}$ 葡萄糖溶液和 $9.00g\cdot L^{-1}$ NaCl 溶液（生理盐水）的渗透浓度（以 $mOsmol\cdot L^{-1}$ 表示）。

解 葡萄糖（$C_6H_{12}O_6$）的摩尔质量为 $180g\cdot mol^{-1}$，$50.0g\cdot L^{-1}$ $C_6H_{12}O_6$ 溶液的渗透浓度为

$$\frac{50.0g\cdot L^{-1}\times1000}{180g\cdot mol^{-1}}=278mOsmol\cdot L^{-1}$$

NaCl 的摩尔质量为 $58.5g\cdot mol^{-1}$，NaCl 溶液中渗透活性物质为 Na^+ 和 Cl^-，因此

$9.00g \cdot L^{-1}$ NaCl 溶液的渗透浓度为：

$$\frac{9.00g \cdot L^{-1} \times 1000}{58.5g \cdot mol^{-1}} \times 2 = 308mOsmol \cdot L^{-1}$$

2. 等渗、高渗和低渗溶液

溶液渗透压的高低是相对的。医学上的等渗、低渗和高渗溶液都是以血浆的渗透压为标准确定的。从表 3-2 可知，正常人血浆的渗透浓度为 $303.7mOsmol \cdot L^{-1}$。实验表明，血浆的凝固点下降值为 0.553℃，据此求得血浆的渗透浓度为 $297mOsmol \cdot L^{-1}$。临床上规定浓度在 $280 \sim 320mOsmol \cdot L^{-1}$ 的溶液为等渗溶液。如生理盐水、$12.5g \cdot L^{-1}$ 的 $NaHCO_3$ 溶液等都是等渗溶液（isotonic solution）。高于血浆渗透压范围的称高渗溶液（hypertonic solution），低于血浆渗透压范围的称低渗溶液（hypotonic solution）。在实际应用时，略低于（或超过）此范围的溶液，在临床上也看作等渗溶液，如 $50.0g \cdot L^{-1}$ 的葡萄糖溶液。

在临床治疗中，当为病人大剂量补液时，要特别注意补液的浓度和渗透压，否则可能导致机体内水分调节失常及细胞的变形和破坏。如人红细胞的形态与其所处的介质渗透压有关，这可以从红细胞在不同浓度的 NaCl 溶液中的形态加以说明。

（1）若将红细胞置于 $9.0g \cdot L^{-1}$ NaCl（生理盐水）中，在显微镜下看到红细胞的形态没有什么改变［见图 3-5(a)］。这是因为生理盐水与红细胞内液的渗透压相等，细胞内外液处于渗透平衡状态。

（2）若将红细胞置于较浓的 NaCl 溶液（如 $15g \cdot L^{-1}$）中，在显微镜下观察，可见红细胞逐渐皱缩［见图 3-5(b)］，皱缩的红细胞互相聚结成团。若此现象发生于血管内，将产生“栓塞”。产生这些现象的原因是红细胞内液的渗透压低于浓 NaCl 溶液，红细胞内的水向外渗透，致使红细胞皱缩。

（3）若将红细胞置于稀 NaCl 溶液（如 $5.0g \cdot L^{-1}$）中，在显微镜下观察，可见红细胞先是逐渐胀大，最后破裂［见图 3-5(c)］，释放出红细胞内的血红蛋白使溶液染成红色，医学上称为溶血（hemolysis）。产生这种现象的原因是细胞内溶液的渗透压高于外液，外液的水向细胞内渗透所致。

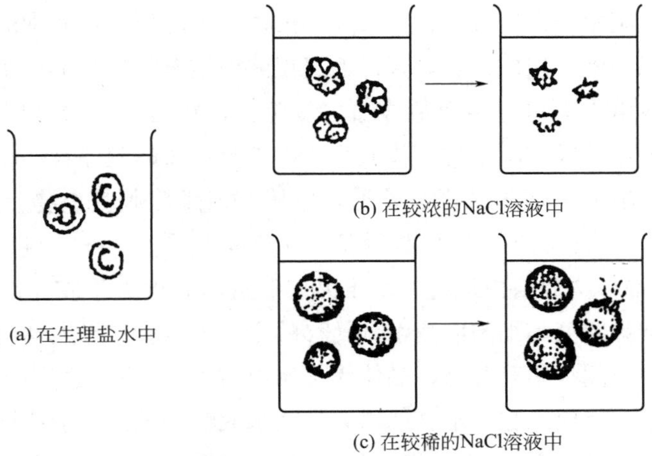

图 3-5　红细胞在不同浓度的 NaCl 溶液中的形态示意

临床上，除了补液需要等渗外，医疗药物制剂也要考虑等渗。比如给病人换药时，通常用与组织细胞液等渗的生理盐水冲洗伤口，如用纯水或高渗盐水则会引起疼痛。当配制眼药水时也必须与眼黏膜细胞的渗透压相同，否则也会刺激眼睛而疼痛。

3. 晶体渗透压和胶体渗透压

血浆等生物体液是电解质（如 NaCl、KCl、$NaHCO_3$ 等）、小分子物质（如葡萄糖、尿素、氨基酸等）和高分子物质（蛋白质、糖类、脂质等）溶解于水而形成的复杂的混合物。在医学上，按习惯把电解质、小分子物质统称为晶体物质，由它们产生的渗透压叫晶体渗透压（crystalloid osmotic pressure）；而把高分子物质称为胶体物质，由它们产生的渗透压叫胶体渗透压（colloidal osmotic pressure）。血浆中高分子胶体物质的质量浓度约为 $70g \cdot L^{-1}$，小分子晶体物质约为 $7.5g \cdot L^{-1}$。虽然高分子胶体物质含量高，但由于它们的分子量大，单位体积血浆中的质点数少，产生的渗透压小，37℃时仅为 2.9～4.0kPa；小分子晶体物质含量虽低，但由于它们的分子量小，有的又可解离成离子，单位体积血浆中的质点数多。因此，人体血浆的渗透压主要来源于晶体渗透压（约占 99.5%），胶体渗透压只占极少一部分。

由于人体内的半透膜（如毛细血管壁和细胞膜）的通透性不同，晶体渗透压和胶体渗透压在维持体内水盐平衡功能上也不相同。

血浆胶体渗透压虽小，但在调节血容量（人体血液总量）及维持血浆和组织间液之间的水平衡方面却有着重要的作用。这是因为当血液流经毛细血管时，血浆中的水和晶体小分子物质均可自由通过毛细血管壁，晶体小分子物质在血浆和组织间液中的浓度基本相同。因此，血浆晶体渗透压虽大，但对水进出毛细血管并不起任何调节作用。然而，间隔血浆和组织间液的毛细血管壁对于蛋白质等高分子胶体物质不表现通透性，在正常情况下，血浆中的蛋白质浓度比组织间液高，因此，由蛋白质等高分子所产生的胶体渗透压力得以充分表现。而机体也正是依靠这一特点，一方面使毛细血管从组织间液“吸取”水分（水从组织间液向毛细血管渗透），另一方面又可对抗血流动力学的静压（由于心脏收缩产生），以阻止血管内水分过分渗到组织间液中，从而维持着血管内外水的相对平衡，使血容量得以保持。如果由于某种原因，造成血浆中蛋白质减少，血浆胶体渗透压力降低，血浆中的水就会过多地通过毛细血管壁进入组织间液，造成血容量降低而组织间液增多，这是形成水肿的原因之一。临床上对大面积烧伤或由于失血过多而造成血容量降低的患者进行补液时，除补以生理盐水外，同时还需要输入血浆或右旋糖酐等代血浆，以恢复血浆的胶体渗透压力并增加血容量。

细胞和它的外环境的一切联系都必须通过细胞膜。细胞膜是生物半透膜，功能极其复杂。它将细胞内液和外液隔开。细胞膜不仅不允许蛋白质等高分子自由通过，也不允许 Na^+、K^+ 等小分子晶体物质自由通过。由于晶体渗透压力远大于胶体渗透压力，因此，晶体渗透压力是决定细胞间液和细胞内液水分转移的主要因素。如果人体由于某种原因而缺水时，细胞外液中盐的浓度将相对升高，晶体渗透压力增大，于是使细胞内液的水分子通过细胞膜向细胞外液渗透，造成细胞失水。如果大量饮水或输入过多的葡萄糖溶液（葡萄糖在血液内氧化而逐渐失去渗透活性），则使细胞外液盐浓度降低，晶体渗透压力减少，细胞外液的水分子向细胞内液中渗透，严重时可产生水中毒。

习题

1. 现有密度为 1.84g·mL^{-1}，质量分数为 98.0%的 H_2SO_4 溶液，如何用此酸配制下列溶液？
   (1) 250mL 质量分数为 25.0%，密度为 1.18g·mL^{-1} 的 H_2SO_4 溶液；
   (2) 500mL 3.00mol·L^{-1} 的 H_2SO_4 溶液。
2. NaCl、甘油、尿素、Na_2SO_4 水溶液的浓度均为 0.1mol/kg，凝固点哪个最高，渗透压哪个最大？
3. 如何用含结晶水的葡萄糖（$C_6H_{12}O_6 \cdot H_2O$）配制质量浓度为 50g·L^{-1} 的葡萄糖溶液 500mL？设溶液密度为 1.00kg·L^{-1}，该溶液的物质的量浓度和葡萄糖的摩尔分数是多少？
4. 某患者需补充 Na^+ 5.0g，如用生理盐水补充 [ρ(NaCl)=9.0g·L^{-1}]，应需多少升？
5. 某有机物 23.0g 溶解于 200g 乙醇中，所得溶液在 323K 时的蒸气压为 2.76×10^4Pa，在同温度下乙醇的蒸气压为 2.93×10^4Pa，试求该有机物的摩尔质量。
6. 假如 2.80g 难挥发溶质溶于 100g 水中，该溶液在 101.3kPa 下沸点为 100.51℃，求此溶质的摩尔质量及此溶液的凝固点。
7. 测得泪水的凝固点为−0.52℃，求泪水的渗透浓度（mOsmol·L^{-1}）及 37℃时的渗透压。
8. 今有两种溶液，一为 1.50g 尿素溶于 200g 水中，另一为 4.28g 某非电解质溶于 1000g 水中，这两种溶液在同一温度下结冰，求该非电解质的摩尔质量。
9. 将 80.0g 血红蛋白（Hb）溶于足量水中配成 1L 溶液，若此溶液在 298K 的渗透压是 3.04kPa，计算 Hb 的摩尔质量。

第四章　化学反应的基本原理

学习目标

1. 熟悉热力学体系的基本概念：体系、环境、状态函数、状态、热力学内能、焓、标准摩尔生成焓、吉布斯自由能、标准摩尔生成吉布斯自由能等。

2. 掌握热力学第一定律的基本内容，反应热和标准摩尔吉布斯自由能变的计算方法。

3. 掌握依据吉布斯自由能变判断化学反应的方向，标准平衡常数表达式的书写方法、特点及其和平衡组成的计算。

4. 掌握标准平衡常数表达式的书写方法、特点及其和平衡组成的计算，掌握标准平衡常数和吉布斯自由能的关系、多重平衡规则及其相关计算，掌握浓度、压力、温度对化学平衡的影响。

5. 掌握化学反应速率的表示方法，并能进行相关运算。了解碰撞理论和过渡态理论的基本要点。熟悉质量作用定律的表达形式及应用范围。了解温度对反应速率的影响，熟悉阿累尼乌斯方程；了解催化剂的基本特点及其对反应速率的影响。

化学反应的基本原理包括化学热力学和化学动力学。化学热力学是应用热力学的基本分析方法研究化学反应的能量变化、方向和反应的限度，热力学第一定律和热力学第二定律是其理论基础。化学动力学主要解决反应机理和反应速率的问题。研究一个化学反应通常要涉及两个方面的问题，一是反应进行的方向和限度，二是反应进行的快慢。例如用热力学可以预测设想的反应能否发生；反应在该条件下的最高平衡产率。而用热力学判断能发生的反应，具体反应过程是如何进行的，以及反应速率的快慢，这些问题需要用动力学知识解决。这是本章需要讨论的主要内容。

第一节 化学反应中的能量问题

一、基本概念

1. 系统和环境

在热力学中，为了明确研究的对象，人们将所研究的这部分物质或空间人为地与其余的物质或空间分开。将所研究对象的这一部分，称为系统（system）。而把与系统密切相关的其他部分，称为环境（surrounding）。例如研究硫酸铜和碘化钾在水溶液中的反应，将这两种溶液加入试管中混合，则这个溶液就是我们研究的系统，而溶液之外的一切东西如试管、溶液上方的空气等都是环境。

根据系统和环境间物质和能量交换的情况不同，热力学系统可分为三种。

（1）敞开系统（open system） 这种系统与环境之间既有物质交换，又有能量交换。例如，一支试管内盛有一定量的水，此系统为敞开系统，因为试管可以传热，既可以与环境交换热量，又有试管中水的蒸发和管外空气溶解到水中的物质交换。

（2）封闭系统（closed system） 这种系统与环境之间没有物质交换，只有能量交换。例如，把盛有一定量水的试管口用塞子密封起来，则此系统就为封闭系统，因为这样试管内的水与环境只有热量交换而无物质的交换。

（3）孤立系统（isolated system） 这种系统与环境之间没有物质交换，也没有能量交换。例如，将盛水的试管改为绝热箱，则该系统就接近于孤立系统，因为此时作为系统的水与环境之间既没有物质交换，也没有能量交换。

通常情况下，化学反应的系统不是孤立系统。有时为了讨论的需要，可将系统和受影响的环境作为一个大系统来考虑，此时大系统即成为孤立系统。

2. 状态和状态函数

在热力学中，着重研究的是系统状态的变化。而系统的状态是通过某些物理性质，如温度、压力、体积、浓度、密度等；以及某些化学性质，如化学成分等来规定的。当系统的这些性质都具有确定的数值时，系统处在一定的状态。当系统某些性质发生改变时，系统的状态也就改变。换句话说，如果一个系统前后处在两种状态，则其性质必然不同。决定系统状态的那些物理量称为系统的性质。系统的状态（state）就是这些性质的综合表现。

对于同一系统，各个性质之间是互相制约的。例如，如果讨论的系统是理想气体，当其处于某一状态时，性质之间的相互制约关系可由气体方程式表示：$pV=nRT$，不难看出，当该系统的四个状态性质温度 T、压力 p、体积 V、物质的量 n 中的三个被确定时，理想气体系统的状态就被确定。当其中任意一个状态性质发生改变时，则理想气体系统的状态随之而变。实际上上述每一个状态性质均可看作是状态的函数。在热力学上，把确定系统状态的物理量（如温度、压力、体积等）称为系统的状态函数（state function）。

状态函数的特征就是当系统状态发生变化时，状态函数的改变量只取决于系统的始态和终态，而与过程中经历的途径或方式无关。例如，讨论的系统是一杯水，这系统的状态由其温度和体积来规定，这杯水的体积为 100mL，温度为 290K，如果将这杯水的温度升高到 320K，无论是将这杯水直接加热到 320K，还是先加热到 350K，再降温到 320K，系统温度变化都是一样的。$\Delta T = T_{终态} - T_{始态} = 320K - 290K = 30K$，而与过程所经历的途径无关。

状态函数可分为广度性质和强度性质两类。

(1) 广度性质　也称容量性质，如体积、质量等。容量性质具有加和性。例如，将质量为 m_1、体积为 V_1 和质量为 m_2、体积为 V_2 的两杯水混合，则水的总体 $V_{总} = V_1 + V_2$，水的总质量 $m_{总} = m_1 + m_2$。本章将要讨论的热力学能、焓等属于容量性质。

(2) 强度性质　系统中与物质的数量无关的性质，如温度、压力、密度等。由于强度性质是系统本身具有的特性，所以它不具有加和性。例如，将两杯同为 290K 的水混合在一起，水温不会升到 580K，仍为 290K，所以温度属于强度性质。

3. 过程和途径

系统状态发生变化的经过称为过程（process）。为了便于研究，有时过程必须在一定条件下进行。如果系统的状态变化时，与环境不进行热交换，则此经过称为绝热过程；如果系统的状态变化时，若体积保持不变，则此经过称为定容过程；如果系统的状态变化时，温度保持不变或压力保持不变，则此经过称为定温过程或定压过程。如果系统由某一状态出发，经过一系列的变化又回到原来的状态，这种经过称为循环过程。

完成某一过程的具体步骤称为途径（path）。系统由变化前的始态出发，到达变化后的终态，可以经过不同的途径。例如将一定量的某理想气体由始态 $T_1 = 293K$，$p_1 = 101.3kPa$，变到终态 $T_2 = 373K$，$p_2 = 202.6kPa$，可以有下列两种不同途径（见图 4-1）。途径 1：先经过定压过程，再经过定温过程；途径 2：先经过定温过程，再经过定压过程。两种途径尽管不同，但因始态和终态均相同，因而其状态函数温度和压力的变化值 ΔT 和 Δp 均相同。

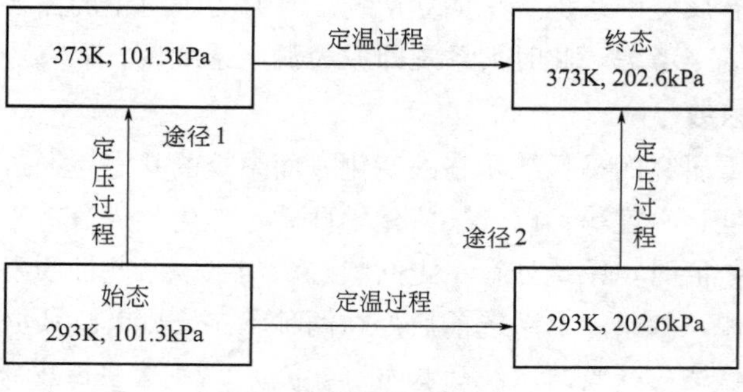

图 4-1　两种途径示意

4. 热和功

在热力学中，热（heat）是系统和环境之间由于温度差而交换的能量形式，常用符号 Q 表示。系统和环境之间除了热以外的一切能量交换形式称为功（work），常用符号 W 表示，如膨胀功、电功等。

热力学规定：系统向环境放热，Q 为负值，即 $Q<0$；系统从环境吸热，Q 为正值，即 $Q>0$；系统对环境做功，功为负值，即 $W<0$；环境对系统做功（即系统从环境得功），功为正值，即 $W>0$。

热和功都不是状态函数。不能说系统有多少热和多少功，而只能说系统发生变化时吸收

（或放出）了多少热，得到（或给出）了多少功。热和功的数值与系统所经历的变化过程密切相关。例如山顶上的石头，沿着不同路径滚到山脚下，所做的功和摩擦所生的热都是不同的。

5. 相

系统中物理性质和化学性质完全相同而与其他部分有明确界面分隔开来的任何均匀部分叫做相（phase）。只含一个相的系统叫做均相系统或单相系统。例如，NaCl水溶液、碘酒、天然气、金刚石等。相可以由纯物质或均匀混合物组成。相可以是气、液、固等不同形式的聚集状态。系统内可能有两个或多个相，相与相之间有界面分开，这种系统叫做非均相系统或多相系统。例如，一杯水中浮有几块冰，水面上还有水蒸气和空气的混合气体，这是一个三相系统。又如油浮在水面上的系统是两相系统。

6. 热力学能和热力学第一定律

（1）热力学能　热力学能（thermodynamic energy）是系统内部一切能量形式的总和，热力学能又称内能（internal energy）。常用符号U表示。它包括平动动能、分子间吸引和排斥产生的势能、分子内部的振动能和转动能、电子运动能、核能等。但不包括系统整体的动能和整体的位能。由于微观粒子运动的复杂性，至今仍无法确定一个系统热力学能的绝对值。但可以肯定的是，处于一定状态的系统必定有一个确定的热力学能值，即热力学能是状态函数。

（2）热力学第一定律　热力学第一定律（the first law of thermodynamics）就是能量守恒与转化定律。这个定律是人类大量实践经验的总结。它可表述为：自然界的一切物质都具有能量，能量有各种不同形式，并且能够从一种形式转化为另一种形式，在转化中，能量的总值不变。对于封闭系统，系统和环境之间只有热和功的交换。当系统发生了状态变化，若变化过程中从环境吸收的热量为Q，环境对系统做功W，按能量守恒定律，系统的热力学能变化为

$$\Delta U=Q+W \tag{4-1}$$

式(4-1)是热力学第一定律的数学表达式。

在热力学中，由于系统体积变化而对环境做的功或环境对系统做的功称为体积功（volume work）或膨胀功（expansion work），用W_e表示。把电功、表面功等其他功称为非体积功，用W_f表示。在下面的讨论中，如不特别指明，W将只表示体积功。

二、热化学

1. 等压反应热

如果在等压、不做非体积功的条件下系统发生变化，按热力学第一定律有

$$\Delta U=U_2-U_1=Q_p+W$$

式中，Q_p表示等压反应热；U_1和U_2分别表示系统始态和终态的热力学能。如系统膨胀对外做功，则功为负值，即$W=-p_{外}\Delta V$，上式改写为：

$$U_2-U_1=Q_{\mathrm{p}}-p_{外}\Delta V=Q_p-p_{外}(V_2-V_1)$$

又因是等压过程，$p_1=p_2=p_{外}$，可得

$$(U_2+p_2V_2)-(U_1+p_1V_1)=Q_p$$

令

$$H\equiv U+pV \tag{4-2}$$

则有

$$H_2 - H_1 = Q_p$$

即

$$\Delta H = Q_p \qquad (4\text{-}3)$$

在这里引入了一个新的热力学函数 H，称为焓（enthalpy）。由于 $H = U + pV$，而 U、p 和 V 都是状态函数，所以它们的组合 H 也是状态函数。H 具有能量的量纲，但它没有直观的物理意义。引入这个新的状态函数仅仅是为热力学计算中的方便。

由于不能确定系统热力学能 U 的绝对值，所以 H 的绝对值也无法确定。但从式(4-3)可以看到，在等压条件下，系统的焓变 ΔH 等于等压反应热 Q_p，而 Q_p 是可以测定或可以通过计算确定的量。例如用一保温杯式的量热计即可测定等压条件下的中和热、溶解热及其他溶液反应的热效应。

应该指出，由于焓 H 是一个状态函数，只要系统状态变了，H 就可能发生变化。

大多数化学反应都是在等压、不做非体积功的条件下进行的，其化学反应的热效应 $Q_p = \Delta H$，因此，在化学热力学中，常常用 ΔH 来表示等压反应热而很少用 Q_p。

2. 等容反应热

有时化学反应不是在等压下而是在等容下（如测定燃烧热实验多在密封的氧弹内）进行，这时 $\Delta V = 0$，体积功 W 也为零，热力学第一定律的数学表示式为：

$$\Delta U = Q_V + W = Q_V \qquad (4\text{-}4)$$

即等容反应热等于系统的热力学能变。

前面已经指出，系统热力学能的绝对值是无法确定的，但它的改变量可以用等容反应热来量度。通过测定外界环境某物理量的变化衡量系统内部某种物理量的变化，这种方法在热力学中经常应用。

等容反应热与等压反应热的关系：由焓的定义式(4-2)，有 $\Delta H = \Delta U + \Delta pV$，如果做体积功的气体可以看成是理想气体，则 $pV = nRT$，代入式(4-2) 得：

$$\Delta H = \Delta U + \Delta n(RT)$$

一定量的理想气体的热力学能只是温度的函数，因此，同样温度下的等压过程与等容过程的 ΔU 相同，由上式及式(4-3) 和式(4-4) 可得：

$$Q_p = Q_V + \Delta n(RT) \qquad (4\text{-}5)$$

对于反应前后气体的物质的量没有变化（$\Delta n = 0$）的反应及纯溶液或固体中的反应，体积变化极小，体积功可以忽略，因此，可以认为：

$$\Delta H = Q_p \approx Q_V = \Delta U$$

3. 反应进度

对于任意一化学反应：

$$e\mathrm{E} + f\mathrm{F} = g\mathrm{G} + h\mathrm{H}$$

此式也可表示为

$$0 = g\mathrm{G} + h\mathrm{H} - e\mathrm{E} - f\mathrm{F}$$

或简写为

$$0 = \sum\nolimits_{\mathrm{B}} \nu_{\mathrm{B}} \mathrm{B} \qquad (4\text{-}6)$$

式(4-6) 为国家标准中对任意反应的标准缩写式。式中 B 代表相应的反应物或产物，ν_{B} 为反应式中相应物质 B 的化学计量数（stoichiometric number），$\sum_{\mathrm{B}}$ 表示对反应式中各物质求和。化学计量数 υ_B 是量纲为 1 的物理量，它可以是整数或简单分数；对于反应物（reactant），υ_B 为负值（如 $\upsilon_E=-e$，$\upsilon_F=-f$）；对于产物（product），υ_B 为正值（如 $\upsilon_G=g$，$\upsilon_H=h$）。

反应进度（extent of reaction）表示反应进行的程度，常用符号 ξ 表示：

$$\xi=\frac{n_B(\xi)-n_B(0)}{\upsilon_B} \tag{4-7}$$

式中，$n_B(0)$ 为反应开始，反应进度 $\xi=0$ 时 B 的物质的量；$n_B(\xi)$ 为反应在 t 时刻，反应进度为 ξ 时 B 的物质的量；υ_B 意义同前。显然 ξ 的单位为 mol。

如果选择的始态其反应进度不为零，则应表示为反应进度的变化 $\Delta\xi$。

$$\Delta\xi=\frac{\Delta n_B}{\upsilon_B}$$

【例 4-1】 10.0mol H_2 和 5.0mol N_2 在合成塔中混合后，经过一定时间反应生成 2.0mol NH_3，反应式为 $\frac{1}{2}N_2+\frac{3}{2}H_2 = NH_3$，求算此反应的反应进度。

解 反应在不同时刻各物质的量为：

	$n(N_2)$/mol	$n(H_2)$/mol	$n(NH_3)$/mol
$t=0$　$\xi=0$ 时	5.0	10.0	0
$t=t$　$\xi=\xi$ 时	4.0	7.0	2.0

$$\xi=\frac{\Delta n(NH_3)}{\upsilon(NH_3)}=\frac{2.0\text{mol}-0\text{mol}}{1}=2.0\text{mol}$$

$$\xi=\frac{\Delta n(N_2)}{\upsilon(N_2)}=\frac{4.0\text{mol}-5.0\text{mol}}{-\frac{1}{2}}=2.0\text{mol}$$

$$\xi=\frac{\Delta n(H_2)}{\upsilon(H_2)}=\frac{7.0\text{mol}-10.0\text{mol}}{-\frac{3}{2}}=2.0\text{mol}$$

4. 热化学方程式

所谓热效应，是指等温条件下物质变化时伴随的能量变化全部换算成的热能值。化学反应的热效应是当生成物与反应物的温度相同时，化学反应过程中吸收或放出的热量。而反应热是指等压（通常即大气压力）或等容时化学反应的热效应。

氢是应用于火箭的高能燃料。人们利用下述反应，显然不是为了制取新物质，而是为了获得它产生的巨大能量：

$$2H_2(g)+O_2(g) \longrightarrow 2H_2O(g)+483.64\text{kJ} \tag{4-8}$$

式中，热能值称为反应的热效应，它是当反应在标准压力下进行，且反应物和产物的温度都是 298K（准确的是 298.15K）时所放的热。这个放热反应说明，反应物的总能量高于产物的总能量，或者说，破坏旧键所需能量较少，而生成新键时放出的能量较多，这个能量差（化学能）可转变为化学反应的热效应。氢同氧形成爆鸣气，爆鸣时产生光能、声能和热能。

研究化学反应热效应的科学称为热化学（thermochemistry）。标明了物质的物理状态、反应条件和反应热的化学方程式称为热化学方程式，如式(4-8) 就是一例。它的反应条件是

298K 及标准压力下，通常可以省略不写，否则应注明温度、压力条件。物质的物理状态包括气态（g）、液态（l）、固态（s），都应在热化学方程式中予以注明；有几种晶型的固体及溶于水的物质还应注明晶型及水溶液（aq）等。热化学方程式中的系数是量纲为 1 的纯数，如加上单位 mol，就是方程式中各物质的物质的量，因而可以是整数或分数。

化学反应的热效应随反应条件及有关物质的物理状态的不同而异，因而有必要规定统一的标准，或称标准状态。测定热效应时，或者在标准状态下进行，或者换算成标准状态下的数值。通常认为下述规定条件是物质的热力学标准状态（简称标准态）（standard state）：

物　质	标　准　态
气体	标准压力（$p^{\ominus}=100\text{kPa}$）下纯气体的状态
液体、固体	标准压力（$p^{\ominus}=100\text{kPa}$）下最稳定的纯液体、纯固体的状态
溶液中的溶质	标准压力（$p^{\ominus}=100\text{kPa}$）下质量摩尔浓度为 $1\text{mol}\cdot\text{kg}^{-1}$（常近似为 $1\text{mol}\cdot\text{L}^{-1}$）时的状态

可见物质的标准态并无温度的规定，一般采用指定温度 298K（准确的是 298.15K，即 25℃）。

此外，生命科学中还用到以中性水溶液作标准的生物化学标准态，即规定 $[H^+]=10^{-7}\text{mol}\cdot\text{L}^{-1}$（而不是 $1\text{mol}\cdot\text{L}^{-1}$），其他溶质仍为 $1\text{mol}\cdot\text{L}^{-1}$。

式(4-8) 也可写成

$$2H_2(g)+O_2(g)\longrightarrow 2H_2O(g)\qquad \Delta_r H_m^{\ominus}=-483.64\text{kJ}\cdot\text{mol}^{-1}$$

或：

$$H_2(g)+\frac{1}{2}O_2(g)\longrightarrow H_2O(g)\qquad \Delta_r H_m^{\ominus}=-241.82\text{kJ}\cdot\text{mol}^{-1}$$

式中，ΔH 叫焓变，在此处表示等压反应热，右上标“$\ominus$”指标准态，下标 r 及 m 分别指化学反应及按指定的热化学方程式完成单位反应进度。ΔH 为负值表示反应放热，ΔH 为正值表示反应吸热，这与写在反应式中的热量符号相反。

5. 反应热的计算

1840 年，俄籍瑞士人士 G. H. Hess 在大量实验的基础上总结出一条定律：“一个化学反应不管是一步完成或是分几步完成，它的反应热都是相等的。”这就是所谓的 Hess 热加和定律，简称 Hess 定律。

一般发生的化学反应都是在等压或等容条件下进行的，如果没有做体积功以外的其他功，则等压反应热 $Q_p=\Delta H$，等容反应热 $Q_V=\Delta U$，而 ΔH 和 ΔU 都只由反应的始态和终态决定而与反应的具体途径以及是否一步完成无关。所以，Hess 定律是热力学第一定律的必然结果。

有了 Hess 定律，便可以把几个热化学方程式像代数式一样进行加减运算，从而得到新的热化学方程式或新反应的反应热，甚至求出一些不易或不能由实验直接测定的反应热。下面介绍几种方法求算反应热。

（1）由已知的热化学方程式计算反应热

【例 4-2】 试利用以下各热化学方程式求由 C（石墨，graphite）和 O_2(g) 生成 CO(g) 的反应热：

(1)　$C(gra)+O_2(g)\longrightarrow CO_2(g)\qquad \Delta_r H_{m,1}^{\ominus}=-393.51\text{kJ}\cdot\text{mol}^{-1}$

(2)　$CO(g)+\frac{1}{2}O_2(g) \longrightarrow CO_2(g)$　　$\Delta_r H^\ominus_{m,2}=-282.99kJ \cdot mol^{-1}$

(3)　$C(gra)+\frac{1}{2}O_2(g) \longrightarrow CO(g)$　　$\Delta_r H^\ominus_{m,3}=?$

解　反应（3）很难单独发生，一般都同时产生 $CO_2(g)$，故 $\Delta_r H^\ominus_{m,3}$ 不易直接测定。因反应(1)－反应(2)＝反应(3)，故 $\Delta_r H^\ominus_{m,1}-\Delta_r H^\ominus_{m,2}=\Delta_r H^\ominus_{m,3}$。这也可由下图看出：

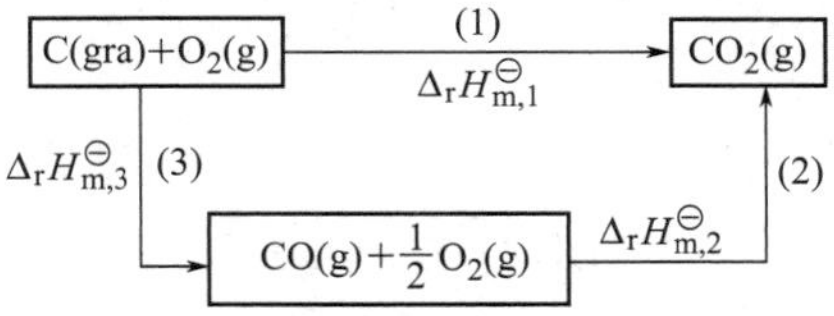

可见反应（1）是一步完成的反应，而反应（2）、反应（3）是同一反应的分步反应。由 Hess 定律可得：

$$\Delta_r H^\ominus_{m,1}=\Delta_r H^\ominus_{m,2}+\Delta_r H^\ominus_{m,3}$$

即

$$\begin{aligned}\Delta_r H^\ominus_{m,3}&=\Delta_r H^\ominus_{m,1}-\Delta_r H^\ominus_{m,2}\\&=(-393.51kJ \cdot mol^{-1})-(-282.99kJ \cdot mol^{-1})\\&=-110.52kJ \cdot mol^{-1}\end{aligned}$$

由上例可以看出，石墨完全燃烧（生成 CO_2）时放出的热量是不完全燃烧（生成 CO）时的 3 倍多。这就从理论上指出了合理利用能源的一个重要依据，就是要供给充分的新鲜空气，使燃料尽可能完全燃烧，以减少生成的 CO；同时这也是避免煤气中毒的主要措施。

利用热化学方程式进行运算时，要消去的物质项不仅要种类、系数相同，而且其物理状态、温度、压力也要相同，否则不能消去；如果运算中反应式要乘以系数，则其 $\Delta_r H^\ominus_m$ 值也要乘相应的系数。

【例 4-3】　已知下列反应的标准反应热：

(1)　$C_6H_6(l)+7\frac{1}{2}O_2(g) \longrightarrow 6CO_2(g)+3H_2O(l)$　　$\Delta_r H^\ominus_{m,1}=-3267.6kJ \cdot mol^{-1}$

(2)　$C(gra)+O_2(g) \longrightarrow CO_2(g)$　　$\Delta_r H^\ominus_{m,2}=-393.51kJ \cdot mol^{-1}$

(3)　$H_2(g)+\frac{1}{2}O_2(g) \longrightarrow H_2O(l)$　　$\Delta_r H^\ominus_{m,3}=-285.83kJ \cdot mol^{-1}$

求下述不直接发生反应的标准反应热：

$$6C(gra)+3H_2(g) \longrightarrow C_6H_6(l) \qquad \Delta_r H^\ominus_m=?$$

解　由 6×(2)＋3×(3)－(1) 便得到所求的反应，即：

$6C(gra)+6O_2(g) \longrightarrow 6CO_2(g)$　　$6\times\Delta_r H^\ominus_{m,2}=-2361.06kJ \cdot mol^{-1}$

$3H_2(g)+\frac{3}{2}O_2(g) \longrightarrow 3H_2O(l)$　　$3\times\Delta_r H^\ominus_{m,3}=-857.49kJ \cdot mol^{-1}$

$6CO_2(g)+3H_2O(l) \longrightarrow C_6H_6(l)+7\frac{1}{2}O_2(g)$　　$-\Delta_r H^\ominus_{m,1}=+3267.6kJ \cdot mol^{-1}$

+)―――――――――――――――――――――――――

$6C(gra)+3H_2(g) \longrightarrow C_6H_6(l)$　　$\Delta_r H^\ominus_m=49.05kJ \cdot mol^{-1}$

从理论上讲，应用上述方法所得的反应热数值与选用哪些已知反应及选用多少已知反应无关。但实际上，由于每个实验数据都有一些误差，如果选用的已知反应的数目太多，就会使所求得的结果具有较大的误差。因此，在可能时应尽量避免选用不必要的已知反应以减免计算误差。另外，计算同一反应的反应热，如选用不同的已知反应，其所得结果也可能略有差异。【例 4-3】计算所得 C_6H_6(l) $\Delta_r H_m^{\ominus}$ 值为 49.05kJ·mol^{-1}，而附录所载 C_6H_6(l) $\Delta_f H_m^{\ominus}$ 的数据为 49.1kJ·mol^{-1}，原因即在此。

（2）由摩尔生成热计算反应热　从理论上讲，任一反应的反应热 $\Delta_r H_m$ 应是产物总焓值与反应物总焓值之差，即：

$$\Delta_r H_m = \sum H_m(\text{产物}) - \sum H_m(\text{反应物})$$

但焓的绝对值尚无法求得，因而无法利用上式求 $\Delta_r H_m$。但可假设一个相对的计算起点，利用与上式类似的公式，同样可以求得 $\Delta_r H_m$。热力学从最稳定的单质出发，把从最稳定单质生成 1mol 某物质的反应热叫该物质的摩尔生成热（molar heat of formation），用 $\Delta_f H_m$ 表示（右下标“f”表示 formation），单位是 kJ·mol^{-1}。标准态下的摩尔生成热叫做标准摩尔生成热，用 $\Delta_f H_m^{\ominus}$ 表示，$\Delta_f H_m^{\ominus} = \Delta_f H^{\ominus}/\Delta n_B$。热力学规定，在标准态下最稳定单质的生成热都为零。应该注意的是碳的稳定单质是石墨，不是金刚石，碘的最稳定单质是 I_2(s)，不是 I_2(g)。一些物质的 $\Delta_f H_m^{\ominus}$（又叫标准摩尔生成焓）可在本书附录中查到。

如果设想化学反应从最稳定单质出发，就很容易用标准摩尔生成热的数据计算反应的标准反应热，如：

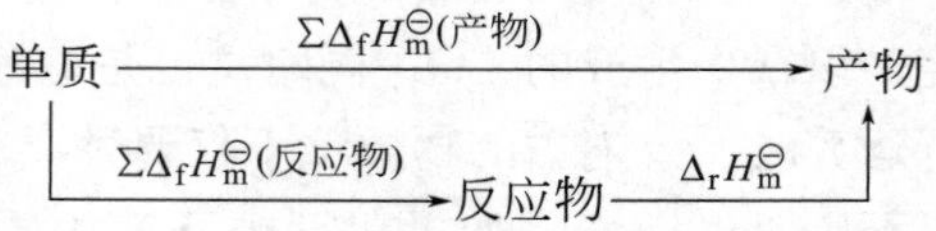

$$\sum \Delta_f H_m^{\ominus}(\text{产物}) = \sum \Delta_f H_m^{\ominus}(\text{反应物}) + \Delta_r H_m^{\ominus}$$

则
$$\Delta_r H_m^{\ominus} = \sum \Delta_f H_m^{\ominus}(\text{产物}) - \sum \Delta_f H_m^{\ominus}(\text{反应物}) \tag{4-9}$$

该式适用于任何化学反应。但要注意，焓是广度性质，故配平的反应式中有系数的物质，其 $\Delta_f H_m^{\ominus}$ 前也应乘以相应的系数。

【例 4-4】 葡萄糖在体内供给能量的反应是最重要的生物化学氧化反应之一。试用标准摩尔生成热数据计算下述反应的标准反应热：

$$C_6H_{12}O_6(s) + 6O_2(g) \longrightarrow 6CO_2(g) + 6H_2O(l)$$

解　从附录查得：

$$\Delta_f H_m^{\ominus}[C_6H_{12}O_6(s)] = -1273.3\text{kJ}\cdot\text{mol}^{-1}$$

$$\Delta_f H_m^{\ominus}[CO_2(g)] = -393.51\text{kJ}\cdot\text{mol}^{-1}$$

$$\Delta_f H_m^{\ominus}[H_2O(l)] = -285.83\text{kJ}\cdot\text{mol}^{-1}$$

由式(4-9)，

$$\begin{aligned}\Delta_r H_m^{\ominus} &= 6\Delta_f H_m^{\ominus}[CO_2(g)] + 6\Delta_f H_m^{\ominus}[H_2O(l)] - \Delta_f H_m^{\ominus}[C_6H_{12}O_6(s)] \\ &= 6\times(-393.51\text{kJ}\cdot\text{mol}^{-1}) + 6\times(-285.83\text{kJ}\cdot\text{mol}^{-1}) - (-1273.3\text{kJ}\cdot\text{mol}^{-1}) \\ &= -2361.06\text{kJ}\cdot\text{mol}^{-1} - 1714.98\text{kJ}\cdot\text{mol}^{-1} + 1273.3\text{kJ}\cdot\text{mol}^{-1} \\ &= -2802.74\text{kJ}\cdot\text{mol}^{-1}\end{aligned}$$

[附录中 $C_6H_{12}O_6$(s) 摩尔燃烧热的数据为 -2803.0kJ·mol^{-1}]

（3）由摩尔燃烧热计算反应热　　一般无机物的生成热容易由实验求得，而许多有机物的结构比较复杂，其生成热不易由实验得到，但它们大多容易受氧化或燃烧（生成 CO_2 和 H_2O 等），可以测定其燃烧热。因此，利用燃烧热计算有机物的反应热更为方便。

1mol 标准态的某物质完全燃烧（或完全氧化）生成标准态的指定稳定产物时的反应热称为该物质的标准摩尔燃烧热（standard molar heat of combustion），符号为 $\Delta_c H_m^{\ominus}$，单位是 $kJ \cdot mol^{-1}$，$\Delta_c H_m^{\ominus} = \Delta_c H^{\ominus} / \Delta n_B$。有机物中的 C、H、S、N 及 X（卤素）等元素受氧氧化分别生成指定的 $CO_2(g)$、$H_2O(l)$、$SO_2(g)$（g）、$N_2(g)$ 及 HX（g）等产物。物质的燃烧热均为负值，而 O_2（g）、CO_2（g）及 H_2O（l）等的燃烧热显然都应为零。若是在氧的分压为标准压力时燃烧（一般指 298K），就得到标准摩尔燃烧热，用 $\Delta_c H_m^{\ominus}$ 表示。

设想化学反应生成 CO_2（g）及 H_2O（l）等燃烧产物，就可以由标准摩尔燃烧热计算标准反应热：

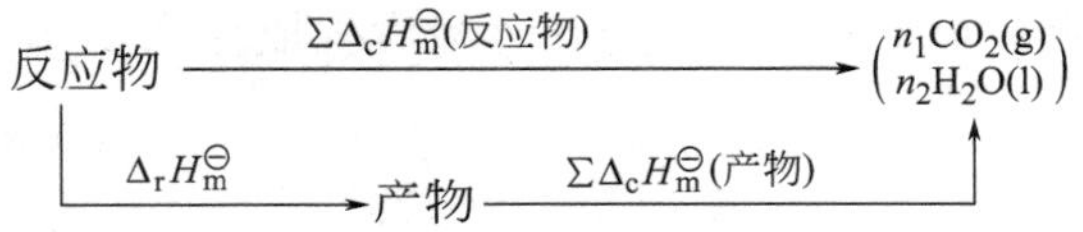

$$\text{反应物} \xrightarrow{\quad \sum \Delta_c H_m^{\ominus}(\text{反应物}) \quad} \left(\begin{matrix} n_1 CO_2(g) \\ n_2 H_2O(l) \end{matrix} \right)$$

$$\downarrow \Delta_r H_m^{\ominus} \quad \text{产物} \xrightarrow{\quad \sum \Delta_c H_m^{\ominus}(\text{产物}) \quad}$$

$$\sum \Delta_c H_m^{\ominus}(\text{反应物}) = \Delta_r H_m^{\ominus} + \Delta_c H_m^{\ominus}(\text{产物})$$

则
$$\Delta_r H_m^{\ominus} = \sum \Delta_c H_m^{\ominus}(\text{反应物}) - \sum \Delta_c H_m^{\ominus}(\text{产物}) \tag{4-10}$$

该式主要用于有机物的反应。要注意：该式中的减数与被减数顺序恰好与式（4-9）的相反。

【例 4-5】　利用附录中的数据，求下述反应的标准反应热：

$$6C(gra) + 3H_2(g) \longrightarrow C_6H_6(l)$$

解　$\Delta_c H_m^{\ominus}[C(gra)] = \Delta_f H_m^{\ominus}[CO_2(g)] = -393.51 kJ \cdot mol^{-1}$

$\Delta_c H_m^{\ominus}[H_2(g)] = \Delta_f H_m^{\ominus}[H_2O(l)] = -285.83 kJ \cdot mol^{-1}$

$\Delta_c H_m^{\ominus}[C_6H_6(l)] = -3267.6 kJ \cdot mol^{-1}$

得 $\Delta_r H_m^{\ominus} = 6\Delta_c H_m^{\ominus}[C(gra)] + 3\Delta_c H_m^{\ominus}[H_2(g)] - \Delta_c H_m^{\ominus}[C_6H_6(l)]$

$= 6 \times (-393.51 kJ \cdot mol^{-1}) + 3 \times (-285.83 kJ \cdot mol^{-1}) -$

$(-3267.6 kJ \cdot mol^{-1})$

$= -2361.06 kJ \cdot mol^{-1} - 857.49 kJ \cdot mol^{-1} + 3267.6 kJ \cdot mol^{-1}$

$= 49.05 kJ \cdot mol^{-1}$

这个结果与【例 4-3】的计算结果一致。

【例 4-6】　已知下述反应

$$C_2H_5OH(l) \longrightarrow CH_3CHO(l) + H_2(g)$$

得 $\Delta_r H_m^{\ominus} = 85.60 kJ \cdot mol^{-1}$，又知 $CH_3CHO(l)$ 及 $H_2(g)$ 的燃烧热数据（见附录），试求 $C_2H_5OH(l)$ 的标准摩尔燃烧热。

解　由式（4-10）得

$$\sum \Delta_c H_m^{\ominus}(\text{反应物}) = \Delta_c H_m^{\ominus}[C_2H_5OH(l)]$$

$$= \Delta_r H_m^{\ominus} + \sum \Delta_c H_m^{\ominus}(\text{产物})$$

$=85.60\text{kJ}\cdot\text{mol}^{-1}+(-1166.4\text{kJ}\cdot\text{mol}^{-1}-285.83\text{kJ}\cdot\text{mol}^{-1})$

$=-1366.63\text{kJ}\cdot\text{mol}^{-1}$

[附录中 $C_2H_5OH(l)$ 的 $\Delta_c H_m^{\ominus}$ 数据为 $1633.8\text{kJ}\cdot\text{mol}^{-1}$]。

由以上各例可以看出，要推算某反应的等压反应热，可将其他已知的热化学方程式进行组合来求得，或将热力学数据表中有关物质（状态要与所求反应中的物质相同）的 $\Delta_f H_m^{\ominus}$ 或 $\Delta_c H_m^{\ominus}$ 数据，分别代入式(4-9) 或式(4-10)，以算得所求反应的标准反应热 $\Delta_r H_m^{\ominus}$。

如果反应不是在标准态下发生，或温度与数据表要求不同，则反应热与 $\Delta_r H_m^{\ominus}$ 数值上有所不同。在不要求准确数据时，可以近似地用 $\Delta_r H_m^{\ominus}$ 代替。

第二节　化学反应的方向和吉布斯自由能

在化学研究中，经常遇到的问题是两种物质或几种物质之间能不能发生反应，发生什么反应。例如，要回答钾能不能在纯氧中燃烧，燃烧后生成什么？如果从写反应方程式来说，可以写出：

$$4K+O_2 \longrightarrow 2K_2O$$

或

$$K+O_2 \longrightarrow KO_2$$

或

$$2K+O_2 \longrightarrow K_2O_2$$

但是写出来的不是现实的。为了确证究竟怎样发生反应，最可靠的是做实验。不过，并不需要每个反应都做实验。用热力学方法可以帮助预测每个“写”出来的反应有无发生的可能性，估计进行的程度。

一个化学反应有它的方向性。例如钾和氧有可能形成氧化钾，反过来氧化钾也有可能分解成钾和氧。有些反应是单向的，有些是双向的。正如大家所知还有许多反应在同一条件下正、逆两反应同时发生，即所谓可逆反应。因此判断反应发生的可能性的主要内容是判断反应进行的方向。

一、自发过程

自然界中发生的变化多是自发进行的。例如铁在潮湿空气中生锈，冰在常温下融化等，这种在一定条件下不需要外力作用就能自动进行的过程叫做自发过程。下面看几个自发过程的实例。

(1) 在一个箱子里，中间用隔板隔开，设法使两边的压力不等。将隔板去掉后，压力大的一方气体将自动地向压力小的一边流动。在流动过程中还可吹动物体。如果有个适当的装置还可利用压力不相等来做功。如此流动直到两边的压力相等。压力相等后要想使它再恢复到一边压力大一边压力小的起始状态，人们必须对它做功，否则是不可能复原的。

(2) 水从高处能自动地流向低处，这是个自发过程。在这个过程中，可以利用来做功，如发电。当水位相等后，水就不流了。水是不会自动地从低处流向高处，要想这个逆过程进行，人们对它就得做功。

(3) 两个温度不同的物体接触，热就由高温物体流入低温物体，直到两物体的温度相等。这也是个自发过程。人们可以利用温度的不等做功。温度相等后，要想使两物体的温度再恢复到一高一低的原来的状态，必须对它做功，否则也是不可能的。

从上面三个例子可以看出。

① 自发过程都是单向的，有明显的方向性。自发过程的逆过程是不能自动进行的，除非人们对它做功。

② 自发过程可以被用来做功。

③ 自发过程只能进行到一定程度，如上例中过程进行到压力相等、水位相等或温度相等。

二、吉布斯自由能

从自发过程的讨论可以看出，每个自发过程都有相应的一个物理量用来作为判断过程自发进行的方向和限度的依据，如前例中的压力、温度、水位等。通常把这些作为判断自发过程进行方向和限度的依据叫做判据。一些化学反应在一定条件下能够发生，而在另一些条件下则不能发生。是否也有判断化学反应能否自发进行以及它进行限度的判据呢？这是一个早就为人们所思索的问题。

早在 19 世纪中叶，人们就用反应热来预言反应的自发性，认为只有放热反应才能自发进行。这就是说，能自发进行的反应只有放热反应，而吸热反应是不能自发进行的。

从反应系统的能量变化来看，这是有一定道理的。在反应过程中放出热量，系统的能量降低，说明产物分子比反应物分子结合得可能更牢固，系统更稳定。实验表明，在 298K、101325Pa 气压下，几乎所有放热反应都是自发的。但是，也有吸热反应是自发的。例如，将固体氢氧化钡[$Ba(OH)_2 \cdot 8H_2O$]和固体硫氰酸铵［NH_4SCN］混合，可自发地发生下列反应：

$$Ba(OH)_2 \cdot 8H_2O(s) + 2NH_4SCN(s) \longrightarrow Ba(SCN)_2(s) + 2NH_3(g) + 10H_2O(l)$$

这是一个吸热反应。

$NH_4Cl(s)$ 能自发地溶于水，这也是个吸热过程。有些吸热反应虽在常温常压下不能进行，但在高温时就能自发进行，如碳酸钙的分解等。由此可见，用反应的热效应来作为反应自发性的一种普遍性的判据还是不适宜的。

前面提到，自发过程，包括能自发进行的化学反应，都可被用来做功。例如，Zn 可自发地从 $CuSO_4$ 溶液中置换出铜。根据这个反应可设计成原电池用来做电功。早在一百多年前，美国科学家吉布斯（J. W. Gibbs）就曾指出：在恒温恒压下如果在理论上或实践上一个反应能被用来完成有用功，这个反应就是自发的，如果由环境提供有用功去使反应发生，这个反应不是自发的。这里所说的有用功就是除体积功外的其他功，如电功、表面功等。上述提法也就是说，能自发进行的化学反应都有做有用功的本领。

在热力学中，用吉布斯自由能（Gibbs free energy）来表示在等温等压下系统做功的本领，符号写做 G。

在热力学中已经证明：在等温等压条件下，一个封闭系统所能做的最大非体积功等于其吉布斯自由能的减少（ΔG），即：

$$\Delta G = G_2 - G_1 = W'_{max} \tag{4-11}$$

式中，W'_{max}表示最大非体积功。

自发反应时，系统对环境做非体积功，功为负值，$W'<0$，也即吉布斯自由能也减少，$\Delta G<0$。以此类推，若环境对系统做功，W'应为正值，$\Delta G>0$，这个反应就不是自发的。若$\Delta G=0$，则系统处于平衡状态。因此，ΔG是等温等压条件下化学反应能否自发进行的判据。

$$\begin{array}{ll} \Delta G<0 & \text{自发过程} \\ \Delta G=0 & \text{平衡状态} \\ \Delta G>0 & \text{非自发过程} \end{array} \tag{4-12}$$

吉布斯自由能是系统的性质，是状态函数，ΔG的值只决定于系统的始态和终态，与变化的途径无关。求得了ΔG值，就能判断在等温等压条件下反应自发进行的方向。

三、标准吉布斯自由能的变化

吉布斯自由能G是一个状态函数，在指定的始态和终态之间，ΔG是定值，与变化的过程无关。如果能知道反应物和产物的吉布斯自由能的绝对值，就能计算该反应的ΔG值。但是，吉布斯自由能的绝对值和热力学能、焓一样，现在还无法测定。人们仿照利用标准生成热去计算反应热的办法，选定某种状态作为参比取其相对值。

由最稳定单质生成1mol物质B时的自由能称为物质B的摩尔生成自由能，用符号$\Delta_f G_m$表示。在标准态下的物质B的摩尔生成自由能称为物质B的标准摩尔生成自由能(standard molar free energy of formation)，用符号$\Delta_f G_m^{\ominus}$表示，单位是$kJ \cdot mol^{-1}$。与标准生成热一样，这里没有指定温度，通常在手册上给的大都是298.15K的数值。由标准摩尔生成自由能的定义可知，在标准压力下最稳定单质的标准摩尔生成自由能都是零。

由标准摩尔生成自由能$\Delta_f G_m^{\ominus}$来求算反应的标准自由能变化$\Delta_r G_m^{\ominus}$，是根据产物的$\Delta_f G_m^{\ominus}$的总和与反应物的$\Delta_f G_m^{\ominus}$的总和之差等于$\Delta_r G_m^{\ominus}$。例如对于反应：

$$aA+bB \longrightarrow dD+eE$$

$$\Delta_r G_m^{\ominus}=[d\Delta_f G_m^{\ominus}(D)+e\Delta_f G_m^{\ominus}(E)]-[a\Delta_f G_m^{\ominus}(A)+b\Delta_f G_m^{\ominus}(B)] \tag{4-13}$$

【例4-7】 求反应：

$$CO_2(g)+2NH_3(g) \longrightarrow H_2O(g)+CO(NH_2)_2(s)$$

的$\Delta_r G_m^{\ominus}$。

解 由附录查出在298K时各物质的标准生成吉布斯自由能分别为：$CO_2(g)$，-394.38；$NH_3(g)$，-16.48；$H_2O(g)$，-228.59；$CO(NH_2)_2(s)$，-197.44。单位都是$kJ \cdot mol^{-1}$。

根据式(4-13)，

$$\Delta_r G_m^{\ominus}=\{\Delta_f G_m^{\ominus}[H_2O(g)]+\Delta_f G_m^{\ominus}[CO(NH_2)_2(s)]\}-\{\Delta_f G_m^{\ominus}[CO_2(g)]+2\Delta_f G_m^{\ominus}[NH_3(g)]\}$$
$$=+1.31kJ \cdot mol^{-1}$$

【例4-8】 已知在植物光合系统工作下，在有光照射下，绿色植物通过下列反应进行光合作用合成葡萄糖：

$$6CO_2(g)+6H_2O(l) \longrightarrow C_6H_{12}O_6(s)+6O_2(g)$$

用反应的标准吉布斯自由能变化估计这个反应在没有光合系统下能否发生？

解 已知在298K时，$C_6H_{12}O_6(s)$、$H_2O(l)$和$CO_2(g)$的标准生成吉布斯自由能分

别为：-910.4、-237.2 和 -394.38，单位为 $kJ \cdot mol^{-1}$。

$$\Delta_r G_m^{\ominus} = \Delta_f G_m^{\ominus}[C_6H_{12}O_6(s)] - 6\Delta_f G_m^{\ominus}[H_2O(l)] - 6\Delta_f G_m^{\ominus}[CO_2(g)]$$
$$= 2879.08\ (kJ \cdot mol^{-1})$$

$\Delta_r G_m^{\ominus}$ 的正值很大，在标准态时没有光合系统下，该反应是不能发生的。

知道了反应的 $\Delta_r G_m^{\ominus}$ 值是否就能判断反应能否自发进行呢？我们知道，$\Delta_r G_m^{\ominus}$ 是所有反应物和产物都处于标准态时的吉布斯自由能变化值，所以它只能判断这个特定条件下的反应能否自发进行。如果条件不是这样，就得改用给定条件下的 $\Delta_r G_m$ 来判断了。如何求算 $\Delta_r G_m$ 留待化学平衡再做讨论。不过，当 $\Delta_r G_m^{\ominus}$ 的绝对值很大时，用它也能基本上判定反应进行的方向。

第三节　化学反应的限度和标准平衡常数

一、标准平衡常数

可逆的化学反应在一定条件下必定到达化学平衡（chemical equilibrium）。如溶液中的反应：$aA + bB \rightleftharpoons dD + eE$，随着正向反应的进行，反应物 A、B 的浓度逐渐减少，正向反应速率逐渐变小，产物 D、E 的浓度逐渐增大，从而逆向反应的速率由小变大，达到正向反应速率与逆向反应速率相等时，宏观上反应好像停止。从热力学角度看，反应开始后，系统的自由能逐渐减小，当 $\Delta_r G_m = 0$ 时，达到化学平衡状态，即是化学反应的限度。如果从产物 D 和 E 出发，在同一温度下也会达到这个化学平衡状态，此时，A、B、D、E 各物质的浓度均不再改变。这时的浓度称为*平衡浓度*。

平衡常数是反映化学反应进行程度的重要参数。以热力学为基础，根据热力学关系而得到的平衡常数为*热力学平衡常数或标准平衡常数*（standard equilibrium constant）。用 $K^{\ominus}(T)$ 表示，它只随温度而改变。

对稀溶液中的可逆反应：

$$aA + bB \rightleftharpoons dD + eE$$

在一定温度下达到化学平衡时，D、E、A、B 的平衡浓度之间存在如下定量关系：

$$\frac{([D]/c^{\ominus})^d([E]/c^{\ominus})^e}{([A]/c^{\ominus})^a([B]/c^{\ominus})^b} = K^{\ominus} \tag{4-14}$$

式中，$K^{\ominus}$ 称为标准平衡常数或热力学平衡常数，其 SI 单位为 1。[D]、[E]、[A]、[B] 分别为平衡时 D、E、A、B 的物质的量浓度；$c^{\ominus}$ 表示标准物质的量浓度，$c^{\ominus} = 1mol \cdot L^{-1}$。$[D]/c^{\ominus}$、$[E]/c^{\ominus}$、$[A]/c^{\ominus}$、$[B]/c^{\ominus}$ 分别表示 D、E、A、B 的*相对平衡浓度*（后面涉及的有关平衡浓度的计算时，为方便起见，将浓度项视为相对浓度，量纲为 1）。

对气体混合物中的可逆反应：

$$aA(g) + bB(g) \rightleftharpoons dD(g) + eE(g)$$

在一定温度下达到化学平衡时，E、D、A、B 的分压都不再随时间而变，这时的分压称为*平衡分压*，E、D、A、B 的平衡分压 p_E、p_D、p_A、p_B 之间存在如下定量关系：

$$K^{\ominus}=\frac{(p_D/p^{\ominus})^d(p_E/p^{\ominus})^e}{(p_A/p^{\ominus})^a(p_B/p^{\ominus})^b} \tag{4-15}$$

式中，$p^{\ominus}$表示标准压力，$p^{\ominus}=100\text{kPa}$；$p_D/p^{\ominus}$、$p_E/p^{\ominus}$、$p_A/p^{\ominus}$、$p_B/p^{\ominus}$分别为D、E、A、B的相对平衡分压。

如反应物或（和）产物中有气体物质（平衡分压为p），则气体物质用$p/p^{\ominus}$代替浓度项。如反应：

$$Zn(s)+2H^+(aq) \rightleftharpoons Zn^{2+}(aq)+H_2(g)$$

平衡时有：

$$\frac{([Zn^{2+}]/c^{\ominus})(p_{H_2}/p^{\ominus})}{([H^+]/c^{\ominus})^2}=K^{\ominus}$$

$K^{\ominus}$反映了在一定温度下该反应进行的限度，即$K^{\ominus}$值愈大，表示到达平衡时反应进行得愈完全。

在书写标准平衡常数表达式时应该注意以下几点：

（1）如果在反应物或生成物中有固体或纯液体，不要把它们写入表达式中，如：

$$CaCO_3(s) \rightleftharpoons CaO(s)+CO_2(g)$$

$$K^{\ominus}=\frac{p_{CO_2}}{p^{\ominus}}$$

固体$CaCO_3$和CaO不写入表达式。

（2）在稀溶液中进行的反应，若溶剂参与反应，由于溶剂的量很大，浓度基本不变，可以看成一个常数，也不写入表达式中，如：

$$HAc+H_2O \rightleftharpoons H_3O^+ + Ac^-$$

$$K^{\ominus}=\frac{([H_3O^+]/c^{\ominus})([Ac^-]/c^{\ominus})}{([HAc]/c^{\ominus})}$$

（3）标准平衡常数表达式及$K^{\ominus}$的数值与反应方程式的写法有关，如：

$$N_2(g)+3H_2(g) \rightleftharpoons 2NH_3(g)$$

$$K_1^{\ominus}=\frac{(p_{NH_3}/p^{\ominus})^2}{(p_{N_2}/p^{\ominus})(p_{H_2}/p^{\ominus})^3}$$

若反应式写成：

$$\frac{1}{2}N_2(g)+\frac{3}{2}H_2(g) \rightleftharpoons NH_3(g)$$

$$K_2^{\ominus}=\frac{(p_{NH_3}/p^{\ominus})}{(p_{N_2}/p^{\ominus})^{\frac{1}{2}}(p_{H_2}/p^{\ominus})^{\frac{3}{2}}}$$

$K_1^{\ominus}$和$K_2^{\ominus}$的数值不同，它们之间的关系为$K_1^{\ominus}=(K_2^{\ominus})^2$。

（4）正、逆反应的标准平衡常数互为倒数，即$K_{正}^{\ominus}=1/K_{逆}^{\ominus}$。

二、标准平衡常数和标准吉布斯自由能

我们知道，在等温等压下的封闭系统中，可以用反应的吉布斯自由能变化$\Delta_r G_m$来判断

反应自发进行的方向，当 $\Delta_r G_m = 0$ 时，系统处于平衡状态。在一定条件下，化学反应达到平衡状态时，其标准平衡常数为一定值。用反应的 $\Delta_r G_m$ 和标准平衡常数都能描述平衡状态。显然，它们之间必有一定的关系。对于任意一反应：

$$aA + bB \longrightarrow dD + eE$$

如在非标准态下进行，即对溶液来说，溶质浓度不是 $c^{\ominus}$（即 $1mol \cdot L^{-1}$）；对气体反应或有气体参加的反应，气体的分压不是 $p^{\ominus}$，因此不能用式(4-13）来计算此反应的自由能变。热力学已导出非标准态下化学反应的摩尔自由能变的计算公式：

$$\Delta_r G_m = \Delta_r G_m^{\ominus} + RT\ln J \tag{4-16}$$

式(4-16）称为化学反应的等温方程式。式中 $\Delta_r G_m$ 是反应的非标准态下摩尔自由能变，$\Delta_r G_m^{\ominus}$ 是此反应的标准摩尔自由能变；R 是气体常数；T 是热力学温度。J 称为“反应商”。J 的表达式对溶液反应与气体反应有所不同：

对溶液反应：

$$J = \frac{(c_D/c^{\ominus})^d (c_E/c^{\ominus})^e}{(c_A/c^{\ominus})^a (c_B/c^{\ominus})^b} \tag{4-17}$$

式中，c_A、c_B、c_D、c_E 表示任意状态下反应物和生成物的浓度，$c^{\ominus} = 1mol \cdot L^{-1}$。注意，纯液体或纯固体不要写进 J 的表达式中。

对气体反应，反应商的表示式：

$$J = \frac{(p'_D/p^{\ominus})^d (p'_E/p^{\ominus})^e}{(p'_A/p^{\ominus})^a (p'_B/p^{\ominus})^b} \tag{4-18}$$

式中，p'_A、p'_B和 p'_D、p'_E分别表示任意状态下反应物和产物的分压，kPa；$p^{\ominus}$表示标准压力，$p^{\ominus} = 100kPa$。

如化学反应在等温等压下达到化学平衡，则 $\Delta_r G_m = 0$，这时式(4-16）中 $J = K^{\ominus}$，得：

$$\Delta_r G_m = \Delta_r G_m^{\ominus} + RT\ln J = \Delta_r G_m^{\ominus} + RT\ln K^{\ominus} = 0$$

或：

$$\Delta_r G_m^{\ominus} = -RT\ln K^{\ominus} = 0 \tag{4-19}$$

将上式代入式(4-16)，得：

$$\Delta_r G_m = -RT\ln K^{\ominus} + RT\ln J = RT\ln(J/K^{\ominus}) \tag{4-20}$$

式(4-20）也称为化学反应的等温方程式。只要知道 $K^{\ominus}$ 与 J 的相对大小，就可由式(4-20）判断反应的方向：

当 $J < K^{\ominus}$，则 $\Delta_r G_m < 0$，正向反应自发；

当 $J > K^{\ominus}$，则 $\Delta_r G_m > 0$，逆向反应自发；

当 $J = K^{\ominus}$，则 $\Delta_r G_m = 0$，达到化学平衡。

因此，标准平衡常数 $K^{\ominus}$也是一化学反应自发进行方向的判据标准。如果反应商 J 不等于 $K^{\ominus}$，就表明反应系统处于非平衡态，此系统就有自动从正向或逆向向平衡态运动的趋势。对于化学反应，就是有自发进行反应的趋势。J 值与 $K^{\ominus}$相差越大，从正向或逆向自发进行反应的趋势就越大。

【例 4-9】 反应 α-酮戊二酸 $+ \frac{1}{2} O_2 \longrightarrow$ 琥珀酸 $+ CO_2$，这是人体内重要的代谢反应。

已知此反应 $\Delta_r G_m^{\ominus}=-286.6\text{kJ}\cdot\text{mol}^{-1}$，试求其25℃的标准平衡常数。

解 由式(4-19)得：

$$\Delta_r G_m^{\ominus}=-RT\ln K^{\ominus}=-5.709\text{kJ}\cdot\text{mol}^{-1}\lg K^{\ominus}=-286.6\text{kJ}\cdot\text{mol}^{-1}$$

$$K^{\ominus}=1.6\times10^{50}$$

即25℃时此反应的 $K^{\ominus}$ 为 1.6×10^{50}，即在标准态下此反应可以进行到底。

三、多重平衡

在一定条件下，在一个反应系统中一个或多个物种（species）同时参与两个或两个以上的化学反应，并共同达到化学平衡，这叫多重平衡（multiple equilibrium）。多重平衡的基本特征是参与多个反应的物种的浓度或分压必须同时满足这些平衡。H_3PO_4 在水溶液中的分步解离就是一个多重平衡的典型例子：

(1) $H_3PO_4+H_2O \rightleftharpoons H_3O^++H_2PO_4^-$ $\qquad \Delta_r G_{m,1}=-RT\ln K_1^{\ominus}$

(2) $H_2PO_4^-+H_2O \rightleftharpoons H_3O^++HPO_4^{2-}$ $\qquad \Delta_r G_{m,2}^{\ominus}=-RT\ln K_2^{\ominus}$

(3) $HPO_4^{2-}+H_2O \rightleftharpoons H_3O^++PO_4^{3-}$ $\qquad \Delta_r G_{m,3}^{\ominus}=-RT\ln K_3^{\ominus}$

总反应：$H_3PO_4+3H_2O \rightleftharpoons 3H_3O^++PO_4^{3-}$ $\qquad \Delta_r G_m^{\ominus}=-RT\ln K^{\ominus}$

H_3O^+ 同时参与了式(1)、式(2)、式(3)的平衡，它的浓度要同时满足这三个平衡，因为溶液中只有一个 H_3O^+ 浓度。自由能 G 是具有广度性质的状态函数，其 $\Delta_r G_m^{\ominus}$ 具有加和性。H_3PO_4 的总解离反应=(1)+(2)+(3)，则：

$$\Delta_r G_m^{\ominus}=\Delta_r G_{m,1}^{\ominus}+\Delta_r G_{m,2}^{\ominus}+\Delta_r G_{m,3}^{\ominus}$$

$$-RT\ln K^{\ominus}=-RT\ln K_1^{\ominus}-RT\ln K_2^{\ominus}-RT\ln K_3^{\ominus}$$

$$RT\ln K^{\ominus}=RT\ln(K_1^{\ominus}K_2^{\ominus}K_3^{\ominus})$$

$$K^{\ominus}=K_1^{\ominus}K_2^{\ominus}K_3^{\ominus}$$

即 H_3PO_4 的总解离常数 $K^{\ominus}$ 等于各步解离常数的积。*在多重平衡系统中，如果一个反应由两个或多个反应相加或相减得来，则该反应的平衡常数等于这两个或多个反应平衡常数的乘积或商。*这称之为多重平衡规则。

四、化学平衡的移动

化学平衡是相对的、有条件的。当条件改变时，化学平衡就会被破坏，各种物质的浓度（或分压）就会改变，反应继续进行，直到建立新的平衡。这种由于条件变化导致化学平衡移动的过程，称为化学平衡的移动（shift of chemical equilibrium），下面讨论浓度、压力和温度变化对化学平衡的影响。

1. 浓度对化学平衡的影响

根据式(4-20)，对于任意一化学反应，在等温下其自由能变 $\Delta_r G_m$ 为：

$$\Delta_r G_m=RT\ln(J/K^{\ominus})$$

如果反应商 $J=K^{\ominus}$，则 $\Delta_r G_m=0$，反应达到平衡态；如果增加反应物的浓度或减少生成物的浓度，将使 $J<K^{\ominus}$，则 $\Delta_r G_m<0$，即原有平衡将被破坏，反应将自发正向进行，直到使 $J=K^{\ominus}$，反应建立了新的平衡为止；反之，如果增加生成物的浓度或减小反应物的浓

度，将导致 $J>K^{\ominus}$，$\Delta_r G_m>0$，反应将逆向自发进行，直至建立新的平衡为止。

2. 压力对化学平衡的影响

压力的变化对液相和固相反应的平衡位置几乎没有影响，但对于气体参与的任意一反应：

$$a\mathrm{A}+b\mathrm{B} \rightleftharpoons d\mathrm{D}+e\mathrm{E}$$

增加反应物的分压或减小产物的分压，都将使 $J<K^{\ominus}$，$\Delta_r G_m<0$，平衡向右移动。反之，增大产物的分压或减小反应物的分压，将使 $J>K^{\ominus}$，$\Delta_r G_m>0$，平衡向左移动。这与浓度对化学平衡的影响完全相同。

如果对一个已达平衡的气体化学反应，增加系统的总压或减小总压，对化学平衡的影响将分两种情况：①当 $a+b=d+e$，即反应物气体分子总数与生成物的气体分子总数相等时，增加总压与降低总压都不会改变 J 值，仍然有 $J=K^{\ominus}$，平衡不发生移动；②如果反应物气体分子总数与生成物气体分子总数不等，即 $a+b\neq d+e$，改变总压将改变 J 值，使 $J\neq K^{\ominus}$，平衡将发生移动。增加总压力，平衡将向气体分子总数减少的方向移动。减小总压力，平衡将向气体分子总数增加的方向移动。

3. 温度对化学平衡的影响

温度改变对化学平衡的影响与浓度或压力改变对化学平衡的影响完全不同，因为浓度或压力只改变 J 值，而不改变标准平衡常数 $K^{\ominus}$。但是温度改变，$K^{\ominus}$值也将改变。

根据热力学推导，当温度变化不大的情况下，也就是说，化学反应的标准摩尔焓变 $\Delta_r H_m^{\ominus}$ 可以看作是常数的时候，得出：

$$\ln\frac{K_2^{\ominus}}{K_1^{\ominus}}=\frac{\Delta_r H_m^{\ominus}}{R}\left(\frac{T_2-T_1}{T_1 T_2}\right) \tag{4-21}$$

从式(4-21) 可以看出温度对化学平衡的影响：对于正向吸热反应，$\Delta_r H_m^{\ominus}>0$，当升高温度时，即 $T_2>T_1$，必然有 $K_2^{\ominus}>K_1^{\ominus}$，也就是说平衡将向吸热反应方向移动；对于正向放热反应，$\Delta_r H_m^{\ominus}<0$，当升高温度，即 $T_2>T_1$ 时，式(4-21) 右端为负，则必有 $K_2^{\ominus}<K_1^{\ominus}$，就是说平衡向逆反应方向移动（逆反应为吸热反应)。从式(4-21) 还可以看出，$\Delta_r H_m^{\ominus}$ 绝对值越大，温度改变对平衡移动的影响越大。

如果知道化学反应的标准摩尔焓变 $\Delta_r H_m^{\ominus}$，又知道温度为 T_1 时的标准平衡常数 $K_1^{\ominus}$，利用式(4-21) 很容易求出 T_2 时的 $K_2^{\ominus}$。

【例 4-10】 已知 298.15K 标准态下合成氨的反应为：

$$N_2(g)+3H_2(g) \rightleftharpoons 2NH_3(g)$$

试根据附录中的热力学数据求：

(1) 298.15K 时此反应的标准平衡常数 $K^{\ominus}$。

(2) 计算 500℃时此反应的 $K^{\ominus}$，并讨论温度对合成氨的影响。

解 (1) 查附录得 298.15K 时，$\Delta_r G_m^{\ominus}[NH_3\ (g)]=-16.48\mathrm{kJ\cdot mol^{-1}}$，则此合成氨反应在 298.15K 的 $\Delta_r G_m^{\ominus}$ 为：

$$\begin{aligned}\Delta_r G_m^{\ominus}&=2\times\Delta_f G_m^{\ominus}[NH_3(g)]-\Delta_f G_m^{\ominus}[N_2(g)]-3\times\Delta_f G_m^{\ominus}[H_2(g)]\\&=2\times(-16.48\mathrm{kJ\cdot mol^{-1}})-0-3\times0\\&=-32.96\mathrm{kJ\cdot mol^{-1}}\end{aligned}$$

$$\Delta_r G_m^{\ominus} = -RT\ln K_1^{\ominus}$$

$$\ln K_1^{\ominus} = \frac{\Delta_r G_m^{\ominus}}{-RT} = \frac{32.96\times10^3 \text{J}\cdot\text{mol}^{-1}}{8.314\text{J}\cdot\text{K}^{-1}\cdot\text{mol}^{-1}\times298.15\text{K}} = 13.30$$

$K_1^{\ominus}=5.97\times10^5$，此为 298.15K 时的标准平衡常数。

（2）查附录得 298.15K 时的 $\Delta_f H_m^{\ominus}[NH_3(g)]=-45.9\text{kJ}\cdot\text{mol}^{-1}$，则 298.15K 下，此反应的 $\Delta_f H_m^{\ominus}$ 为：

$$\begin{aligned}\Delta_r H_m^{\ominus} &= 2\times\Delta_f H_m^{\ominus}[NH_3(g)]-\Delta_f H_m^{\ominus}[N_2(g)]-3\times\Delta_f H_m^{\ominus}[H_2(g)]\\ &=2\times(-45.9\text{kJ}\cdot\text{mol}^{-1})-0-3\times0\\ &=-91.8\text{kJ}\cdot\text{mol}^{-1}\end{aligned}$$

设 500℃ 即 773.15K 时，$\Delta_r H_m^{\ominus}\approx-91.8\text{kJ}\cdot\text{mol}^{-1}$

若 773.15K 下，反应的标准平衡常数为 $K_2^{\ominus}$，则：

$$\ln\frac{K_2^{\ominus}}{5.97\times10^5} = \frac{-91.8\times10^3\text{J}\cdot\text{mol}^{-1}}{8.314\text{J}\cdot\text{mol}^{-1}\cdot\text{K}^{-1}}\times\left(\frac{773.15\text{K}-298.15\text{K}}{773.15\text{K}\times298.15\text{K}}\right)=-22.75$$

$$K_2^{\ominus}=7.87\times10^{-5}$$

773K 时反应的标准平衡常数为 7.87×10^{-5}。

由于合成氨的反应是放热反应，升高温度导致 $K^{\ominus}$ 下降，使产率降低。低温虽然有利于产率的提高，但反应速率太慢。这是一个气体分子总数减少的反应，增加总压有利于 NH_3 的生成。因此合成氨应该在加压、适当低的温度及加催化剂以加快反应速率的条件下进行。反应速率将在下一章讨论。

4. Le Chatelier 原理

在总结浓度、压力、温度等因素对平衡系统影响的基础上，法国化学家 Le Chatelier 总结出一条普遍的规律：*平衡向着消除外来影响，恢复原有状态的方向移动*。这规律称为 Le Chatelier 原理。也叫做*平衡移动原理*。

Le Chatelier 原理不仅适用于化学平衡，也适用于物理平衡（例如冰和水的平衡），是关于平衡移动的一个普遍性的规律。应该注意的是，Le Chatelier 原理只适用于已经达到动态平衡的体系。对于非平衡系统，其变化方向只有一个，那就是自发地向着平衡状态的方向移动。例如在物质开始燃烧的周围温度增高，不但没有使燃烧停止，反而越烧越旺。

第四节　化学反应速率

在实际工作中常希望能通过控制反应速率来达到所需的目的。如在生产过程中的许多反应希望加快速率以利增产，而对一些不利的反应则希望抑制其速率。又如对药物的作用则希望达到速效、长效以利治疗，而对药物的氧化和分解等有害反应则希望其速率越慢越好。有时则又希望有适中的反应速率，如口腔补牙或镶牙材料的固化，太快了不易操作，太慢了又不利于治疗。因此研究化学反应速率具有重要的理论和实际意义。

研究化学反应速率的科学称为化学动力学（chemical kinetics），本节将主要介绍化学反应速率的理论、反应机制以及影响反应速率的因素。

一、化学反应速率的表示方法

化学反应速率（rate of a chemical reaction）是衡量化学反应过程进行快慢的物理量，即反应体系中各物质的量浓度随时间的变化率。

化学反应一旦发生，伴随着反应的不断进行，系统中各物质的浓度也随时间的推移而不断地变化，反应物的浓度不断减少，生成物的浓度不断增加。因此化学反应速率通常用单位时间内反应物浓度的减少或生成物浓度的增加来表示。浓度的单位常以 $mol \cdot L^{-1}$ 表示，时间单位则根据反应快慢采用秒（s）、分（min）、小时（h）等表示。

1. 化学反应的平均速率

设反应在某一时刻 t_1 时反应物（或生成物）浓度为 c_1，而在 t_2 时刻反应物（或生成物）浓度为 c_2，则反应的时间间隔 $\Delta t = t_2 - t_1$，而在此时间内浓度的改变量 $\Delta c = c_2 - c_1$，由于在反应过程中反应物的浓度是不断减少的，$\Delta c_{反应物}$ 为负值，生成物浓度则不断增加 $\Delta c_{生成物}$ 为正值，而反应速率的值总是正值，故以反应物浓度所表示的反应速率公式中 Δc 前加一负号。反应速率 v 可表示为：

$$v = \pm \frac{\Delta c}{\Delta t} \tag{4-22}$$

现以 H_2O_2 溶液在有催化剂存在下的分解反应为例来说明：

$$2H_2O_2 \longrightarrow 2H_2O + O_2$$

在室温时测定了反应过程中不同时刻残存的 H_2O_2 浓度，其数据见表 4-1。由表 4-1 数据可计算出从反应开始 $t_1 = 0min$ 经 5min 到 $t_2 = 5min$ 时，以反应物 H_2O_2 浓度变化来计算的反应速率。

$$v(H_2O_2) = -\frac{\Delta c(H_2O_2)}{\Delta t} = -\frac{12.88 \times 10^{-3} mol \cdot L^{-1} - 15.8810 \times 10^{-3} mol \cdot L^{-1}}{5min - 0min}$$
$$= 0.600 \times 10^{-3} mol \cdot L^{-1} \cdot min^{-1}$$

表 4-1　H_2O_2 分解反应速率（室温）

时间 t/min	时间的变化 Δt/min	残存 H_2O_2 浓度 $c(H_2O_2)/10^{-3}mol \cdot L^{-1}$	H_2O_2 浓度的降低 $\Delta c(H_2O_2)/10^{-3}mol \cdot L^{-1}$	反应速率 $v/mol \cdot L^{-1}min^{-1}$
0	0	15.88		
			3.00	0.600×10^{-3}
5	5	12.88		
			2.20	0.440×10^{-3}
10	5	10.68		
			3.56	0.356×10^{-3}
20	10	7.12		
			2.48	0.248×10^{-3}
30	10	4.67		
			2.72	0.136×10^{-3}
50	20	1.92		

如以生成物 O_2 浓度的变化来表示，因从反应式可知每分解 2mol H_2O_2 必生成 1mol O_2，在此时间内 H_2O_2 消耗了 $3.00 \times 10^{-3} mol \cdot L^{-1}$，生成的 O_2 为 $1.50 \times 10^{-3} mol \cdot L^{-1}$，则反

应速率：

$$v_{O_2}=\frac{\Delta c(O_2)}{\Delta t}=\frac{1.50\times10^{-3}\text{mol}\cdot\text{L}^{-1}}{5\text{min}}=0.300\times10^{-3}\text{mol}\cdot\text{L}^{-1}\cdot\text{min}^{-1}$$

由此可知同一反应，当以不同物质来表示时，其反应速率的数值可能不同。但由于反应式中各物质间存在一定的计量关系，因此以不同物质浓度变化所表示的反应速率值之间必也存在一定的比例关系。即以不同物质表示的反应速率之比应等于反应方程式中各物质化学式前的计量系数之比。如在上例中：

$$v(H_2O_2):v(O_2)=(0.600\times10^{-3}):(0.300\times10^{-3})=2:1$$

因此，在相同的时间内，把它们各自的浓度变化量除以相应系数，就可以使不同物质所表示的反应速率具有相同的数值。如在上例中：

$$-\frac{1}{2}\frac{\Delta c(H_2O_2)}{\Delta t}=\frac{\Delta c(O_2)}{\Delta t}$$

对于一个任意的反应式：

$$a\text{A}+b\text{B}\longrightarrow d\text{D}+e\text{E}$$

存在下列关系：

$$-\frac{1}{a}\frac{\Delta c_A}{\Delta t}=-\frac{1}{b}\frac{\Delta c_B}{\Delta t}=\frac{1}{d}\frac{\Delta c_D}{\Delta t}=\frac{1}{e}\frac{\Delta c_E}{\Delta t}$$

在一个化学反应中，如果知道用某一物质的浓度变化所表示的反应速率，即可通过反应式中各化学式前的计量系数求出用其他物质浓度变化所表示的反应速率。究竟采用哪种物质的浓度变化来表示反应速率，这主要由实验测定上的方便来确定。

2. 化学反应的瞬时速率

从表 4-1 的数据可见，反应速率在不同时间是不同的，它们是随浓度的变化而改变的，因此上面所计算的反应速率仅代表在此时间内的平均速率，而不能表示某一特定时刻的速率，即瞬时速率或真实速率。若将观察的时间间隔 Δt 缩得越短，则反应的平均速率就越趋近于瞬间速率，当 Δt 趋近于 0 时，比值$\frac{\Delta c}{\Delta t}$就代表该时刻的真实速率。

$$v=\pm\lim_{\Delta t\to0}\frac{\Delta c}{\Delta t}=\pm\frac{dc}{dt}\tag{4-23}$$

即瞬时速率是浓度对时间的微商。

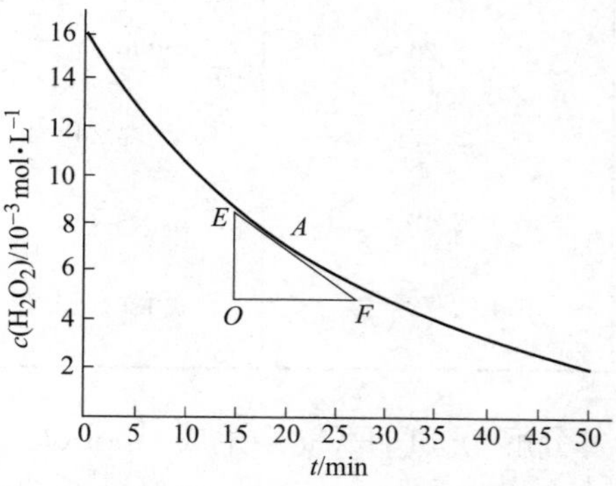

图 4-2　反应物 H_2O_2 的浓度和时间的关系

如以表 4-1 中的数据，以 H_2O_2 浓度为纵坐标，以时间为横坐标作图，得图 4-2。从图上即可求出 H_2O_2 在某时刻的瞬时速率，该瞬时速率就是浓度-时间曲线上某一点的切线斜率的相反数。

例如要求在 20min 时的瞬时速率，可在 20min 时找出曲线上相应的点 A，作 A 点的切线，并在切线上任取两点 E 和 F，通过 E 和 F 分别作平行于纵坐标和横坐标的直线并交于 O，则 EO/OF 即为 A 点的切线斜率，即为 20min 时的瞬时速率。

$$v=-\frac{EO}{OF}=\frac{3.7\times10^{-3}\text{mol}\cdot\text{L}^{-1}}{13\text{min}}=0.28\times10^{-3}\text{mol}\cdot\text{L}^{-1}\cdot\text{min}^{-1}$$

在所有瞬时速率中最易得到的是起始速率的数据，称初速率，故在研究反应速率和浓度的关系时经常用到初速率。

二、反应机理与反应速率理论简介

我们知道，化学方程式所表示的只是参加反应的反应物和反应后的最终产物以及反应前后它们间的化学计量关系，并没有表示出在反应过程中所经历的具体途径。大量的实验表明，一个化学方程式所表明的化学反应，其实际过程多是很复杂的。一个化学反应所经历的途径或具体步骤，在动力学上称为反应历程或反应机理。化学动力学的一个基本任务就是研究反应的机理。

1. 元反应和非元反应

如果一个化学反应，反应物分子一步直接转化为产物分子，这类反应叫做元反应（elementary reaction)。由两个或两个以上的元反应组成的化学反应叫做非元反应，也叫做总反应（overall reaction)。以前学的化学反应绝大多数是非元反应。

例如氢气与碘蒸气生成碘化氢的反应：

$$H_2(g)+I_2(g)\longrightarrow 2HI(g)$$

过去曾认为这是一个双分子的元反应。近年来的研究确定，它不是一个元反应。反应机理是：

第一步　$I_2(g)\rightleftharpoons 2I(g)$（快反应）

第二步　$H_2(g)+2I(g)\longrightarrow 2HI(g)$（慢反应）

该反应是由两个元反应组成的。

该反应的第一步，反应速率快，第二步反应的速率慢。因此，总反应的速率基本上等于第二步反应的速率。如果在一个非元反应中，有一步反应的速率最慢，它能控制总反应的速率，总反应的速率基本上等于这最慢一步的速率，则这最慢的一步反应就叫做速率控制步骤(rate controlling step)。上述第二个元反应就是这个非元反应的速控步骤。

2. 反应分子数

在元反应中，同时直接参加反应的粒子（分子、原子、离子）的数目叫做反应分子数(molecularity)。根据反应分子数的不同，可将元反应分为单分子反应、双分子反应和三分子反应。例如：

单分子反应　$SO_2Cl_2\longrightarrow SO_2+Cl_2$

双分子反应　$NO_2+CO\longrightarrow NO+CO_2$

三分子反应　$2NO+H_2\longrightarrow N_2O+H_2O$

$2I+H_2\longrightarrow 2HI$

三分子反应极少，因为三个分子同时碰在一起而且能够发生反应这是很不容易的。更多分子数的反应至今尚未发现。

反应分子数是人们为了说明反应机理而提出的概念，仅适用于元反应，它是通过实验确定的，绝不能按化学方程式中的计量系数来确定反应的分子数。

通过实验，如果弄清了一个反应的机理，当然也就可以找出决定反应速率的关键条件，这样就能够较方便地调整和控制所需要反应的速率了。（解释化学反应机理的理论主要有碰撞理论和过渡态理论。）

3. 碰撞理论与活化能

（1）有效碰撞与弹性碰撞　反应物之间要发生反应，首先它们的分子或离子要克服外层电子之间的斥力而充分接近，互相碰撞，才能促使外层电子的重排，即旧键的削弱、断裂和新键的形成，从而使反应物转化为产物。但反应物分子或离子之间的碰撞并非每一次都能发生反应，对一般反应而言，大部分的碰撞都不能发生反应。例如 HI 气体的分解反应：

$$2HI(g) \longrightarrow H_2(g) + I_2(g)$$

通过理论计算，例如在 556K，浓度为 $1mol \cdot L^{-1}$ 的 HI 分子，分子的碰撞次数约为 6×10^{34} 次 $\cdot L^{-1} \cdot s^{-1}$，如果每次碰撞都能发生反应，反应速率约为 $10^{11} mol \cdot L^{-1} \cdot s^{-1}$。但在此条件下实际测定的速率约为 $3.5\times10^{-7} mol \cdot L^{-1} \cdot s^{-1}$。这些事实说明在反应时反应物分子不断发生的千万次碰撞中，只有很少数的碰撞才能发生反应。这意味着还有其他因素影响着反应速率。据此，1889 年，Arrhenius 提出了著名的碰撞理论，他把能发生反应的碰撞叫做有效碰撞（effective collision），而大部分不发生反应的碰撞叫做弹性碰撞（elastic collision）。要发生有效碰撞，反应物的分子或离子必须具备两个条件：①需有足够的能量，如动能，这样才能克服外层电子之间的斥力而充分接近并发生化学反应；②碰撞时要有合适的方向，要正好碰在能起反应的部位，如果碰撞的部位不合适，即使反应物分子具有足够的能量，也不会起反应。一般而言，结构愈复杂的分子之间的反应，这种情况愈突出，因而它们的反应通常比较慢。如反应：

$$CO(g) + H_2O(g) \longrightarrow CO_2(g) + H_2(g)$$

在 CO（g）分子中的碳原子与 H_2O（g）中的氧原子迎头相碰才有可能发生反应（见图 4-3）。

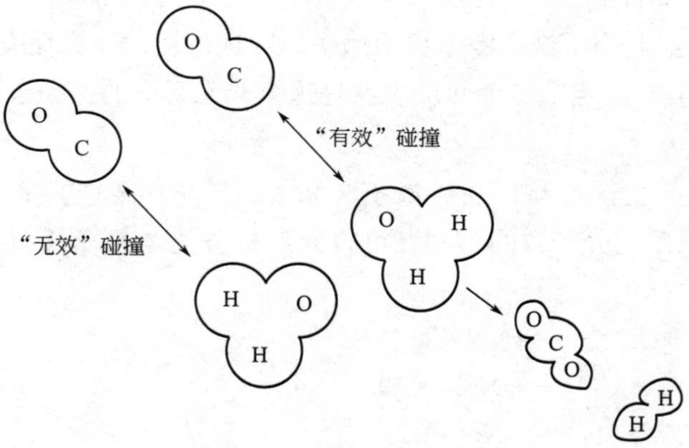

图 4-3　分子碰撞的不同取向

（2）活化分子与活化能　具有较大的动能并能够发生有效碰撞的分子称为活化分子。通常它只占分子总数中的小部分。活化分子具有的最低能量与反应物分子的平均能量之差，称为活化能（activation energy），用符号 E_a 表示，单位为 $kJ \cdot mol^{-1}$。活化能与活化分子的概念，还可以从气体分子的能量分布规律加以说明。

在一定温度下，分子具有一定的平均动能，但并非每一分子的动能都一样，由于碰撞等原因分子间不断进行着能量的重新分配，每个分子的能量并不固定在一定值。但从统计的观点看，具有一定能量的分子数目是不随时间改变的。将分子的动能 E 为横坐标，将具有一定动能间隔（ΔE）的分子分数（$\Delta N/N$）与能量间隔之比为纵坐标作图，得图 4-4，即为一定温度下气体分子能量分布曲线。图中，$E_{平}$是分子的平均能量，E'为活化分子所具有的最低能量，活化能 $E_a=E'-E_{平}$，N 为分子总数，ΔN 为具有动能为 E 和 $E+\Delta E$ 区间的分子数，若在横坐标上取一定的能量间隔 ΔE，则纵坐标 $\Delta N/(N\Delta E)$ 乘以 ΔE 得 $\Delta N/N$，即为动能在 E 和 $E+\Delta E$ 区间的分子数在整个分子总数中所占的比值。曲线下包括的总面积，即为具有各种能量分子分数的总和等于 1。相应地，E'右边阴影部分的面积与整个曲线下总面积之比，即是活化分子在分子总数中所占的比值，即活化分子分数。

一定温度下，活化能愈小，活化分子数愈大，单位体积内有效碰撞的次数愈多，反应速率愈快，反之活化能愈大，活化分子数愈小，单位体积内有效碰撞的次数愈少，反应速率愈慢。因为不同的反应具有不同的活化能，因此不同的化学反应具有不同的反应速率，活化能不同是化学反应速率不同的根本原因。活化能均为正值，许多化学反应的活化能与破坏一般化学键所需的能量相近，为 40～400kJ・mol^{-1}，多数在 60～250kJ・mol^{-1} 之间。活化能小于 40kJ・mol^{-1} 的化学反应，其反应速率极快，用一般方法难以测定；活化能大于 400kJ・mol^{-1} 的反应，其反应速率极慢，因此难以察觉。

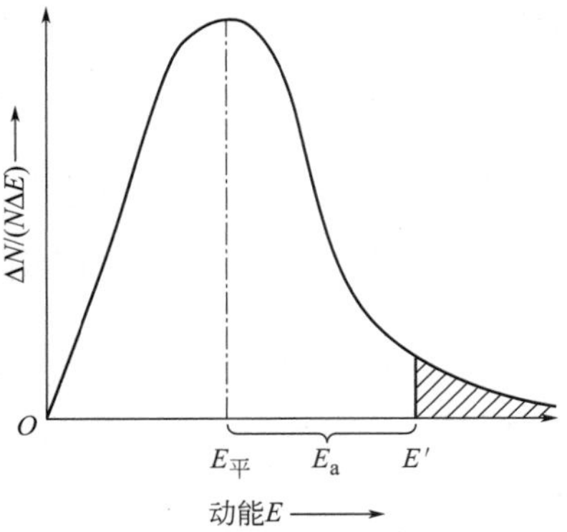

图 4-4　气体分子的能量分布曲线

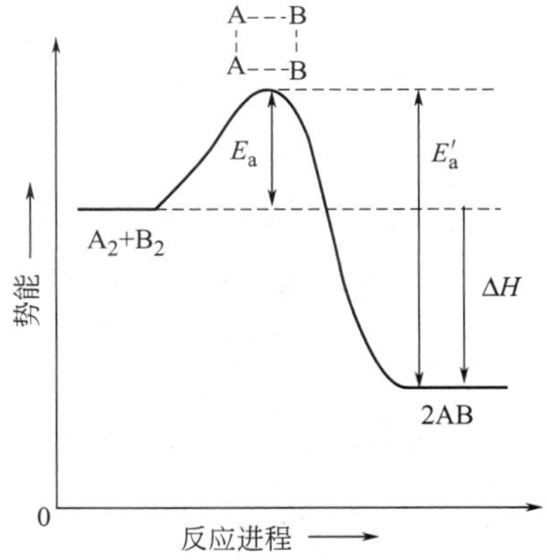

图 4-5　放热反应的势能曲线

4. 过渡态理论简介

碰撞理论比较直观地讨论了一般反应的过程，即通过分子间的有效碰撞，反应物才有可能转化为产物，在具体处理时，把分子当成刚性球体，而忽略了分子的内部结构，因此，对一些比较复杂的反应，常不能合理解释。20 世纪 30 年代应用量子力学和统计力学提出了反应的过渡态理论，又称为活化配合物理论。在此作一简单介绍。

（1）活化配合物　过渡态理论认为，化学反应不仅是在碰撞一瞬间发生，而是在相互靠近时即已开始，而且要经过一个中间过渡态。

如反应物 A_2 与 B_2 发生反应，当具有较高动能的 A_2 同 B_2 靠近时，随着 A_2 和 B_2 之间距离的缩短，分子的动能逐渐转变成分子内的势能，A-A 与 B-B 两个旧键开始变长、松弛、

削弱，原子 A 和原子 B 之间逐渐形成新化学键，形成一个势能很高的状态 $\begin{bmatrix} A---B \\ | \quad | \\ A---B \end{bmatrix}$，称为活化配合物（activated complex），即 A_2B_2，然后进一步形成产物（见图 4-5）。

$$\begin{array}{ccccc} A & B & & A---B & & A—B \\ | & + & | & \Longleftrightarrow & \vdots \quad \vdots & \longrightarrow & | \\ A & B & & A---B & & A—B \end{array}$$

反应物　　　　过渡态　　　　产物
A_2+B_2　　活化配合物A_2B_2　　2AB

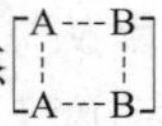

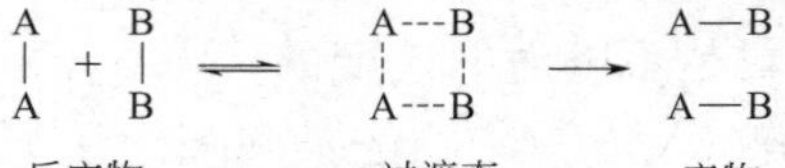

活化配合物能与原来的反应物很快地建立起平衡，可认为活化配合物与反应物是经常处于平衡状态，由活化配合物转变为产物的速率很慢，反应速率基本上由活化配合物分解成产物的速率决定。

（2）活化能与反应热　Arrhenius 提出的活化能是通过实验测定的宏观物理量，具有平均统计意义。对基元反应，活化配合物比反应物分子的平均能量高出的额外能量即是活化能 E_a。活化配合物由于能量高，不稳定，或是恢复成反应物，或是变成产物。若产物分子的能量比反应物分子的能量低，多余的能量便以热的形式放出，即是放热反应；反之，即是吸热反应。一个放热反应过程的能量变化如图 4-5 所示。由图可知，活化能是反应的能垒，即是从反应物形成产物过程中的能量障碍，反应物分子必须越过能垒（即一般分子变成活化分子，或者形成活化配合物的能量），反应才能进行。

上例中产物的能量低于反应物的能量，其差值即为等压反应热 $\Delta_r H_m^{\ominus}$（为负值，即放热反应）。如果考虑上例的逆向反应，则其活化能为图中的 $E_a'(>E_a)$，经过同一过渡态到产物 A_2 和 B_2，反应所吸收的热量同正向反应所放出的热量一样多。由此可见，等压反应热等于正向反应的活化能与逆向反应的活化能之差，即：

$$\Delta_r H_m^{\ominus} = E_a - E_a' \tag{4-24}$$

过渡态理论把物质的微观结构与反应速率联系起来考虑，比碰撞理论进了一步。但由于过渡态的"寿命"极短，确定其结构相当困难，计算方法过于复杂，除了一些简单反应外，还存在不少困难，有待于进一步解决。

三、影响反应速率的因素

决定化学反应速率快慢的内在因素是反应物的结构和本性，但反应速率的快慢也受反应的外界条件，如反应物浓度的大小、温度的高低、气体的压力、有无催化剂等因素的影响。本节即讨论这些因素对反应速率的影响。

（一）浓度对反应速率的影响

1. 质量作用定律

大量实验表明，当温度一定时，元反应的反应速率与各反应物浓度幂（以化学反应计量方程式中相应的系数为指数）的乘积成正比，这就是质量作用定律（law of mass action）。

例如元反应：

$$NO_2 + CO \longrightarrow NO + CO_2$$

根据质量作用定律，

$$v \propto c(NO_2)c(CO)$$

或写做　$v=kc(NO_2)c(CO)$　(4-25)

2. 速率方程式

表示反应速率与反应物浓度之间定量关系的数学式称为反应速率方程式，如对反应：

$$aA+bB \longrightarrow dD+eE, \quad v=kc(A)^{\alpha}c(B)^{\beta} \tag{4-26}$$

式(4-26) 就是应用质量作用定律直接得出的速率方程式。在书写速率方程式时应注意以下问题：

(1) 质量作用定律仅适用于元反应。若不清楚某反应是否为元反应，则只能根据实验来确定反应速率方程式，而不能根据质量作用定律直接得出。如反应：

$$2N_2O_5(g) \longrightarrow 4NO_2(g)+O_2(g)$$

实验证明反应速率仅与 $c(N_2O_5)$ 浓度成正比，而并不是与 $c^2(N_2O_5)$ 成正比，即：

$$v=kc(N_2O_5) \tag{4-27}$$

这说明该反应不是一个元反应，故速率方程式不能根据质量作用定律书写。研究表明，上述反应是分步进行的：

第一步　$N_2O_5 \longrightarrow NO_2+NO_3$ (慢，速率控制步骤)

第二步　$NO_3 \longrightarrow NO+O_2$ (快)

第三步　$NO+NO_3 \longrightarrow 2NO_2$ (快)

第一步反应是元反应，可应用质量作用定律，且又是速率控制步骤，所得的反应速率即可代表总反应速率，从而使式(4-27) 得到合理解释。

(2) 纯固态或纯液态反应物的浓度不写入速率方程式。如碳的燃烧反应：

$$C(s)+O_2(g) \longrightarrow CO_2(g)$$

因反应只在碳的表面进行，对一定粉碎度的固体，其表面为一常数，故速率方程式为：

$$v=kc(O_2)$$

(3) 在稀溶液中进行的反应，若溶剂参与反应，但因它的浓度几乎维持不变，故也不写入速率方程式。如蔗糖的水解反应：

$$\underset{\text{蔗糖}}{C_{12}H_{22}O_{11}}+H_2O \longrightarrow \underset{\text{葡萄糖}}{C_6H_{12}O_6}+\underset{\text{果糖}}{C_6H_{12}O_6}$$

$$v=kc(C_{12}H_{22}O_{11})$$

若不知某一反应是否为元反应，则反应的速率方程式应通过实验求得。

应当注意的是，由实验求得的速率方程和根据质量作用定律直接写出的一致时，该反应也不一定是元反应。例如前面提到过的反应：

$$H_2(g)+I_2(g) \longrightarrow 2HI(g)$$

第一步　$I_2 \rightleftharpoons 2I$　快反应

第二步　$H_2+2I \longrightarrow 2HI$　慢反应

第二步是慢反应，它决定着总反应的反应速率。根据质量作用定律，第二步的速率方程为：

$$v=k_1c(H_2)c^2(I)$$

第一步反应的速率很快，反应物和产物处于平衡状态，

$$\frac{c^2(I)}{c(I_2)}=K, \quad c^2(I)=Kc(I_2)$$

K 为第一步反应的平衡常数。将上式代入第二步的速率方程，得总反应的速率方程：

$$v = k_1 c(H_2) K c(I_2)$$
$$= k c(H_2) c(I_2)$$

3. 速率常数与反应级数

反应速率方程式中的比例系数 k 称为速率常数（rate constant）。对一个指定的化学反应而言，k 是一个与反应物浓度无关的常数。k 的物理意义为：k 在数值上相当于各反应物浓度均为 $1mol \cdot L^{-1}$ 时的反应速率，故 k 又称为反应的比速率。在相同条件下，k 愈大，表示反应的速率愈大。k 的量纲则根据速率方程式中浓度项上幂次的不同而不同，k 值与反应物本质及温度有关，与反应物浓度无关。其值可通过实验测定而得。

在化学反应的速率方程式中，浓度项的指数，如式(4-26) 中 $c(A)$ 上的 α，$c(B)$ 上的 β，分别叫做反应对该物质的级数。如对反应物 A 的级数为 α，对反应物 B 的级数为 β。所有反应物浓度项的指数的总和 n（$n=\alpha+\beta$），叫做该反应的反应级数（order of reaction）。式(4-25) 的反应是二级反应，式(4-26) 的反应是（$\alpha+\beta$）级反应。如果反应速率与反应物的浓度无关，如反应：

$$2Na + 2H_2O \longrightarrow 2NaOH + H_2 \uparrow$$
$$v = k$$

这类反应叫做零级反应。

对于元反应来说，根据质量作用定律可直接写出其速率方程，确定其反应级数。元反应具有简单的级数，如一级或二级。目前已知的三级反应很少，三级以上的反应尚未发现，即元反应的反应级数与反应分子数是一致的。

对于非元反应来说，它的反应级数必须由实验来确定。其反应级数可以是整数，也可以是分数，可以是正数、零，也可以是负数。如果是负数，当然是说增加反应物浓度会阻碍反应速率，使反应速率下降。注意，非元反应的反应级数必须由实验来确定，绝不能根据质量作用定律直接写出其速率方程，确定其反应级数。凡是速率方程式不符合 $v=kc(A)^{\alpha}c(B)^{\beta}$ 这种形式的，反应级数的概念就不适用了。

表 4-2 列出若干反应的反应速率方程及反应级数。

表 4-2　若干反应的反应速率方程及反应级数

反　应	反应速率方程	反应级数
$2H_2O_2 \longrightarrow 2H_2O + O_2$	$v=kc(H_2O_2)$	1
$2N_2O_5 \longrightarrow 4NO_2 + O_2$	$v=kc(N_2O_5)$	1
$2HI \longrightarrow H_2 + I_2$	$v=kc^2(HI)$	2
$NO_2 + CO \longrightarrow NO + CO_2$	$v=kc(NO_2)c(CO)$	2
$2NO + 2H_2 \longrightarrow N_2 + 2H_2O$	$v=kc^2(NO)c(H_2)$	3
$H_2 + Cl_2 \longrightarrow 2HCl$	$v=kc(H_2)c^{1/2}(Cl_2)$	$1\frac{1}{2}$
$NH_3 \longrightarrow \frac{1}{2}N_2 + \frac{3}{2}H_2$	$v=kc^0(NH_3)$	0

显然反应级数可为整数、分数或零。对一般化学反应来说大多数是一级和二级反应，其中尤以一级反应为常见。

4. 简单级数反应的动力学方程及其特征

（1）一级反应　在一级反应中，反应速率与反应物浓度 c 成正比，其速率方程为：

$$v=-\frac{dc}{dt}=kc \tag{4-28}$$

设时间为零时，反应物浓度为 c_0（初浓度）；时间为 t 时，反应物浓度为 c，将上式定积分得：

$$-\int_{c_0}^{c}\frac{dc}{c}=\int_0^t k\,dt$$

$$\ln\frac{c_0}{c}=kt$$

$$\ln c=\ln c_0-kt \tag{4-29}$$

或：

$$\lg c=\lg c_0-\frac{kt}{2.303}$$

$$k=\frac{2.303}{t}\times\lg\frac{c_0}{c} \tag{4-30}$$

当反应物消耗一半，即 $c=\frac{1}{2}c_0$ 时，所用的反应时间称为反应的半衰期，用符号 $t_{1/2}$ 表示。代入式(4-30）得：

$$t_{1/2}=\frac{2.303}{k}\lg\frac{c_0}{\frac{1}{2}c_0}=\frac{2.303}{k}\lg 2=\frac{0.693}{k} \tag{4-31}$$

一级反应的特点如下：

① k 的数值与所用的浓度的单位无关，k 的量纲为［时间］$^{-1}$；

② 以 $\ln c$ 或 $\lg c$ 对 t 作图为一直线，由直线斜率可求出 k；

③ 一级反应的半衰期 $t_{1/2}$ 与速率常数成反比，而与起始浓度无关。

常见的一级反应有放射性同位素蜕变反应，一些物质的水解反应，分解反应以及药物在体内的吸收与代谢等。

药物因贮存变质而含量降低 10%所需的时间，通常叫做药物的贮存期（有效期），用 $t_{0.9}$ 表示，

则：

$$t_{0.9}=\frac{\ln\frac{10}{9}}{k}=\frac{0.1054}{k}$$

【例 4-11】 金霉素在 310K，pH＝5.5 时水解 1325min 后，测得的金霉素浓度为 $6.19\times10^{-4}\text{mol}\cdot\text{L}^{-1}$，初浓度为 $6.33\times10^{-4}\text{mol}\cdot\text{L}^{-1}$，求贮存期。设金霉素的水解反应为一级反应。

解

$$k=\frac{2.303}{1325\text{min}}\lg\left(\frac{6.33\times10^{-4}\text{mol}\cdot\text{L}^{-1}}{6.19\times10^{-4}\text{mol}\cdot\text{L}^{-1}}\right)=1.7\times10^{-5}\text{min}^{-1}$$

$$t_{0.9}=\frac{0.1054}{k}=\frac{0.1054}{1.7\times10^{-5}\text{min}^{-1}}=6200\text{min}=4.3\text{ 天}$$

（2）二级反应　二级反应是指反应速率方程中各反应物浓度的指数和为 2 的反应。如

反应：

$$A + B \longrightarrow P$$

其速率方程式为：
$$v = -\frac{dc}{dt} = kc_A c_B$$

设起始时 $c_A = c_B = c$，则
$$v = -\frac{dc}{dt} = kc^2 \tag{4-32}$$

将上式积分得：

$$\frac{1}{c} = \frac{1}{c_0} + kt \tag{4-33}$$

式中，c_0 为反应物的初始浓度；c 为反应进行到 t 时刻的浓度。当 $c = \frac{1}{2}c_0$，$t = t_{1/2}$，则：

$$t_{1/2} = \frac{1}{k}\left(\frac{1}{\frac{1}{2}c_0} - \frac{1}{c_0}\right) = \frac{1}{kc_0} \tag{4-34}$$

二级反应的特点如下：

① 速率常数 k 的量纲为［浓度］$^{-1}$・［时间］$^{-1}$，常用单位有 $L \cdot mol^{-1} \cdot s^{-1}$ 和 $L \cdot mol^{-1} \cdot min^{-1}$ 等；

② 以 $\frac{1}{c}$ 对 t 作图得一直线，其斜率为速率常数 k；

③ $t_{1/2}$ 不仅与速率常数成反比，也与起始浓度成反比。

二级反应常见的有加成反应、取代反应、皂化反应、酯化反应和分解反应等。

（3）零级反应　零级反应的速率方程：

$$v = -\frac{dc}{dt} = kc^0 = k \tag{4-35}$$

将上式积分，得：
$$c_0 - c = kt \tag{4-36}$$

当 $c = \frac{1}{2}c_0$，$t = t_{1/2}$，则：
$$t_{1/2} = \frac{c_0 - \frac{1}{2}c_0}{k} = \frac{c_0}{2k} \tag{4-37}$$

零级反应的特点如下：

① 反应速率等于速率常数，与反应物浓度无关；

② 速率常数 k 的量纲为［浓度］・［时间］$^{-1}$，常用单位有 $mol \cdot L^{-1} \cdot s^{-1}$ 和 $mol \cdot L^{-1} \cdot min^{-1}$ 等；

③ 以 c 对 t 作图得一直线，其斜率为速率常数 k；

④ $t_{1/2}$ 与起始浓度成正比，与速率常数成反比。

某些光化学反应、表面催化反应、电解反应等属于零级反应。

近年来发展的一些缓释长效药，其释药速率在相当长的时间范围内比较恒定，即属零级反应。如国际上应用较广的一种皮下植入剂，内含女性避孕药左旋 18-炔诺孕酮，每天约释药 30μg，可一直维持 5 年左右。

现将以上介绍的几种反应的特征小结在表 4-3 中。

表 4-3 简单级数反应的特征

反应级数	一级反应	二级反应	零级反应
基本方程式	$\ln c_0-\ln c=kt$	$\frac{1}{c}-\frac{1}{c_0}=kt$	$c_0-c=kt$
直线关系	$\ln c$ 对 t	$1/c$ 对 t	c 对 t
斜率	$-k$	k	$-k$
半衰期($t_{1/2}$)	$0.693/k$	$1/kc_0$	$c_0/2k$
k 的量纲	$[时间]^{-1}$	$[浓度]\cdot[时间]^{-1}$	$[浓度]^{-1}\cdot[时间]^{-1}$

（二）温度对反应速率的影响

温度能显著改变化学反应的速率。一般来说，大多数化学反应的速率随着温度的升高而加快。范特霍夫（Van't Hoff）由大量实验总结出一个近似的规则：温度每升高 10℃，反应速率增加 2～4 倍。在其他条件都不改变时，升高温度，反应速率加快。这就意味着，升高温度使反应速率常数 k 增大。若以 k_T 表示 TK 时的反应速率常数，$k_{(T+10)}$ 表示（$T+10$）K 时的反应速率常数，范特霍夫规则可表示为：

$$\frac{k_{(T+10)}}{k_T}=r=2\sim4 \tag{4-38}$$

式中，r 称为反应速率的温度系数。此经验规则只适用于温度不太高的条件以及活化能不太大的反应。

1889 年，阿累尼乌斯（S. A. Arrhenius）提出了反应速率常数与温度关系的经验式。

$$k=A\mathrm{e}^{\frac{-E_a}{RT}} \tag{4-39}$$

式中，E_a 为反应的活化能；A 是一经验常数，称频率因子；R 是理想气体常数（$R=8.314\mathrm{J\cdot K^{-1}\cdot mol^{-1}}$）；$T$ 为热力学温度；e 是自然对数的底（e＝2.718）。从公式中可以看出指数因子无单位，因为 E_a 的单位为 $\mathrm{kJ\cdot mol^{-1}}$ 与 RT 之积的单位一致而相抵消。因此 k 的单位应与 A 的单位相一致。须指出用阿累尼乌斯公式讨论反应速率与温度的关系时，在一般的温度范围内可认为活化能 E_a 和频率因子 A 均不随温度的改变而变化。

式(4-39) 可改写为：

$$\ln k=-\frac{E_a}{RT}+\ln A \tag{4-40}$$

或

$$\lg k=-\frac{E_a}{2.303RT}+\lg A \tag{4-41}$$

由式(4-40) 和式(4-41) 可知，若以 $\ln k$ 或 $\lg k$ 对 $\frac{1}{T}$ 作图可得一直线，由直线的斜率可求出反应的活化能 E_a，由直线的截距可求出频率因子 A。

从上述关系式可以看出：

（1）反应速率常数与反应温度的关系，温度升高 k 值增大，反应速率增加；

（2）反映了活化能与速率常数的关系，在相同温度，活化能越大的反应，反应速率常数 k 值越小，反应速率越慢。

如果某一化学反应在温度 T_1 时的速率常数为 k_1，在温度 T_2 时的速率常数为 k_2，则

$$\ln k_1 = -\frac{E_a}{RT_1} + \ln A$$

$$\ln k_2 = -\frac{E_a}{RT_2} + \ln A$$

两式相减

$$\ln\frac{k_2}{k_1} = \frac{E_a}{R}\left(\frac{1}{T_1} - \frac{1}{T_2}\right) = \frac{E_a}{R}\left(\frac{T_2 - T_1}{T_1 T_2}\right) \tag{4-42}$$

或

$$\lg\frac{k_2}{k_1} = \frac{E_a}{2.303R}\left(\frac{T_2 - T_1}{T_1 T_2}\right) \tag{4-43}$$

应用式(4-42）或式(4-43）就可从两个温度下的反应速率常数求出反应活化能，或者由反应活化能和一个温度下的速率常数求出另一温度的速率常数。

【例 4-12】 反应 $2N_2O_5(g) \longrightarrow 2N_2O_4 + O_2$ 在 298K 时速率常数为 $3.4\times10^{-5}s^{-1}$，在 328K 时速率常数为 $1.5\times10^{-3}s^{-1}$，求（1）反应的活化能和频率因子 A；（2）求 308K 时的反应速率常数，并计算此温度时的反应速率是 298K 时的多少倍？

解　由式(4-43)，得

$$E_a = \frac{2.303RT_1T_2}{T_2 - T_1}\lg\frac{k_2}{k_1}$$

$$T_1 = 298K,\quad T_2 = 328K$$

将有关数值代入上式：

$$E_a = \frac{2.303\times8.314J\cdot mol^{-1}\cdot K^{-1}\times298K\times328K}{328K-298K}\times\lg\left(\frac{1.50\times10^{-3}s^{-1}}{3.4\times10^{-5}s^{-1}}\right) = 1.03\times10^5 J\cdot mol^{-1}$$

据式(4-41)，$\lg A = \lg k + \dfrac{E_a}{2.303RT}$

（1）令 $T=298K$，$k=3.4\times10^{-5}s^{-1}$，$E_a=1.03\times10^5 J\cdot mol^{-1}$ 代入上式

$$\lg A = \lg(3.4\times10^{-5}) + \frac{1.03\times10^5 J\cdot mol^{-1}}{2.303\times8.314J\cdot mol^{-1}\cdot K^{-1}\times298K} = 13.6$$

$$A = 3.98\times10^{13}s^{-1}$$

（2）令 $T=308K$，将有关数值代入式(4-41)

$$\lg k = -\frac{1.03\times10^5 J\cdot mol^{-1}}{2.303\times8.314J\cdot mol^{-1}\cdot K^{-1}\times308K} + \lg(3.98\times10^{13}s^{-1}) = -17.81 + 13.6 = -4.21$$

$$k = 6.17\times10^{-5}s^{-1}$$

令

$$T_1 = 298K \qquad k_1 = 3.4\times10^{-5}s^{-1}$$

$$T_2 = 308K \qquad k_2 = 6.17\times10^{-5}s^{-1}$$

则

$$\frac{k_2}{k_1} = \frac{6.17\times10^{-5}}{3.4\times10^{-5}} = 1.8$$

即 308K 时的反应速率为 298K 的 1.8 倍。

四、催化剂对化学反应速率的影响

（一）催化剂及催化作用

1. 催化剂

根据国际纯粹与应用化学联合会（IUPAC）的建议，催化剂（catalyst）的定义是：存

在较少量就能显著地改变反应速率（增加或降低）而其本身最后并无损耗（即反应前后数量上的组成、数量及化学性质均没有变化）的物质。催化剂的这种作用称为催化作用（catalysis）。如常温常压下，氢气和氧气并不发生反应，但放入少许铂粉它们就会立即反应生成水，而铂的化学成分及本身的质量并没有改变，这里的铂粉就是一种催化剂。

能使反应速率减慢的物质曾称为负催化剂，通常称为阻化剂或抑制剂，例如为了防止食用油脂的酸败，需要加入负催化剂，0.02%～0.04%的没食子酸正丙酯有效防止酸败。因为它们在反应中大都是消耗的。

有些反应的产物可作为其反应的催化剂，从而使反应速率加快，这一现象称为自动催化。例如高锰酸钾在酸性溶液中与草酸的反应，开始时反应较慢，一旦反应生成了 Mn^{2+} 后，反应就自动加速。其反应式为：

$$2KMnO_4+3H_2SO_4+5H_2C_2O_4 \longrightarrow 2MnSO_4+K_2SO_4+8H_2O+10CO_2\uparrow$$

2. 催化剂的特点

催化作用是一种极为普通的现象，金属离子可催化许多氧化还原反应，酸碱可催化许多有机反应。当代化学工业的迅速发展归功于各种催化剂的应用和改良。生物体内的催化剂是酶，上千种不同的酶控制着生物体内各种生物化学反应的正常进行，所以催化作用对国民经济、生理活动等都具有重大意义。

催化剂具有以下的基本特点。

（1）催化剂的作用是化学作用。由于催化剂参与反应，并在生成产物的同时，催化剂得到再生，因此在化学反应前后的质量和化学组成不变，而其物理性质可能变化，如 MnO_2 在催化 $KClO_3$ 分解放出氧反应后虽仍为 MnO_2，但其晶体变为细粉。

（2）由于短时间内催化剂能多次反复再生，所以少量催化剂就能起显著作用。如在每升 H_2O_2 中加入 $3\mu g$ 的胶态铂，即可显著促进 H_2O_2 分解成 H_2O 和 O_2。

（3）在可逆反应中能催化正向反应的催化剂也同样能催化逆向反应。催化剂能加快化学平衡的到达，但不能使化学平衡发生移动，也不能改变平衡常数的值。因为催化剂不改变反应的始态和终态，即不能改变反应的 ΔG 或 $\Delta G^{\ominus}$，因此，催化剂不能使非自发反应变成自发反应。

（4）催化剂有特殊的选择性（特异性）。一种催化剂通常只能加速一种或少数几种反应，同样的反应物应用不同的催化剂可得到不同的产物。如：

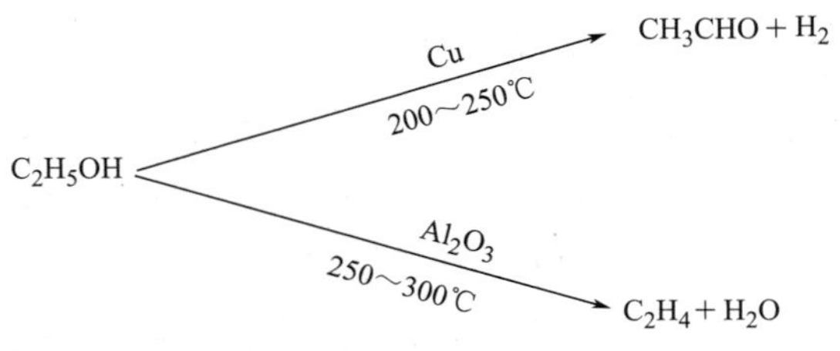

（二）催化作用理论

催化剂能够加快反应速率的根本原因，是由于改变了反应途径，降低了反应的活化能。如图 4-6，化学反应 A+B ⟶ AB，所需的活化能为 E，在催化剂 C 的参与下，反应按以下两步进行：

$$(1) A+C \longrightarrow AC$$

$$(2) AC+B \longrightarrow AB+C$$

第一步反应的活化能为 E_1，第二步反应的活化能为 E_2，E_1 和 E_2 均小于 E，通过反应催化剂得以再生，从图 4-6 中也可看出。在正向反应活化能降低的同时，逆向反应活化能也降低同样多，故逆向反应也同样得到加速。

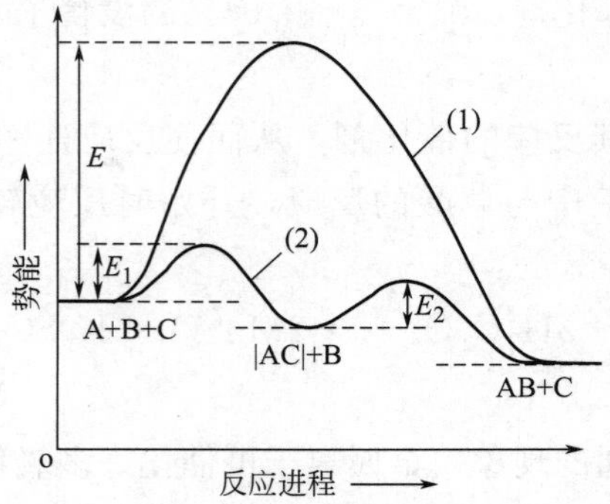

图 4-6　催化作用的能量

对于不同的催化反应，降低活化能的机制是不同的。虽然已进行了大量的研究工作，但目前仍有许多反应的机制不清。对已经提出的反应机制，可分为均相催化理论和多相催化理论两种，现简单介绍如下。

1. 均相催化理论——中间产物学说

催化剂处在溶液中或气相内，与反应物形成均匀系统而发挥催化作用称为均相催化 (homogeneous catalysis)。上述反应 $A+B \longrightarrow AB$，加入催化剂 C 形成均匀系统后，形成的 AC 即为中间产物，通过形成中间产物而改变了反应途径，降低了活化能，这种理论称为中间产物学说。如 I^- 催化 H_2O_2 水溶液的分解反应：

$$2H_2O_2(aq) \longrightarrow 2H_2O(l)+O_2(g)$$

其具体过程为：

$$(1) H_2O_2(aq)+I^-(aq) \longrightarrow H_2O(g)+IO^-(aq)$$

$$(2) IO^-(aq)+H_2O_2(aq) \longrightarrow H_2O(l)+O_2(g)+I^-(aq)$$

$$2H_2O_2(aq) \longrightarrow 2H_2O(l)+O_2(g)$$

在无催化剂存在的情况下，反应的活化能约为 $75.3kJ \cdot mol^{-1}$，加入催化剂 I^- 后，反应的活化能（即 E_1 和 E_2 之和）为 $56.6kJ \cdot mol^{-1}$，降低了 $18.8kJ \cdot mol^{-1}$，因而反应加速。

酸碱催化反应是溶液中较普遍存在的均相催化反应。例如蔗糖的水解、淀粉的水解等。H^+ 可以作为催化剂，同样 OH^- 也可以作为催化剂，如在 H_2O_2 溶液中加碱，将使 H_2O_2 分解成 H_2O 和 O_2 的反应速率加快。而有些反应既能被酸催化，也能被碱催化，因此许多药物的稳定性与溶液的酸碱性有关。

酸碱催化的特点在于催化过程中发生了质子（H^+）的转移。因为质子只有一个正电荷，半径又很小，故电场强度大，易接近其他分子的负电一端形成新的化学键（中间产物），又不受对方电子云的排斥，因而仅需较小的活化能。

2. 多相催化理论——活化中心学说

催化剂自成一相（常为固相）与反应物构成非均匀系统而发生的催化作用，称为多相催化（heterogeneous catalysis）。多相催化反应是在催化剂表面进行的。固态催化剂的特点在于其表面结构的不规则性和化合价力的不饱和性，其表面是超微凹凸不平的，在棱角处及不规则的晶面上的突起部分，化合价力不饱和，因而能与反应物发生一种松散的化学反应，即是一种比较稳定的、可逆性不大、选择性大的化学吸附，从而使反应物分子内部旧键松弛，失去正常的稳定状态，转变为新物质。这个过程的活化能较原来的低，因而反应速率加快。这些易于发生化学吸附的部位称为活化中心，因此这种理论也称为活化中心学说。由于不同催化剂活化中心的几何排布不同，其价力的不饱和程度也不同，因而不同的固体催化剂对不同的化学反应呈现不同的催化活性，即催化剂的选择性。如合成氨反应，用铁作催化剂，首先气相中的 N_2 分子被铁催化剂活化中心吸附，使 N_2 分子的化学键减弱、断裂、解离成 N 原子，然后气相中的 H_2 分子与 N 原子作用，逐步生成 NH_3。此过程可简略表示如下：

$$N_2+2Fe \longrightarrow 2N\cdots\cdots Fe$$

$$2N\cdots\cdots Fe+3H_2 \longrightarrow 2NH_3+2Fe$$

多相催化比均相催化复杂得多，解释多相催化机制的理论也很多，但均有其局限性，因此有关催化剂的理论尚在研究与发展之中。

（三）生物催化剂——酶

生物体在其特定的条件下（如一定的 pH 和温度等），进行着许多复杂的化学反应，几乎所有的化学反应都是由特定的酶（enzyme）作催化剂的，因此生物体内酶的种类不可胜数。酶的本质为蛋白质。如果生物体内缺少了某些酶，则影响有该酶所参与的反应，严重时将危及健康。被酶所催化的那些物质称为底物（substrate）。酶催化作用的原因仍是改变反应途径，降低活化能。酶除了具有一般催化剂的特点外，尚有下列特征。

1. 酶的高度特异性

一种酶只对某一种或某一类的反应起催化作用。如 α-淀粉酶作用于淀粉分子的主链，使其水解成糊精；而 β-淀粉酶只水解淀粉分子的支链，生成麦芽糖。即使底物分子为对映异构体时，酶一般也能识别，并选择其中之一进行反应。

2. 酶有高度的催化活性

对于同一反应而言，酶的催化能力常常比非酶催化高 $10^6\sim10^{10}$ 倍。如蛋白质的消化（即水解），在体外需用浓的强酸或强碱，并煮沸相当长的时间才能完成，但食物中蛋白质在酸碱性都不强，温度仅 37℃的人体消化道中，却能迅速消化，就因为消化液中有蛋白酶等催化的结果。

3. 酶通常在一定 pH 范围及一定温度范围内才能有效地发挥作用

因为酶的本质是蛋白质，本身具有许多可解离的基团，溶液 pH 改变，改变酶的荷电状态因而影响酶的活性。酶的活性常常在某一 pH 范围内最大，称为酶的最适 pH，体内大多数酶的最适 pH 接近中性。同样温度升高，反应速率加快，当温度升高到一定程度时，再继续升高，由于酶的变性，失去活性，反应速率会转为下降直至为零。速率最大时的温度称为酶的最适温度，大多数酶的最适温度在 37℃左右。

酶催化反应的机制为酶（E）与底物（S）先生成中间配合物（ES），然后继续反应生成产物（P）而使酶再生，即：

$$E+S \rightleftharpoons ES \longrightarrow E+P$$

【例 4-13】 蔗糖的水解可用 H^+ 催化或转化酶催化，其活化能分别为 $109kJ\cdot mol^{-1}$ 和 $48.1kJ\cdot mol^{-1}$，而无催化剂时活化能为 $1340kJ\cdot mol^{-1}$。如仅考虑活化能及温度对反应速率的影响，试估算在 37℃时，H^+ 催化及转化酶催化的反应速率分别为无催化剂时的多少倍，并估计无催化剂时温度要达到多少度才能有 37℃时有转化酶催化时的速率。

解　如 A 为常数

$$\frac{k_2}{k_1}=\frac{Ae^{-E_{a2}/RT}}{Ae^{-E_{a1}/RT}}=e^{(E_{a1}-E_{a2})/RT}$$

设无催化剂时，H^+ 及转化酶催化时蔗糖水解的速率常数与活化能分别为 k_1、k_2、k_3 及 E_{a1}、E_{a2}、E_{a3}，则：

$$k_2/k_1=\exp\frac{1340kJ\cdot mol^{-1}-109kJ\cdot mol^{-1}}{8.314\times10^{-3}kJ\cdot mol^{-1}\cdot K^{-1}\times310K}$$
$$=\exp(478)=4.0\times10^{207}$$

同样得：

$$k_3/k_1=\exp\frac{1340kJ\cdot mol^{-1}-48.1kJ\cdot mol^{-1}}{8.314\times10^{-3}kJ\cdot mol^{-1}\cdot K^{-1}\times310K}$$
$$=\exp(501)=3.8\times10^{217}$$

又两反应速率相等时应有：

$$e^{-E_{a1}/RT}=e^{-E_{a3}/RT}$$

即
$$-1340kJ\cdot mol^{-1}/(8.314\times10^{-3}kJ\cdot mol^{-1}\cdot K^{-1}\times T_1)$$
$$=-48.1kJ\cdot mol^{-1}/(8.314\times10^{-3}kJ\cdot mol^{-1}\cdot K^{-1}\times310K)$$

解得
$$T_1=8.64\times10^3K \text{ 或 } 8367℃$$

故 37℃时，H^+ 及转化酶催化的反应速率分别为无催化剂时的 4.0×10^{207} 倍及 3.8×10^{217} 倍，无催化剂时温度要达到 8367℃时才能有转化酶催化的速率（实际上在 200℃左右蔗糖已分解）。

习题

1. 状态函数的含义及特征是什么？p、V、T、ΔU、ΔH、G、Q_V、Q_p、W 中哪些是状态函数？哪些属于广度性质？哪些属于强度性质？
2. 已知：

（1）$Cu_2O(s)+\frac{1}{2}O_2(g)\longrightarrow 2CuO(s)$　　$\Delta_r H^{\ominus}_{m,1}=-143.7kJ\cdot mol^{-1}$

（2）$CuO(s)+Cu(s)\longrightarrow Cu_2O(s)$　　$\Delta_r H^{\ominus}_{m,2}=-11.5kJ\cdot mol^{-1}$

求：$\Delta_f H^{\ominus}_m[CuO(s)]$。

3. 什么是热力学标准态？什么是热化学方程式？

4. 通过计算求下列反应的 $\Delta_r G_m^{\ominus}$，并指出它们在 25℃的标准态下，反应自发进行的方向及标准平衡常数。

（1）$H_2(g)+\frac{1}{2}O_2(g) \rightleftharpoons H_2O(g)$

（2）$N_2(g)+O_2(g) \rightleftharpoons 2NO(g)$

（3）$3C_2H_2(g) \rightleftharpoons C_6H_6(l)$

（4）$CO(g)+NO(g) \rightleftharpoons CO_2(g)+\frac{1}{2}N_2(g)$（可用于汽车尾气的无害化）

（5）$C_6H_{12}O_6(s) \rightleftharpoons 2C_2H_5OH(l)+2CO_2(g)$（可用于发酵法制酒精）

5. 在某细胞内 ADP 和 H_3PO_4 浓度分别为 $3mmol \cdot L^{-1}$ 和 $1mmol \cdot L^{-1}$，ATP 的水解反应：

$$ATP \xrightleftharpoons{H_2O} ADP+H_3PO_4$$

在 37℃时，$\Delta_r G_m^{\ominus}=-31.05kJ \cdot mol^{-1}$，试计算 ATP 在细胞内的平衡浓度；如实际 ATP 的浓度为 $10mmol \cdot L^{-1}$，试求反应的 $\Delta_r G_m$。

6. 计算下列系统热力学能的变化：

（1）系统放出 2.5kJ 的热量，并且对环境做功 500J；

（2）系统放出 650J 的热量，环境对系统做功 350J。

7. 肼 N_2H_4（l）是火箭的燃料，N_2O_4 作氧化剂，其燃烧反应的产物为 N_2（g）和 H_2O(l)，若 $\Delta_f H_m^{\ominus}[N_2H_4(l)]=50.63kJ \cdot mol^{-1}$，$\Delta_f H_m^{\ominus}[N_2O_4(g)]=9.16kJ \cdot mol^{-1}$，写出燃烧反应，并计算此反应的反应热 $\Delta_r H_m^{\ominus}$。

8. 在 823K 标准态下，下列反应的 $K^{\ominus}$ 为：

（1）$CO_2(g)+H_2(g) \rightleftharpoons CO(g)+H_2O(g)$　　$K_1^{\ominus}=0.14$

（2）$CoO(s)+H_2(g) \rightleftharpoons Co(s)+H_2O(g)$　　$K_2^{\ominus}=67$

试求 823K 标准态下，反应（3）的 $K_3^{\ominus}$。

（3）$CoO(s)+CO(g) \rightleftharpoons Co(s)+CO_2(g)$

并求反应（2）和（3）的 $\Delta_r G_m^{\ominus}$（823K），比较 CO(g) 和 H_2(g) 对 CoO(s) 的还原能力谁更强些。

9. 欲用 MnO_2 与 HCl 溶液反应制备 Cl_2(g)，已知该反应的方程式为：

$$MnO_2(s)+4H^+(aq)+2Cl^-(aq) \rightleftharpoons Mn^{2+}(aq)+Cl_2(g)+2H_2O(l)$$

（1）写出此反应的标准平衡常数 $K^{\ominus}$ 的表达式；

（2）根据附录中的热力学数据，求出 298.15K 标准态下，此反应的 $\Delta_r G_m^{\ominus}$ 及 $K^{\ominus}$ 值，并指出此反应能否自发进行？

10. 名词解释

（1）化学反应速率　　（2）化学反应机理　　（3）速率控制步骤

（4）元反应　　（5）反应分子数　　（6）有效碰撞

（7）活化能　　（8）反应级数　　（9）半衰期

11. 试分别用反应物和生成物浓度的变化来表示，$2NOCl(g) \longrightarrow 2NO(g)+Cl_2(g)$的反应速率，并指出此反应中用不同物质浓度的变化所表示的反应速率值之间的关系。

12. 什么是质量作用定律？应用时要注意些什么？

13. 温度升高，可逆反应的正、逆化学反应速率都加快，为什么化学平衡还会移动？

14. 某药物的分解反应为一级反应，在体温 37℃时，反应速率常数 k 为 $0.46h^{-1}$，若服用该药物 0.16g，问该药物在胃中停留多长时间可分解90％。

15. 蔗糖的水解 $C_{12}H_{22}O_{11}+H_2O \longrightarrow C_6H_{12}O_6$（葡萄糖）$+C_6H_{12}O_6$（果糖）是一级反应，在 25℃时速率常数为 $5.7\times10^{-5}s^{-1}$，试计算：

（1）浓度为 1mol・L^{-1} 蔗糖溶液分解 10%需要的时间；

（2）若反应活化能为 110kJ・mol^{-1}，什么温度时其反应速率是 25℃时的十分之一。

16. 某酶催化反应的活化能是 50.0kJ・mol^{-1}，试估算此反应在发烧至 40℃的病人体内比正常人（37℃）加快的倍数（不考虑温度对酶活力的影响）。

17. 已知在 100kPa 和 298K 时，$\frac{1}{2}H_2+\frac{1}{2}Cl_2 \longrightarrow HCl$ 的反应热效应为 −88.3kJ・mol^{-1}，反应的活化能为 113kJ・mol^{-1}，试计算逆反应的活化能。

18. 某反应 313K 时的速率常数为 295K 时速率常数的 3.5 倍，问该反应由 368K 升到 390K 时速率常数将如何变化？

第五章　电解质溶液

学习目标

1. 了解强电解质溶液理论依数性、离子氛、活度等基本概念。

2. 掌握酸碱质子理论和Lewis酸碱电子理论。

3. 掌握弱电解质溶液的pH近似计算方法。

4. 了解缓冲溶液基本原理，掌握缓冲溶液pH计算方法。

5.了解难溶电解质基本概念，掌握溶度积规则，学会判断溶液中是否有沉淀产生。

在水溶液中或熔融状态下能导电的化合物称为电解质。根据电解质在水溶液中的解离程度，又可分为强电解质和弱电解质两类。强电解质在水溶液中完全解离为离子，如 HCl、NaOH、Na_2SO_4 等；弱电解质在水溶液中仅部分解离为离子，如 CH_3COOH、H_2CO_3、$NH_3 \cdot H_2O$、$HgCl_2$、$Pb(CH_3COO)_2$ 等。人体体液如血浆、胃液、泪水和尿液等都含有多种电解质离子，如 $H_2PO_4^-$、HPO_4^{2-}、PO_4^{3-}、HCO_3^-、CO_3^{2-}、Cl^-、Na^+、K^+、Ca^{2+}、Mg^{2+} 等。这些离子在体内维持渗透平衡和酸碱平衡，同时对神经、肌肉等组织的生理、生化过程也起着重要作用。因此，掌握电解质溶液的基本理论、基本特性和变化规律等知识，对医药学相关专业的学习是相当重要的。

第一节　强电解质溶液理论

一、电解质溶液的依数性

非电解质稀溶液的依数性与溶液中溶质微粒的数目成正比，而与溶质的本性无关。但电解质溶液由于解离的离子间有相互作用，它所表现的依数性比同浓度的非电解质溶液的相应数值要大些（见表 5-1）。

为了使非电解质稀溶液的依数性公式适用于电解质，Van′t Hoff 首先建议在公式中引入校正系数 i，即：

$$\pi'=ic_{B}RT \tag{5-1}$$

表 5-1 几种盐的水溶液的冰点下降情况

盐	b_B/mol·kg^{-1}	ΔT_f(计算值)/K	$\Delta T_f'$(实验值)/K	$i=\frac{实验值}{计算值}$
KCl	0.20	0.372	0.673	1.81
KNO_3	0.20	0.372	0.664	1.78
$MgCl_2$	0.10	0.186	0.519	2.79
$Ca(NO_3)_2$	0.10	0.186	0.461	2.48

校正后公式适用于计算电解质稀溶液的渗透压，所以 i 习惯上称作校正因子。实验证明对于电解质稀溶液，其蒸气压下降、凝固点降低、沸点升高和渗透压都有这一共同关系。

$$\frac{\Delta p'}{\Delta p}=\frac{\Delta T_b'}{\Delta T}=\frac{\Delta T_f'}{\Delta T}=\frac{\pi'}{\pi}=i' \tag{5-2}$$

1887 年，瑞典化学家 Arrhenius 认为电解质在水溶液中是解离的，所以 i 值总是大于 1，但由于解离程度不同，i 值又总是小于百分之百解离时质点所扩大的倍数。表 5-1 中所示，若 KCl 不解离，则 ΔT_f 应为 0.2×1.86=0.372K；若百分之百解离，则 ΔT_f 应为 2×0.2×1.86=0.744K。然而实测值却介于这两个数值之间。

电解质的解离程度可以定量地用解离度来表示，*解离度*（degree of dissociation）α *是指电解质达到解离平衡时，已解离的分子数和原有的分子总数之比。*

$$\alpha=\frac{已解离的分子数}{原有分子总数} \tag{5-3}$$

解离度的单位为 1（one），习惯上也可用百分率来表示。

解离度 α 可通过测定电解质溶液的依数性如 ΔT_f、ΔT_b 或 π 等求得。

若电解质 HA 溶液浓度为 c，解离度为 α，此溶液的校正因子为 i，则有：

$$HA \rightleftharpoons H^+ + A^-$$

$$平衡时 \quad c(1-\alpha) \qquad c\alpha \qquad c\alpha$$

HA 达到解离平衡后，溶液中所含未解离部分和已解离或离子部分的总浓度为：

$$[HA]+[H^+]+[A^-]=c(1-\alpha)+2c\alpha=c(1+\alpha)$$

因 $$i=\frac{c(1+\alpha)}{c}=1+\alpha$$

故 $$\alpha=i-1 \tag{5-4}$$

对强电解质溶液来说，这样求得的解离度称为表观解离度。

对于不同的电解质，由于其本性不同，它们的解离度的差别也很大。通常按解离度的大小，把质量摩尔浓度为 0.1mol·kg^{-1} 的电解质溶液中解离度大于 30%的称为强电解质，解离度小于 5%的称为弱电解质，而解离度介于 5%～30%的称为中强度电解质。

强电解质在水溶液中是完全解离的，它们不存在分子，全部都以离子的形式存在。理论上，它们的解离度应为 100%。但从一些实验结果表明，其解离度并不是 100%。如何来解释这种相互矛盾的现象呢？这是强电解质溶液理论需要解决的问题。

二、强电解质溶液理论要点

1923 年，Debye 和 Hückel 提出了*电解质离子相互作用理论*（ion interaction theory）。

其要点为：①强电解质在水中是全部解离的；②离子间通过静电力相互作用，每一个离子都被周围电荷相反的离子包围着，形成所谓离子氛（ion atmosphere）。离子氛是一个平均统计模型，虽然一个离子周围的电荷相反的离子并不均匀，但统计结果作为球形对称分布处理。如图 5-1 所示，每一个离子氛的中心离子同时又是另一个离子氛的反电荷离子的成员。由于离子氛的存在，离子间相互作用而互相牵制，强电解质溶液中的离子并不是独立的自由离子，不能完全自由运动，因而不能百分之百地发挥离子应有的效能。

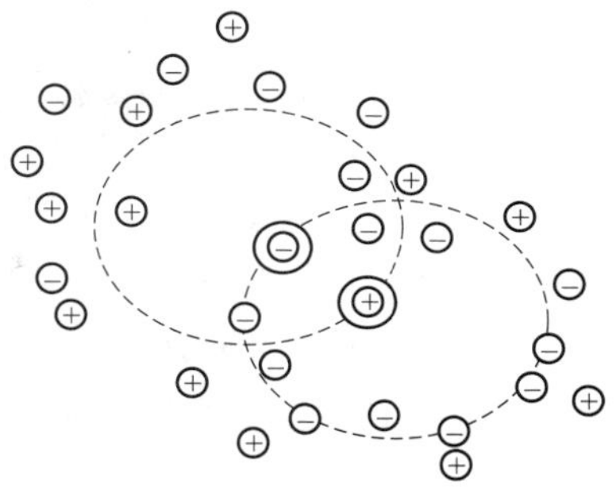

图 5-1　离子氛示意

Debye-Hückel 理论用于 1-1 价型电解质的稀溶液比较成功。现在已知，在强电解质溶液中，特别是浓度不低时，正、负离子会部分缔合成离子对作为独立单位而运动，使溶液中自由离子的浓度降低。

三、离子的活度和活度因子

由于阴、阳离子间的相互作用，实验测得强电解质溶液的解离度低于 100%，溶液的依数性数值也比全以自由离子存在时要小。溶液离子浓度愈大，离子所带电荷愈高，这种偏差也愈大。因此，实验测出的解离度，并不代表强电解质在溶液中的实际解离度，故称“表观解离度”。表观解离度小于理论解离度，因此离子的有效浓度（即表观浓度）总比理论浓度要小，这个有效浓度就是活度（activity），它是电解质溶液中实际上能起作用的离子浓度，通常用 a 表示，它的单位为 1（one）。对于液态和固态的纯物质以及稀溶液中的溶剂（如水），其活度均视为 1。活度 a_B 与溶液浓度 c_B 的关系为

$$a_B = \gamma_B c_B / c^{\ominus} \tag{5-5}$$

式中，γ_B 称为溶质 B 的活度因子（activity factor）；$c^{\ominus}$ 为标准态的浓度（即 $1 mol \cdot L^{-1}$）。一般来说，由于 $a_B < c_B$，故 $\gamma_B < 1$。溶液愈稀，离子间的距离愈大，离子间的牵制作用愈弱，离子氛和离子对出现的机会愈少，活度与浓度间的差别就愈小。因此：

（1）当溶液中的离子浓度很小，且离子所带的电荷数也少时，活度接近浓度，即 $\gamma_B \approx 1$。

（2）溶液中的中性分子也有活度和浓度的区别，不过不像离子的区别那么大，所以，通常把中性分子的活度因子视为 1。

（3）对于弱电解质溶液，因其离子浓度很小，一般可以把弱电解质的活度因子也视为 1。

在电解质溶液中，由于正、负离子同时存在，目前单种离子的活度因子不能由实验测定，但可用实验方法来求得电解质溶液离子的平均活度因子 $\gamma_{\pm}$。对 1-1 价型电解质的离子平均活度因子定义为阳离子和阴离子的活度因子的几何平均值，即 $\gamma_{\pm} = \sqrt{\gamma_+ \gamma_-}$，式中，$\gamma_+$、$\gamma_-$ 分别是正、负离子的活度因子。而离子的平均活度等于阳离子和阴离子活度的几何平均值，即 $a_{\pm} = \sqrt{a_+ a_-}$。

离子的活度因子，是溶液中离子间作用力的反映，与溶液中的离子浓度和所带的电荷有

关。为此人们引入了离子强度（ionic strength）的概念，其定义为：

$$I=\frac{1}{2}\sum_{i}b_{i}z_{i}^{2} \tag{5-6}$$

式中，b_i 和 z_i 分别为溶液中第 i 种离子的质量摩尔浓度和该离子的电荷数。近似计算时，也可以用 c_i 代替 b_i。I 的单位为 $mol\cdot kg^{-1}$。

溶液中离子间的相互牵制作用越强，离子强度越大，活度因子就越小。离子强度和活度因子的关系如表 5-2 所示。当离子浓度很小，且电荷数少时，离子强度就很小，此时离子间的牵制作用就降低到极微弱的程度。当 $I<10^{-4}$ 时，$\gamma_{\pm}\approx 1$，这时离子的活度就近似等于它的浓度。

表 5-2 活度因子与离子强度的关系

活度因子 / 离子强度	电荷数			
	1	2	3	4
1×10^{-4}	0.99	0.95	0.90	0.83
2×10^{-4}	0.98	0.94	0.87	0.77
5×10^{-4}	0.97	0.90	0.80	0.67
1×10^{-3}	0.96	0.86	0.73	0.56
2×10^{-3}	0.95	0.81	0.64	0.45
5×10^{-3}	0.92	0.72	0.51	0.30
1×10^{-2}	0.89	0.63	0.39	0.19
2×10^{-2}	0.87	0.57	0.28	0.12
5×10^{-2}	0.81	0.44	0.15	0.04
0.1	0.78	0.33	0.08	0.01
0.2	0.70	0.24	0.04	0.003
0.3	0.66	—	—	—
0.5	0.62	—	—	—

Debye-Hückel 从理论上导出电解质离子的活度因子与离子强度的关系：

$$\lg\gamma_{i}=-Az_{i}^{2}\sqrt{I} \quad 或 \quad \lg\gamma_{\pm}=-A|z_{+}z_{-}|\sqrt{I} \tag{5-7}$$

式中，z_+、z_- 分别表示正、负离子所带的电荷，在 298K 时的水溶液中 A 值为 0.509。式(5-7) 只适用于极稀的溶液。对于最简单的 1-1 价型电解质，其适用浓度也不能超过 $0.02mol\cdot kg^{-1}$。在 Debye-Hückel 之后，一些学者根据实验提出了一些修正公式使其适用浓度不断提高。1961 年，Davis 在实验数据的基础上，将 Debye-Hückel 方程修改为如下公式：

$$\lg\gamma_{i}=-0.509\times z_{i}^{2}\left(\frac{\sqrt{I}}{1+\sqrt{I}}-0.30I\right) \tag{5-8}$$

对离子强度高达 0.1～0.2 的许多电解质应用式(5-8)，均可得到较好的结果。

离子强度、活度和活度因子等概念，在研究生物化学反应中具有重要意义。生物体中电解质离子以一定的浓度和比例存在于体液中，如动物的血液中有 Na^+、K^+、Ca^{2+}、Mg^{2+}、Cl^-、HCO_3^-、$H_2PO_4^-$、HPO_4^{2-}、SO_4^{2-} 等，其离子强度约为 0.15。电解质对酶、激素和维生素的机能也有影响。

【例 5-1】 计算下列溶液的离子强度：

（1）$0.10mol\cdot kg^{-1}$ $NaNO_3$ 溶液；

（2）$0.10mol\cdot kg^{-1}$ Na_2SO_4 溶液；

（3）$0.020\text{mol}\cdot\text{kg}^{-1}$ KBr＋$0.030\text{mol}\cdot\text{kg}^{-1}$ $ZnSO_4$ 溶液。

解　（1）$I=\frac{1}{2}[b(Na^+)z^2(Na^+)+b(NO_3^-)z^2(NO_3^-)]$

$$=\frac{1}{2}\times[(0.10\text{mol}\cdot\text{kg}^{-1})\times(+1)^2+(0.10\text{mol}\cdot\text{kg}^{-1})\times(-1)^2]$$

$$=0.10\text{mol}\cdot\text{kg}^{-1}$$

（2）$I=\frac{1}{2}[b(Na^+)z^2(Na^+)+b(SO_4^{2-})z^2(SO_4^{2-})]$

$$=\frac{1}{2}\times[(0.20\text{mol}\cdot\text{kg}^{-1})\times(+1)^2+(0.1\text{mol}\cdot\text{kg}^{-1})\times(-2)^2]$$

$$=0.30\text{mol}\cdot\text{kg}^{-1}$$

（3）$I=\frac{1}{2}[b(K^+)z^2(K^+)+b(Br^-)z^2(Br^-)+b(Zn^{2+})z^2(Zn^{2+})+$

$$b(SO_4^{2-})z^2(SO_4^{2-})]$$

$$=\frac{1}{2}\times[(0.020\text{mol}\cdot\text{kg}^{-1})\times(+1)^2+(0.020\text{mol}\cdot\text{kg}^{-1})\times(-1)^2+$$

$$(0.030\text{mol}\cdot\text{kg}^{-1})\times(+2)^2+(0.030\text{mol}\cdot\text{kg}^{-1})\times(-2)^2]$$

$$=0.14\text{mol}\cdot\text{kg}^{-1}$$

【例 5-2】　试计算 $0.010\text{mol}\cdot\text{kg}^{-1}$ NaCl 溶液在 25℃时的离子强度、活度因子、活度。

解　$I=\frac{1}{2}\sum_i b_i z_i^2$

$$=\frac{1}{2}\times[0.010\text{mol}\cdot\text{kg}^{-1}\times(+1)^2+0.010\text{mol}\cdot\text{kg}^{-1}\times(-1)^2]$$

$$=0.010\text{mol}\cdot\text{kg}^{-1}$$

由计算可知，对于 1-1 价型的强电解质，其离子强度在数值上等于浓度。

$$\lg\gamma_\pm=-0.509|z_+z_-|\sqrt{I}$$

$$=-0.509\times|(+1)\times(-1)|\times\sqrt{0.010}$$

$$=-0.0509$$

$$\gamma_\pm=0.889$$

$$a_\pm=\gamma_\pm c=0.889\times0.010\text{mol}\cdot\text{L}^{-1}=0.00889\text{mol}\cdot\text{L}^{-1}$$

【例 5-3】　分别用离子浓度和离子活度计算 $0.020\text{mol}\cdot\text{L}^{-1}$ NaCl 溶液在 25℃时的渗透压。

解　根据 $i=2$

$$\pi=2\times0.020\text{mol}\cdot\text{L}^{-1}\times8.314\text{kPa}\cdot\text{L}\cdot\text{K}^{-1}\cdot\text{mol}^{-1}\times298\text{K}=99.1\text{kPa}$$

NaCl 属 1-1 价型电解质，故 $I=0.020$

$$\lg\gamma_\pm=-0.509|z_+z_-|\sqrt{I}$$

$$=0.509\times\sqrt{0.020}=0.072$$

$$\gamma_\pm=0.85$$

$$\pi=0.85\times0.040\text{mol}\cdot\text{L}^{-1}\times8.314\text{kPa}\cdot\text{L}\cdot\text{K}^{-1}\cdot\text{mol}^{-1}\times298\text{K}$$

$$=84.2\text{kPa}$$

实验测得 π 值为 86.1kPa，与上述用离子活度计算的 π 值比较接近。

第二节　酸碱理论

酸和碱是两类重要的电解质。人们在研究酸碱物质的性质与组成及结构的关系方面，提出了各种不同的酸碱理论，其中比较重要的有 S. A. Arrhenius 的解离理论、J. N. Brönsted 的质子理论和 G. N. Lewis 的电子理论等。解离理论已在中学讨论过，本节将着重讨论酸碱质子理论，并简要介绍酸碱电子理论。

一、酸碱的质子理论

Arrhenius 的解离理论把酸碱反应只限于水溶液中，把酸碱范围也限制在能解离出 H^+ 或 OH^- 的物质。这种局限性就必然产生许多与化学事实相矛盾的现象。如：$NaHCO_3$ 并不含有也不解离出 OH^-，却具有碱性；HCl 和 NH_3 在苯中并不解离，却能相互反应生成 NH_4Cl 等。为了克服 Arrhenius 解离理论的局限性，1923 年 Brnsted 和 Lowry 提出了一种较切合酸碱实质、概括的事实比较多、应用范围比较广的酸碱理论，称为酸碱质子理论(proton theory of acid and base)。

1. 酸碱的定义

*质子理论认为：凡能给出质子（H^+）的物质都是酸，凡能接受质子的物质都是碱。*即酸是质子的给体，碱是质子的受体。酸和碱不是孤立的，酸给出质子后所余下的部分就是碱，碱接受质子后即成为酸。用简式可表示如下：

$$\text{酸} \rightleftharpoons \text{质子} + \text{碱}$$

$$HCl \rightleftharpoons H^+ + Cl^-$$

$$HAc \rightleftharpoons H^+ + Ac^-$$

$$H_2CO_3 \rightleftharpoons H^+ + HCO_3^-$$

$$HCO_3^- \rightleftharpoons H^+ + CO_3^{2-}$$

$$NH_4^+ \rightleftharpoons H^+ + NH_3$$

$$H_3O^+ \rightleftharpoons H^+ + H_2O$$

$$H_2O \rightleftharpoons H^+ + OH^-$$

$$[Al(H_2O)_6]^{3+} \rightleftharpoons H^+ + [Al(H_2O)_5OH]^{2+}$$

上列各式，左方的分子如 HCl、HAc、H_2CO_3、H_2O 等都是酸，称为分子酸；左方的阳离子如 NH_4^+、H_3O^+、$[Al(H_2O)_6]^{3+}$ 和阴离子如 HCO_3^- 等也是酸，分别称为阳离子酸和阴离子酸。不论是分子酸或离子酸，给出质子后，就变成相应的碱。右方的分子如 NH_3、H_2O，阳离子如 $[Al(H_2O)_5OH]^{2+}$ 和阴离子如 Cl^-、Ac^-、HCO_3^-、CO_3^{2-}、OH^- 等，分别称为分子碱、阳离子碱和阴离子碱，它们与质子结合后又成为相应的酸。所以，酸和相应的碱之间为共轭关系。右方的碱是左方相应酸的共轭碱 (conjugate base)，左方的酸又是右方相应碱的共轭酸 (conjugate acid)。因此，把仅相差一个质子的一对酸、碱称为*共轭酸碱对*。例如：HAc 的共轭碱是 Ac^-，Ac^- 的共轭酸是 HAc，HAc 和 Ac^- 为共轭酸碱对。由此可见，有酸必有碱，有碱必有酸；酸中含有碱，碱可变为酸；酸碱相互依存，又可相互转化。

从以上共轭酸碱对的概念，可以看出：

（1）有的物质在某个共轭酸碱对中是酸，但在另一个共轭酸碱对中却是碱。例如：H_2O 对 OH^- 说是酸，但对 H_3O^+ 说却是碱；HCO_3^- 对 CO_3^{2-} 说是酸，但对 H_2CO_3 说是碱。因此，H_2O、HCO_3^- 等是两性物质（amphoteric substance）。

（2）在酸碱质子理论中，排除了盐的概念。例如 NH_4Cl，在 Arrhenius 解离理论中称为盐，但在质子理论中却是含阳离子酸 NH_4^+ 和阴离子碱 Cl^- 的物质。又如 NaCl，在解离理论中为盐，在质子理论中则为只含阴离子碱的物质。

（3）酸碱质子理论体现了酸和碱这对矛盾相互转化和相互依存的关系，并且大大地扩大了酸碱物质的范围。而且酸愈强，其共轭碱愈弱；反之，亦然。

2. 酸碱反应的实质

质子理论认为，酸碱是成对地存在的，即酸 $\Longleftrightarrow H^+ +$ 碱。必须指出，这个表示式仅仅是一种简化的表达形式，并不是一种实际反应式[❶]。例如 HCl，当选用水为溶剂时，它所给出的质子被 H_2O 分子所接受，这样 HCl 给出质子后就转变为其共轭碱 Cl^-。溶剂水作为碱接受质子后，就转变为其共轭酸 H_3O^+（亦称氧鎓离子）。其实际反应为：

$$\overset{\overset{\displaystyle H^+}{\rule{3cm}{0.4pt}\downarrow}}{HCl + H_2O} \Longleftrightarrow Cl^- + H_3O^+$$

酸₁　　碱₂　　　碱₁　　酸₂

又如：氨水中的 NH_3，接受溶剂 H_2O 所给出的质子，转变为其共轭酸 NH_4^+，而 H_2O 作为酸给出质子，便成为其共轭碱 OH^-。反应为：

$$H_2O + NH_3 \Longleftrightarrow OH^- + NH_4^+$$

酸₁　　碱₂　　　碱₁　　酸₂

Arrhenius 解离理论所谓的酸碱中和反应，也可表示为：

$$H_3O^+ + OH^- \Longleftrightarrow H_2O + H_2O$$

酸₁　　碱₂　　　碱₁　　酸₂

从以上反应可以看出：一种酸（酸₁）和一种碱（碱₂）的反应，总是导致一种新酸（酸₂）和一种新碱（碱₁）的生成。并且，酸₁和生成的碱₁组成一对共轭酸碱对，碱₂和生成的酸₂组成另一共轭酸碱对。这说明酸碱质子理论中所谓的酸碱反应，其实质是两对共轭酸碱对间的质子转移反应（proton transfer reaction）。这种质子转移反应，既不要求反应必须在溶液中进行，也不是先要生成独立的质子再加到碱上，而只是质子从一种物质（酸₁）转移到另一种物质（碱₂）中去。因此，反应可在水溶液中进行，也可在非水溶剂中或气相中进行。这就为研究质子反应开辟了广阔的天地。

---

❶　质子（H^+）非常小，电荷密度非常大，故质子在溶液中不能单独存在。酸给出的质子瞬间就和另一质子受体（如 H_2O）结合，所以上述酸的解离反应，仅仅是一种简化了的表达式，并非实际反应式。

在质子转移反应中，存在着争夺质子的过程。其结果必然是强碱夺取强酸给出的质子而转化为它的共轭酸——弱酸；强酸被夺去质子后转变为它的共轭碱——弱碱。也就是说，酸碱反应总是由较强的酸和较强的碱作用，向着生成较弱的酸和较弱的碱的方向进行，相互作用的酸和碱愈强，反应就进行得愈完全。例如：

$$HCl+NH_3 \rightleftharpoons NH_4^+ + Cl^-$$

因 HCl 的酸性比 NH_4^+ 的强，NH_3 的碱性比 Cl^- 的强，故上述反应强烈地向右方进行。又如：

$$Ac^- + H_2O \rightleftharpoons HAc + OH^-$$

因 HAc 的酸性比 H_2O 的强，OH^- 的碱性比 Ac^- 的强，故上述反应明显地偏向左方。

3. 酸碱的强度

在质子理论中，酸、碱的强度以给出和接受质子能力的大小来表示。这种能力大小不仅和物质本身的酸碱性有关，而且还与溶剂的性质有关。同一种酸在不同的溶剂中，由于溶剂接受质子的能力不同而显示不同的酸性。例如 HNO_3 在水中是一个强酸；但在冰醋酸中酸性大大降低，因为冰醋酸接受质子的能力比水弱；而在纯硫酸中，由于硫酸给出质子的能力比 HNO_3 强，所以此时 HNO_3 却是一个碱了。

$$HNO_3 + H_2O \rightleftharpoons NO_3^- + H_3O^+ \quad (H^+: HNO_3 \rightarrow H_2O)$$

$$HNO_3 + HAc \rightleftharpoons NO_3^- + H_2Ac^+ \quad (H^+: HNO_3 \rightarrow HAc)$$

$$HNO_3 + H_2SO_4 \rightleftharpoons H_2NO_3^+ + HSO_4^- \quad (H^+: H_2SO_4 \rightarrow HNO_3)$$

由此可见，为了定量地表示质子理论中的各种酸、碱的相对强弱，必须用一种酸为基准酸，用它来衡量碱的强度。同样也可选用一种碱为基准碱，用它来衡量酸的强度。基准酸和基准碱可选用任何一种两性溶剂。如用水作基准酸时，它可与各种碱进行反应：

$$\text{各种碱} + H_2O \rightleftharpoons \text{各种共轭酸} + OH^-$$

其平衡常数即为碱的解离平衡常数（dissociation constant of base），简称碱常数，用 $K_b^\ominus$ 表示。

$$K_b^\ominus = \frac{[\text{共轭酸}][OH^-]}{[\text{碱}]} \tag{5-9}$$

当以水作为基准碱时，它与各种酸进行反应：

$$\text{各种酸} + H_2O \rightleftharpoons \text{各种共轭碱} + H_3O^+$$

其平衡常数即为酸的解离平衡常数（dissociation constant of acid），简称酸常数，用 $K_a^\ominus$ 表示。

$$K_a^\ominus = \frac{[\text{共轭碱}][H_3O^+]}{[\text{酸}]} \tag{5-10}$$

如：

$$H_2O + Ac^- \rightleftharpoons HAc + OH^- \quad (H^+: H_2O \rightarrow Ac^-)$$

$$K_b^{\ominus}=\frac{[HAc][OH^-]}{[Ac^-]}=\frac{[共轭酸][OH^-]}{[碱]}$$

$$\overbrace{HAc+H_2O}^{H^+}\rightleftharpoons Ac^-+H_3O^+$$

$$K_a^{\ominus}=\frac{[Ac^-][H_3O^+]}{[HAc]}=\frac{[共轭碱][H_3O^+]}{[酸]}$$

若将 HAc 的 $K_a^{\ominus}$ 和 Ac^- 的 $K_b^{\ominus}$ 相乘：

$$K_a^{\ominus}K_b^{\ominus}=\frac{[Ac^-][H_3O^+]}{[HAc]}\times\frac{[HAc][OH^-]}{[Ac^-]}=[H_3O^+][OH^-]$$

$$K_a^{\ominus}K_b^{\ominus}=K_w^{\ominus} \tag{5-11}$$

同理，将 NH_4^+ 的 $K_a^{\ominus}$ 与 NH_3 的 $K_b^{\ominus}$ 相乘，乘积也为水的离子积 $K_w^{\ominus}$。

*在水溶液中，任何酸的酸常数和它的共轭碱的碱常数的乘积，必定等于水的离子积。*因此，只要知道任何酸的酸常数，就可以计算其共轭碱的碱常数，反之亦然。上式表示，$K_a^{\ominus}$ 与 $K_b^{\ominus}$ 成反比，恰好说明酸愈弱，其共轭碱愈强；碱愈弱，其共轭酸愈强。

【例 5-4】 已知 HCN 的 $K_a^{\ominus}$ 为 4.93×10^{-10}，试求 CN^- 的 $K_b^{\ominus}$。

解　CN^- 是 HCN 的共轭碱，故：

$$K_b^{\ominus}=\frac{K_w^{\ominus}}{K_a^{\ominus}}=\frac{1.00\times10^{-14}}{4.93\times10^{-10}}=2.03\times10^{-5}$$

多元弱酸（或多元弱碱）在水中的质子转移反应是分步进行的，情况比较复杂。例如 H_3PO_4，其质子转移分三步进行，每一步都有相应的质子转移平衡：

$$H_3PO_4+H_2O\rightleftharpoons H_2PO_4^-+H_3O^+$$

$$K_{a1}^{\ominus}=\frac{[H_2PO_4^-][H_3O^+]}{[H_3PO_4]}=7.52\times10^{-3}$$

$$H_2PO_4^-+H_2O\rightleftharpoons HPO_4^{2-}+H_3O^+$$

$$K_{a2}^{\ominus}=\frac{[HPO_4^{2-}][H_3O^+]}{[H_2PO_4^-]}=6.23\times10^{-8}$$

$$HPO_4^{2-}+H_2O\rightleftharpoons PO_4^{3-}+H_3O^+$$

$$K_{a3}^{\ominus}=\frac{[PO_4^{3-}][H_3O^+]}{[HPO_4^{2-}]}=2.2\times10^{-13}$$

因 $K_{a1}^{\ominus}\gg K_{a2}^{\ominus}\gg K_{a3}^{\ominus}$，故酸的强度为 $H_3PO_4\gg H_2PO_4^-\gg HPO_4^{2-}$。酸的 $K_a^{\ominus}$ 值愈大，其共轭碱的 $K_b^{\ominus}$ 值就愈小，故 H_3PO_4 的各级共轭碱的强弱顺序为 $PO_4^{3-}\gg HPO_4^{2-}\gg H_2PO_4^-$。这和下列计算结果是一致的。

$$PO_4^{3-}+H_2O\rightleftharpoons HPO_4^{2-}+OH^-$$

$$K_{b1}^{\ominus}=\frac{K_w^{\ominus}}{K_{a3}^{\ominus}}=4.54\times10^{-2}$$

$$HPO_4^{2-}+H_2O\rightleftharpoons H_2PO_4^-+OH^-$$

$$K_{b2}^{\ominus} = \frac{K_w^{\ominus}}{K_{a2}^{\ominus}} = 1.61 \times 10^{-7}$$

$$H_2PO_4^- + H_2O \Longrightarrow H_3PO_4 + OH^-$$

$$K_{b3}^{\ominus} = \frac{K_w^{\ominus}}{K_{a1}^{\ominus}} = 1.33 \times 10^{-12}$$

附录中列有一些多元酸的各步质子转移平衡常数，可供参考。

从上面讨论可知，酸碱质子理论扩大了酸碱的含义及酸碱反应的范围，解决了一些非水溶剂或气体之间反应的问题，并把水溶液中进行的各种离子反应归纳为质子传递的酸碱反应，同时用酸常数、碱常数大小来表示在某一溶剂中酸、碱的强度，这使质子理论得到广泛应用。但由于质子理论仍把酸碱局限在质子的转移上，所以对于不含有质子的物质所进行的反应就无法解释。例如：

$$CaO + SiO_2 \underset{\triangle}{\Longrightarrow} CaSiO_3$$

此反应可以进行，但是酸碱质子理论无法说明，这就是质子理论的不足之处。

二、酸碱的电子理论简介

1. 酸和碱的定义

在酸碱质子理论提出的同年，Lewis 提出了酸碱电子理论。电子理论认为，凡是可以接受电子对的物质称为酸，凡是可以给出电子对的物质称为碱。因此酸是电子对的接受体，碱是电子对的给予体。酸碱反应的实质是形成配位键生成酸碱配合物的过程。例如：

$$H^+ + :OH^- \longrightarrow H \leftarrow OH$$

$$F-\overset{\overset{\displaystyle F}{|}}{\underset{\underset{\displaystyle F}{|}}{B}} + :F^- \longrightarrow \left[F-\overset{\overset{\displaystyle F}{|}}{\underset{\underset{\displaystyle F}{|}}{B}} \leftarrow F \right]^-$$

$$O-Si + :O^{2-} \longrightarrow \left[O-Si-O \right]^{2-}$$

$$Cu^{2+} + 4:NH_3 \longrightarrow \left[\overset{\overset{\displaystyle NH_3}{|}}{H_3N-\underset{\underset{\displaystyle NH_3}{|}}{Cu}} \leftarrow NH_3 \right]^{2+}$$

$$CH_3CO^+ + :OC_2H_5^- \longrightarrow CH_3CO \leftarrow OC_2H_5$$

$$酸 + 碱 \longrightarrow 酸碱配合物$$

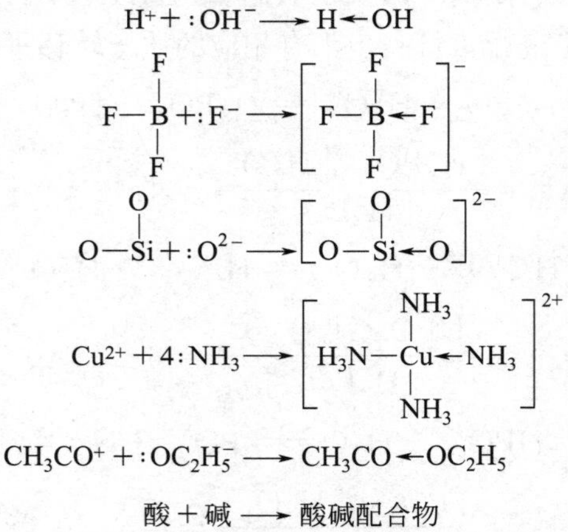

上面这些反应中，H^+（如 HCl）、BF_3、SiO_2、Cu^{2+}（如 $CuSO_4$）、CH_3CO^+（CH_3COOH）都是电子对的接受体，称为酸；而 OH^-（如 NaOH）、F^-（KF）、O^{2-}（如 CaO）、NH_3、$OC_2H_5^-$（如 C_2H_5OH）都是电子对的给予体，称为碱。第一个反应是典型的酸碱中和反应，第二个反应是加和反应，第三个反应是无溶剂的加和反应，第四个反应是配合反应，第五个反应是有机反应，电子理论认为这些都是酸碱反应，产物是酸碱配合物。可见路易斯的酸碱范围相当广泛，所包括的反应类型也很多。为了区别于其他理论中的酸、碱，通常把电子理论所定义的酸、碱，分别称为 Lewis 酸和 Lewis 碱，又称广义酸和广义碱。

2. 反应类型

根据酸碱电子理论，可把酸碱反应分为以下四种类型：

酸碱加和反应，如 $Ag^+ + 2NH_3 \rightleftharpoons [H_3N \rightarrow Ag \leftarrow NH_3]^+$

碱取代反应，如 $[Cu(NH_3)_4]^{2+} + 2OH^- \rightleftharpoons Cu(OH)_2 + 4NH_3$

酸取代反应，如 $[Cu(NH_3)_4]^{2+} + 4H^+ \rightleftharpoons Cu^{2+} + 4NH_4^+$

双取代反应，如 $HCl + NaOH \rightleftharpoons NaCl + H_2O$

Lewis 酸碱可以与氧化还原反应联系。酸与氧化剂是反应中能接受电子的物质，称为亲电物质，所以酸取代反应又称亲电取代反应。碱与还原剂是反应中给出电子的物质，称为亲核物质，所以碱取代反应又称亲核取代反应。

酸碱电子理论扩大了酸碱的范围，并可把酸碱概念用于许多有机反应和无溶剂系统，这是它的优点。而带来的缺点是酸碱概念过于笼统，同时，对酸碱的强弱也不能给出定量的标准。

第三节 酸碱溶液 pH 的近似计算

一、一元弱酸或弱碱溶液

对于弱酸、弱碱水溶液，人们最关心的是其酸度（H^+ 浓度）及碱度（OH^- 浓度）。根据质子转移平衡常数，可以计算弱酸、弱碱水溶液中的 H^+ 浓度和 OH^- 浓度。

例如，在弱酸 HB 的水溶液中，存在着两种质子转移平衡。第一种是 HB 的质子转移平衡：

$$HB + H_2O \rightleftharpoons H_3O^+ + B^-$$

$$K_a^{\ominus} = \frac{[H_3O^+][B^-]}{[HB]}$$

第二种是水的质子自递平衡：

$$H_2O + H_2O \rightleftharpoons H_3O^+ + OH^-$$

$$K_w^{\ominus} = [H_3O^+][OH^-]$$

在平衡系统中，H_3O^+、B^-、OH^- 和 HB 这四种粒子的浓度都是未知的。显然，要精确地求得 $[H_3O^+]$，计算是相当麻烦的，其严格求解的方法这里不作介绍。

大多数情况下，都可采取合理的近似处理，这样既能简化计算过程，所得结果与精确计算值也相当吻合。条件是：当 $K_a^{\ominus} c_A \gg 20K_w^{\ominus}$ 时，可以忽略水的质子自递平衡，这时，只需考虑弱酸的质子转移平衡。下面以醋酸解离平衡为例：

设 HAc 相对起始浓度为 c，解离度为 α：

	HAc $\rightleftharpoons$	H^+ +	Ac^-
相对起始浓度	c	0	0
相对平衡浓度	$c - c\alpha$	$c\alpha$	$c\alpha$

$$K_a^{\ominus} = \frac{[H^+][Ac^-]}{[HAc]} = \frac{c\alpha c\alpha}{c - c\alpha} = \frac{c\alpha^2}{1-\alpha} \tag{5-12}$$

当弱酸的 $c/K_a^\ominus \geqslant 400$ 或 $\alpha < 5\%$，已解离的酸极少，$1-\alpha \approx 1$，则式(5-12) 变为：

$$K_a^\ominus = c\alpha^2 \quad 或 \quad \alpha = \sqrt{\frac{K_a^\ominus}{c}} \tag{5-13}$$

以上两式是稀释定律的简化式，常用于单纯弱电解质溶液的近似计算。因 $K_a^\ominus$ 是常数，故式(5-13) 表示 α 与 c 的平方根成反比，即 c 增大时，解离度 α 要减小。

由此计算：

$$[H^+] = c\alpha = \sqrt{K_a^\ominus c_A} \tag{5-14}$$

这是求算一元弱酸溶液中 $[H^+]$ 的简化式。

对一元弱碱溶液，同理可以得到简化式：

$$[OH^-] = \sqrt{K_b^\ominus c_B} \tag{5-15}$$

【例 5-5】 计算 $0.100mol \cdot L^{-1}$ HAc 溶液的 pH。

解 已知 $K_a^\ominus = 1.75 \times 10^{-5}$，$c_A = 0.100mol \cdot L^{-1}$，因 $K_a^\ominus c_A = 1.75 \times 10^{-7} \geqslant 20K_w^\ominus$，又因 $c_A/K_a^\ominus = 0.100/(1.75 \times 10^{-5}) > 400$，可用简化式(5-14) 进行计算，故：

$$[H^+] = \sqrt{K_a^\ominus c_A} = \sqrt{1.75 \times 10^{-5} \times 0.100} = 1.32 \times 10^{-3}$$

$$即\ \alpha = 1.32\% \qquad pH = 2.88$$

必须注意：当弱酸的 $c_A/K_a^\ominus$ 或弱碱的 $c_B/K_b^\ominus \geqslant 400$ 或 $\alpha < 5\%$时，方能使用简化式进行计算，否则将造成较大的误差，甚至得到荒谬的结论。例如：计算 $1.00 \times 10^{-5} mol \cdot L^{-1}$ HAc 溶液的 H^+ 浓度，如采用简化式(5-14) 计算，则得：

$$[H^+] = \sqrt{K_a^\ominus c_A} = \sqrt{1.75 \times 10^{-5} \times 1.00 \times 10^{-5}}$$
$$= 1.32 \times 10^{-5}$$

计算所得结果是 $[H^+] > c_A$，这个结论显然是不合理的。因为 HAc 溶液浓度极稀时，将有较多的 HAc 解离，$1-\alpha \neq 1$，故需用式(5-12) $K_a^\ominus = c\alpha^2/(1-\alpha)$ 计算：

$$1.7 \times 10^{-5} = 1.00 \times 10^{-5} \alpha^2/(1-\alpha)$$
$$\alpha = 71.2\%$$
$$[H^+] = c\alpha = 1.00 \times 10^{-5} \times 7.12\%$$
$$= 7.12 \times 10^{-6}$$

故 H^+ 浓度为 $7.12 \times 10^{-6} mol \cdot L^{-1}$。

【例 5-6】 计算 $0.100mol \cdot L^{-1}$ $CH_2ClCOOH$（一氯乙酸）溶液的 pH（$K_a^\ominus = 1.38 \times 10^{-3}$）。

解 已知 $c_A = 0.100mol \cdot L^{-1}$，$K_a^\ominus = 1.38 \times 10^{-3}$，因 $K_a^\ominus c_A = 1.38 \times 10^{-3} \times 0.100 = 1.38 \times 10^{-4} \geqslant 20K_w^\ominus$，且 $c_A/K_a^\ominus = 0.100/(1.38 \times 10^{-3}) \ll 400$，故应采用式(5-12) 计算：

$$1.38 \times 10^{-3} = 0.100\alpha^2/(1-\alpha)$$
$$\alpha = 11.1\%$$
$$[H^+] = c_A\alpha = 1.11 \times 10^{-2}$$
$$pH = 1.95$$

【例 5-7】 计算 $0.100mol \cdot L^{-1}$ NH_4Cl 溶液的 pH。

解　因 NH_3-NH_4^+ 为共轭酸碱对，已知 $K_b^\ominus(NH_3)=1.79\times10^{-5}$，则 $K_a^\ominus(NH_4^+)=K_w^\ominus/K_b^\ominus(NH_3)=1.00\times10^{-14}/1.79\times10^{-5}=5.59\times10^{-10}$。

又因 $c_A/K_a^\ominus=0.100/(5.59\times10^{-10})\gg400$，故可用式(5-14) 进行计算。

$$[H^+]=\sqrt{K_a^\ominus c_A}=\sqrt{5.59\times10^{-10}\times0.100}$$
$$=7.48\times10^{-6}$$
$$pH=5.13$$

【例 5-8】　计算 0.100mol·L^{-1} NaAc 溶液的 pH。

解　已知 $K_a^\ominus(HAc)=1.75\times10^{-5}$，$K_b^\ominus(Ac^-)=K_w^\ominus/K^\ominus(HAc)=1.00\times10^{-14}/(1.75\times10^{-5})$
$=5.71\times10^{-10}$。

因 $c_B/K_B^\ominus=0.100/(5.71\times10^{-10})\gg400$，故可用式(5-14) 计算。

$$[OH^-]=\sqrt{K_b^\ominus c_B}=\sqrt{5.71\times10^{-10}\times0.100}$$
$$=7.56\times10^{-6}$$
$$[H^+]=K_w^\ominus/[OH^-]=1.00\times10^{-14}/(7.56\times10^{-6})$$
$$=1.32\times10^{-9}$$
$$pH=8.88$$

二、同离子效应与盐效应

如果在 HAc 的溶液中加入一些 NaAc 固体，由于 NaAc 在溶液中完全解离，使溶液中 Ac^- 浓度增加很多，结果使 HAc 的解离平衡向左移动，从而降低了 HAc 的解离度。在氨水中加入 NH_4Cl 固体时，情况也与此类似。这种在弱电解质溶液中加入与弱电解质具有共同离子的强电解质时，使弱电解质的解离度降低的现象，叫做同离子效应（common ion effect）。

【例 5-9】　如果在 0.10mol·L^{-1} 的 HAc 溶液中加入固体 NaAc，使 NaAc 的浓度达到 0.20mol·L^{-1}，求该 HAc 溶液中的氢离子浓度和解离度 α（$K_a^\ominus=1.75\times10^{-5}$）。

解　设平衡时，氢离子相对平衡浓度 $[H^+]=x$，

	HAc	$\rightleftharpoons$	H^+	+	Ac^-
相对起始浓度	0.10		0		0.20
相对平衡浓度	$0.10-x$		x		$0.20+x$

$$K^\ominus(HAc)=\frac{[H][Ac^-]}{[HAc]}=\frac{x(0.20+x)}{0.10-x}$$

因为$\dfrac{c_A}{K_a^\ominus}=\dfrac{0.1}{1.75\times10^{-5}}>400$，加上同离子效应使平衡向左移动，所以 $0.20+x\approx0.20$；$0.10-x\approx0.10$，代入上式得：

$$K_a^\ominus=\frac{x(0.20+x)}{0.10-x}\approx\frac{0.20x}{0.10}=2x$$

$$x=\frac{K_a^\ominus}{2}=\frac{1.75\times10^{-5}}{2}=8.75\times10^{-6}$$

即 $[H^+]=8.75\times10^{-6}$，H^+ 浓度为 8.75×10^{-6}mol·L^{-1}。

$$\alpha=\frac{[H^+]}{c}\times100\%=\frac{8.75\times10^{-6}}{0.10}\times100\%=0.00875\%$$

将【例 5-5】和【例 5-9】相比较，解离度 α 由 1.32%减小到 0.00875%，二者之间相差 151 倍，可见同离子效应使弱电解质解离度降低很多。

在弱电解质的溶液中加入其他强电解质时，该弱电解质的解离度将会稍有增大，这种影响称为盐效应（salt effect）。在【例 5-5】中，求得 0.10mol·L^{-1} HAc 的溶液解离度为 1.32%。这是忽略了溶液中离子间相互作用，以浓度代替活度的计算结果。若在 0.10mol·L^{-1} 的 HAc 中加入强电解质 NaCl，此时溶液的离子强度 I 将增大，γ 就不能近似等于 1，所以必须用活度来计算。

【例 5-10】 在 0.10mol·L^{-1} HAc 中加入固体 NaCl，使 NaCl 的浓度达到 0.20mol·L^{-1}，计算溶液中 H^+ 浓度和解离度 α。($K_a^\ominus$=1.75×10^{-5})。

解 HAc 解离出 H^+ 和 Ac^- 很少，计算溶液离子强度时可忽略，只计算强电解质 NaCl 的离子强度。

$$I=\frac{1}{2}\sum_i b_i z_i^2=\frac{1}{2}\times(0.20\times1^2+0.20\times1^2)=0.20$$

查表 5-2 可知，当 $I=0.20$ 时，$\gamma(H^+)=\gamma(Ac^-)=0.70$，HAc 分子离子强度的影响很小，$\gamma_{HAc}=1.00$：

$$K_a^\ominus=\frac{a(H^+)a(Ac^-)}{a(HAc)}=\frac{\gamma(H^+)[H^+]\gamma(AC^-)[Ac^-]}{\gamma(HAc)[HAc]}=\frac{0.70^2\times[H^+]^2}{0.10}$$

$$[H^+]=\sqrt{\frac{K_a^\ominus\times0.10}{0.70^2}}=\sqrt{\frac{1.75\times10^{-5}\times0.10}{0.70^2}}=1.89\times10^{-3}$$

H^+ 浓度为 1.89×10^{-3}mol·L^{-1}

$a(H^+)=\gamma(H^+)[H^+]=0.7\times1.89\times10^{-3}=1.32\times10^{-3}$

虽然有效浓度是 1.32×10^{-3}mol·L^{-1}，但毕竟有 1.89×10^{-3}mol·L^{-1} 的离子已经从 HAc 分子中解离出来，故计算解离度 α 时，应该用 [H^+] 求得：

$$\alpha=\frac{[H^+]}{c}\times100\%=\frac{1.89\times10^{-3}}{0.10}\times100\%=1.89\%$$

将【例 5-5】和【例 5-10】比较，解离度 α 由 1.32%增大到 1.89%，增大了 1.4 倍，可见盐效应使弱电解质解离度增大并不显著。实际上在 HAc 溶液中加入 NaAc 固体除同离子效应外，还有盐效应存在。由于稀溶液中盐效应对解离平衡的影响，在程度上远不如同离子效应，因此可以将盐效应影响忽略，只考虑同离子效应。

三、多元酸碱溶液

多元弱酸在水溶液中的质子转移反应是分步进行的。例如 H_2CO_3，其第一步质子转移平衡为：

$$H_2CO_3+H_2O \rightleftharpoons HCO_3^-+H_3O^+$$

$$K_{a1}^\ominus=\frac{[H_3O^+][HCO_3^-]}{[H_2CO_3]}=4.30\times10^{-7}$$

第二步质子转移平衡为：

$$HCO_3^- + H_2O \rightleftharpoons CO_3^{2-} + H_3O^+$$

$$K_{a2}^{\ominus} = \frac{[H_3O^+][CO_3^{2-}]}{[HCO_3^-]} = 5.61 \times 10^{-11}$$

其水溶液中 $[H^+]$ 或其他离子浓度的计算，可用下例加以说明。

【例 5-11】 在常温下，饱和 H_2CO_3 水溶液中，H_2CO_3 的浓度为 $0.0400 mol \cdot L^{-1}$，求该溶液中 H^+、HCO_3^-、CO_3^{2-} 和 OH^- 的浓度。

解 当 $K_{a1}^{\ominus}/K_{a2}^{\ominus} \gg 10^2$ 时，可忽略第二步的质子转移反应所产生的 H^+，当作一元弱酸处理时，则$[H^+] \approx [HCO_3^-]$。

因 $c_A/K_{a1}^{\ominus} = 0.0400/(4.30 \times 10^{-7}) > 400$，故可用式(5-14) 计算：

$$[H^+] = \sqrt{K_{a1}^{\ominus} c_A} = \sqrt{4.30 \times 10^{-7} \times 0.0400} = 1.31 \times 10^{-4}$$

H^+ 浓度为 $1.31 \times 10^{-4} mol \cdot L^{-1}$。

$$[HCO_3^-] \approx [H^+] = 1.31 \times 10^{-4}$$

HCO_3^- 浓度为 $1.31 \times 10^{-4} mol \cdot L^{-1}$。

CO_3^{2-} 是第二步质子转移反应的产物，即：

$$HCO_3^- + H_2O \rightleftharpoons CO_3^{2-} + H_3O^+$$

$$K_{a2}^{\ominus} = \frac{[H_3O^+][CO_3^{2-}]}{[HCO_3^-]} = 5.61 \times 10^{-11}$$

因$[H^+] \approx [HCO_3^-]$，故 $[CO_3^{2-}] \approx K_{a2}^{\ominus} = 5.61 \times 10^{-11}$

CO_3^{2-} 浓度为 $5.61 \times 10^{-11} mol \cdot L^{-1}$。

$$[OH^-] = K_w^{\ominus}/[H^+] = 1.00 \times 10^{-14}/(1.31 \times 10^{-4}) = 7.63 \times 10^{-11}$$

OH^- 浓度为 $7.63 \times 10^{-11} mol \cdot L^{-1}$。

通过上例计算，对没有同离子效应的多元弱酸溶液可以得出如下结论：

(1) 当多元弱酸的 $K_{a1}^{\ominus} \gg K_{a2}^{\ominus} \gg K_{a3}^{\ominus}$，$K_{a1}^{\ominus}/K_{a2}^{\ominus} \gg 10^2$ 时，可当作一元弱酸处理求 $[H^+]$，$K_{a1}^{\ominus}$ 可作为衡量酸度的标志。

(2) 多元弱酸第二步质子转移平衡所得的共轭碱的浓度近似等于 $K_{a2}^{\ominus}$，与酸的浓度关系不大，如 H_3PO_4 溶液中，$[HPO_4^{2-}] \approx K_{a2}^{\ominus}$。

(3) 多元弱酸第二步及以后各步的质子转移平衡所得的相应共轭碱的浓度都很低，若需要大量的这些相应共轭碱时，不能依靠多元弱酸来提供，而用相应的离子碱。

多元弱碱在溶液中的分步解离与多元弱酸相似，例如在 Na_2CO_3 溶液中有如下的质子转移平衡：

$$CO_3^{2-} + H_2O \rightleftharpoons HCO_3^- + OH^-$$

$$K_{b1}^{\ominus} = K_w^{\ominus}/K_{a2}^{\ominus} = 1.00 \times 10^{-14}/(5.61 \times 10^{-11}) = 1.78 \times 10^{-4}$$

$$HCO_3^- + H_2O \rightleftharpoons H_2CO_3 + OH^-$$

$$K_{b2}^{\ominus} = K_w^{\ominus}/K_{a1}^{\ominus} = 1.00 \times 10^{-14}/(4.30 \times 10^{-7}) = 2.33 \times 10^{-8}$$

一般规律是 $K_{a1}^{\ominus} \gg K_{a2}^{\ominus}$，故 $K_{b1}^{\ominus} \gg K_{b2}^{\ominus}$，说明多元弱碱的第一步质子转移平衡是主要的，故可根据这个主要平衡进行近似处理。具体方法与前面处理多元弱酸方法相同。所不同的是按碱的质子转移平衡进行有关计算。

【例 5-12】 计算 0.100mol·L^{-1} Na_2CO_3 溶液的 pH。

解　已知 $K_{b1}^{\ominus}=1.78\times10^{-4}$，$K_{b2}^{\ominus}=2.33\times10^{-8}$

因 $c/K_{b1}^{\ominus}=0.100/(1.78\times10^{-4})>400$，$cK_{b1}^{\ominus}>24K_{w}^{\ominus}$

故 $[CO_3^{2-}]\approx c(Na_2CO_3)$，可按式(5-15) 计算：

$$[OH^-]=\sqrt{K_{b1}^{\ominus}c_B}=\sqrt{1.78\times10^{-4}\times0.100}=4.22\times10^{-3}$$

$$pOH=2.37$$

$$pH=14-2.37=11.63$$

四、两性物质溶液

经常接触到的两性物质有 HCO_3^-、$H_2PO_4^-$、HPO_4^{2-}、NH_4Ac 和氨基酸（以 $NH_3^+\cdot CHR\cdot COO$ 为代表）等。两性物质在溶液中的质子转移平衡十分复杂，分三种类型作有关近似计算的讨论。

1. 两性阴离子溶液

以 $NaHCO_3$ 中的 HCO_3^- 为例，HCO_3^- 作为酸，在水中的质子转移反应为：

$$HCO_3^- + H_2O \rightleftharpoons H_3O^+ + CO_3^{2-}$$

HCO_3^- 作为碱，在水中的质子转移反应为：

$$HCO_3^- + H_2O \rightleftharpoons H_2CO_3 + OH^-$$

根据数学推导（见后），当 $cK_{a2}^{\ominus}>20K_{w}^{\ominus}$，且 $c>20K_{a1}^{\ominus}$ 的条件下，水的质子转移反应可以忽略，又当两性物质溶液的浓度不很小［这里应有 $c_{(HCO_3^-)}>3.6\times10^{-3}mol\cdot L^{-1}$］，溶液中 $[H^+]$ 的近似计算公式为：

$$[H^+]=\sqrt{K_{a1}^{\ominus}K_{a2}^{\ominus}} \quad 或 \quad pH=\frac{1}{2}(pK_{a1}^{\ominus}+pK_{a2}^{\ominus}) \tag{5-16}$$

式中，$K_{a1}^{\ominus}$ 和 $K_{a2}^{\ominus}$ 分别是 H_2CO_3 的一级和二级解离常数。对于其他的两性阴离子水溶液的酸度，也可以类推得到近似计算公式。例如，对于 $H_2PO_4^-$ 溶液。

$$[H^+]=\sqrt{K_{a1}^{\ominus}K_{a2}^{\ominus}} \quad 或 \quad pH=\frac{1}{2}(pK_{a1}^{\ominus}+pK_{a2}^{\ominus})$$

对于 HPO_4^{2-} 溶液

$$[H^+]\approx\sqrt{K_{a2}^{\ominus}K_{a3}^{\ominus}} \quad 或 \quad pH=\frac{1}{2}(pK_{a2}^{\ominus}+pK_{a3}^{\ominus}) \tag{5-17}$$

从这些近似计算公式可以看到，这些两性阴离子溶液的 pH 与浓度无关。

【例 5-13】 计算 0.20mol·L^{-1} NaH_2PO_4 溶液的 pH。已知 H_3PO_4 的 $pK_{a1}^{\ominus}=2.12$，$pK_{a2}^{\ominus}=7.21$，$pK_{a3}^{\ominus}=12.67$。

解　因此时 $K_{a2}^{\ominus}c > 20K_{w}^{\ominus}$，且 $c > 20K_{a1}^{\ominus}$ 符合近似公式计算条件，可按近似公式(5-16)计算：

$$[H^+] = \sqrt{K_{a1}^{\ominus}K_{a2}^{\ominus}}$$

或

$$pH = \frac{1}{2}(pK_{a1}^{\ominus} + pK_{a2}^{\ominus})$$

$$= \frac{1}{2} \times (2.12 + 7.21) = 4.66$$

2. 由阳离子酸和阴离子碱组成的两性物质（即弱酸弱碱盐）溶液

以 NH_4Ac 为例，它在水中发生下列质子转移平衡：

$$NH_4^+ + H_2O \rightleftharpoons NH_3 + H_3O^+$$

$$Ac^- + H_2O \rightleftharpoons HAc + OH^-$$

为了区别，以 $K_a^{\ominus}$ 表示阳离子酸（NH_4^+）的酸常数，$K_a^{\ominus}$ 表示阴离子碱（Ac^-）的共轭酸（HAc）的酸常数。当 $cK_a^{\ominus} > 20K_w^{\ominus}$ 且 $c > 20K_a^{\ominus\prime}$ 时，这类两性物质溶液的 H^+ 浓度可用类似于式(5-16)的数学式计算，即：

$$[H^+] = \sqrt{K_a^{\ominus}K_a^{\ominus\prime}}$$

或

$$pH = \frac{1}{2}(pK_a^{\ominus} + pK_a^{\ominus\prime})$$

【例 5-14】　计算 0.10mol·L^{-1} NH_4Ac 溶液的 pH。已知 NH_4^+ 的 $K_a^{\ominus}$ 为 5.59×10^{-10}，HAc 的 $K_a^{\ominus\prime}$ 为 1.75×10^{-5}。

解

$$pK_a^{\ominus} = -\lg(5.59 \times 10^{-10}) = 9.25$$

$$pK_a^{\ominus\prime} = -\lg(1.75 \times 10^{-5}) = 4.76$$

由于 $cK_a^{\ominus} > 20K_w^{\ominus}$，且 $c > 20K_a^{\ominus\prime}$，故 NH_4Ac 溶液的 pH 为：

$$pH = \frac{1}{2}(pK_a^{\ominus} + pK_a^{\ominus\prime}) = \frac{1}{2} \times (9.25 + 4.76) = 7.00$$

3. 氨基酸型两性物质溶液

氨基酸的通式为 $NH_3^+ \cdot CHR \cdot COO^-$。式中—$NH_3^+$ 基团可给出质子，显酸性；—COO^- 基团可以接受质子，显碱性，故是两性物质。

以甘氨酸（$NH_3^+ \cdot CH_2 \cdot COO^-$）为例，它在水溶液中的质子转移平衡有两个，作为酸，质子转移式为：

$$NH_3^+ \cdot CH_2 \cdot COO^- + H_2O \rightleftharpoons NH_2 \cdot CH_2 \cdot COO^- + H_3O^+$$

$$K_a^{\ominus} = 1.56 \times 10^{-10}$$

作为碱，质子转移式为：

$$NH_3^+ \cdot CH_2 \cdot COO^- + H_2O \rightleftharpoons NH_3^+ \cdot CH_2 \cdot COOH + OH^-$$

$$K_b^{\ominus\prime} = 2.24 \times 10^{-12}$$

计算氨基酸水溶液中 H^+ 浓度的近似式与计算 NH_4Ac 的相似，即$[H^+] = \sqrt{K_a^{\ominus}K_a^{\ominus\prime}}$。式中 $K_a^{\ominus\prime}$ 表示甘氨酸作为碱时（$NH_3^+ \cdot CH_2 \cdot COO^-$）的共轭酸 $NH_3^+ \cdot CH_2 \cdot COOH$ 的酸常数。在这里，可由 $K_b^{\ominus\prime}$ 求出，即：

$$K_a^{\ominus\prime} = \frac{K_w^{\ominus}}{K_b^{\ominus\prime}} = \frac{1.00 \times 10^{-14}}{2.24 \times 10^{-12}} = 4.46 \times 10^{-3}$$

则甘氨酸水溶液中，

$$[H^+]=\sqrt{K_a^{\ominus}K_a^{\ominus\prime}}=\sqrt{1.56\times10^{-10}\times4.46\times10^{-3}}=8.34\times10^{-7}$$

$$pH=-\lg(8.34\times10^{-7})=6.08$$

4. 关于两性物质溶液中 [H⁺] 计算公式的推导（自学）

以 $NaHCO_3$ 为例，设 $NaHCO_3$ 的浓度为 c，它在水溶液中以离子状态存在：

$$NaHCO_3 \longrightarrow Na^+ + HCO_3^-$$

HCO_3^- 作为酸，在水中的质子转移反应为：

$$HCO_3^- + H_2O \rightleftharpoons CO_3^{2-} + H_3O^+$$

故有 $[H_3O^+]=[CO_3^{2-}]$。HCO_3^- 作为碱，在水中的质子转移反应为：

$$HCO_3^- + H_2O \rightleftharpoons H_2CO_3 + OH^-$$

故又有 $[OH^-]=[H_2CO_3]$。由此可得：

$$[H_3O^+]+[H_2CO_3]=[CO_3^{2-}]+[OH^-]$$

$$或[H_3O^+]=[CO_3^{2-}]+[OH^-]-[H_2CO_3]$$

根据二元弱酸的质子转移平衡关系可得：

$$[H_2CO_3]=\frac{[H_3O^+][HCO_3^-]}{K_{a1}^{\ominus}},[CO_3^{2-}]=\frac{K_{a2}^{\ominus}[HCO_3^-]}{[H_3O^+]}$$

且 $[OH^-]=K_w^{\ominus}/[H_3O^+]$，故有：

$$[H_2O^+]=\frac{K_{a2}^{\ominus}[HCO_3^-]}{[H_3O^+]}+\frac{K_w^{\ominus}}{[H_3O^+]}-\frac{[H_3O^+][HCO_3^-]}{K_{a1}^{\ominus}}$$

$$[H_3O^+]^2=K_{a2}^{\ominus}[HCO_3^-]+K_w^{\ominus}-\frac{[H_3O^+][HCO_3^-]}{K_{a1}^{\ominus}}$$

$$K_{a1}^{\ominus}[H_3O^+]^2=K_{a1}^{\ominus}K_{a2}^{\ominus}[HCO_3^-]+K_{a1}^{\ominus}K_w^{\ominus}-[H_3O^+]^2[HCO_3^-]$$

整理后得到：

$$[H_3O^+]^2[K_{a1}^{\ominus}+(HCO_3^-)]=K_{a1}^{\ominus}K_{a2}^{\ominus}[HCO_3^-]+K_{a1}^{\ominus}K_w^{\ominus}$$

$$[H_3O^+]=\sqrt{\frac{K_{a1}^{\ominus}(K_{a2}^{\ominus}[HCO_3^-]+K_w^{\ominus})}{K_{a1}^{\ominus}+[HCO_3^-]}}$$

由于 HCO_3^- 的质子转移反应程度很小，因此溶液中的 HCO_3^- 消耗甚少，上式中 HCO_3^- 的平衡浓度近似地等于其原始浓度 c，即 $[HCO_3^-]\approx c$。代入上式即得：

$$[H_3O^+]=\sqrt{\frac{K_{a1}^{\ominus}(K_{a2}^{\ominus}c+K_w^{\ominus})}{K_{a1}^{\ominus}+c}} \tag{5-18}$$

当 $K_a c>20K_w^{\ominus}$ 时，式(5-18) 中的 $K_w^{\ominus}$ 可以忽略，故得：

$$[H_3O^+]=\sqrt{\frac{K_{a1}^{\ominus}K_{a2}^{\ominus}c}{K_{a1}^{\ominus}+c}} \tag{5-19}$$

又如 $c>20K_{a1}^{\ominus}$，则式(5-19) 中分母项 $K_{a1}^{\ominus}+c\approx c$，则式(5-19) 可简化为下式：

$$[H_3O^+]=\sqrt{K_{a1}^{\ominus}K_{a2}^{\ominus}} \tag{5-20}$$

$$或\ pH=\frac{1}{2}(pK_{a1}^{\ominus}+pK_{a2}^{\ominus})$$

式(5-18) 和式(5-19) 是计算两性阴离子溶液中 H_3O^+ 浓度较精确的公式，式(5-20) 则是近似式。

第四节　缓 冲 溶 液

许多化学反应，特别是生物体内的酶催化反应，往往必须在一定 pH 范围的溶液中进行。当 pH 不适宜或反应过程中介质的 pH 发生变化时，都会影响反应的正常进行。人体内的各种体液都具有一定的 pH 范围，如血液的 pH 范围为 7.35～7.45，若超过这个范围，就会出现不同程度的酸中毒或碱中毒症状，若 pH 改变超过 0.4 个单位，就有生命危险。因此，维持溶液和体液的 pH 基本恒定，在化学上和医学上都很重要。在药物生产上，植物药材、生化制剂中有效成分的提取，液体药物制剂的贮存等，也都需要控制一定的 pH，才能达到预期效果。那么溶液的 pH 如何控制？怎样使溶液的 pH 保持稳定呢？人们研究出一种可以抵抗少量酸碱的影响、控制溶液 pH 的溶液，即缓冲溶液（buffer solution）。

缓冲溶液是一种能抵抗少量强酸、强碱和水的稀释而保持 pH 基本不变的溶液。

一、缓冲作用原理

缓冲溶液通常是由两种物质组成的，一般可分为以下四种类型。

（1）弱酸及其盐　　HAc-NaAc。

（2）弱碱及其盐　　NH_3-NH_4Cl、CH_3NH_2-CH_3NH_3Cl。

（3）多元弱酸及其次级盐　　H_2CO_3-$NaHCO_3$、H_3PO_4-NaH_2PO_4。

（4）酸 式 盐 及 其 次 级 盐　　NaH_2PO_4-Na_2HPO_4、Na_2HPO_4-Na_3PO_4、$NaHCO_3$-Na_2CO_3。

组成缓冲溶液的两种物质称为缓冲对或缓冲系，实质上缓冲对就是一对共轭酸碱对。

现以 HAc-NaAc 缓冲溶液为例，说明缓冲溶液的缓冲作用原理。

NaAc 是强电解质，在溶液中完全解离，以 Na^+ 和 Ac^- 状态存在；HAc 是弱电解质，在溶液中只少量解离，并且因 Ac^-（来自 NaAc）的同离子效应，使 HAc 几乎完全以分子状态存在于溶液中。其关系可用下式表示：

$$HAc \rightleftharpoons H^+ + \boxed{Ac^-}$$
$$NaAc \longrightarrow Na^+ + \boxed{Ac^-}$$

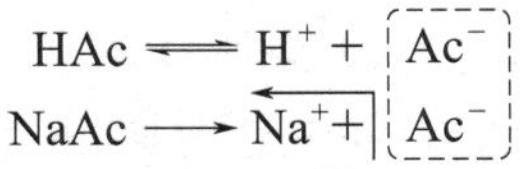

所以在 HAc 和 NaAc 混合溶液中 HAc 和 Ac^- 的浓度较大。

当在该溶液中加入少量强酸时，溶液中大量存在的 Ac^- 便发生如下反应：

$$H^+ + Ac^- \longrightarrow HAc$$

消耗掉外来的少量 H^+，使溶液中的 H^+ 浓度没有明显升高，溶液的 pH 基本保持不变。可见，此缓冲对中 Ac^- 发挥抵抗外来强酸的作用，故称之为缓冲溶液的抗酸成分。

当溶液中加入少量强碱时，溶液中大量存在的酸 HAc 便发生如下反应：

$$HAc \rightleftharpoons H^+ + Ac^-$$
$$+$$
$$OH^-$$
$$\downarrow$$
$$H_2O$$

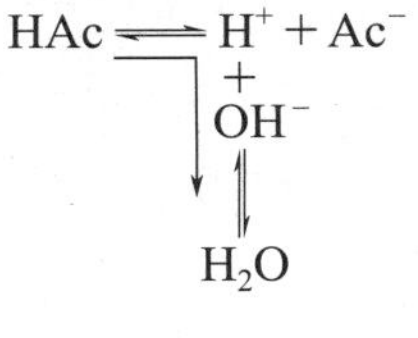

H^+ 消耗掉外来的少量 OH^-，而损失的 H^+ 由 HAc 解离来补充，溶液中的 H^+ 浓度没有明显降低，溶液的 pH 基本保持不变。此缓冲对中的 HAc 发挥了抵抗外来的强碱的作用，故称之为缓冲溶液的抗碱成分。

总之，由于缓冲溶液中同时含有较大量的抗碱成分和抗酸成分，再利用弱酸或弱碱的解离平衡可抵抗并消耗掉外来的少量强酸和强碱，使溶液的 H^+ 或 OH^- 浓度未有明显的变化，这就是缓冲作用原理。

若在缓冲溶液中加入大量强酸或强碱，则缓冲溶液中抗酸和抗碱成分消耗尽后，就会失去缓冲作用。

还要指出一点，浓度较大的强酸、强碱溶液，也有一定的缓冲能力。因为外加少量的酸或碱对强酸、强碱浓度变化很小，所以 pH 基本稳定。

二、缓冲溶液 pH 的计算

以 HB 代表弱酸，并与 NaB 组成缓冲溶液。溶液中 HB 和 B^- 建立质子转移平衡

$$HB + H_2O \rightleftharpoons H_3O^+ + B^-$$

$$NaB \longrightarrow Na^+ + B^-$$

有：
$$[H_3O^+] = K_a^{\ominus} \times \frac{HB}{[B^-]} \tag{5-21}$$

等式两边各取负对数，则得：

$$pH = pK_a^{\ominus} + \lg \frac{[B^-]}{[HB]} = pK_a^{\ominus} + \lg \frac{[共轭碱]}{[共轭酸]} \tag{5-22}$$

此式就是计算缓冲溶液 pH 的 Henderson-Hasselbalch 方程式。式中 $pK_a^{\ominus}$ 为弱酸解离常数的负对数，[HB] 和 $[B^-]$ 均为平衡浓度。$[B^-]$ 与 [HB] 的比值称为缓冲比，$[B^-]$ 与 [HB] 之和称为缓冲溶液的总浓度。

在式(5-21) 平衡中，HB 的总浓度为 $c(HB)$，其已解离部分的浓度为 $c'(HB)$，则 HB 和 B^- 的平衡浓度分别为：

$$[HB] = c(HB) - c'(HB)$$

$$[B^-] = c(NaB) + c'(HB)$$

因 B^-（来自 NaB）的同离子效应，使 HB 解离很少，$c'(HB)$ 可以忽略，故 [HB] 和 $[B^-]$ 可分别用总浓度 $c(HB)$ 和 $c(B^-)$ 来表示，所以式(5-22) 又可表示为：

$$pH = pK_a^{\ominus} + \lg \frac{[B^-]}{[HB]} = pK_a^{\ominus} + \lg \frac{c(共轭碱)}{c(共轭酸)} \tag{5-23}$$

因浓度等于溶质的物质的量除以溶液的体积，以 $n(HB)$ 和 $n(B^-)$ 分别表示 V 体积的缓冲溶液中所含共轭酸碱的物质的量，那么式(5-23) 就可改写为：

$$pH = pK_a^{\ominus} + \lg \frac{n(B^-)/V}{n(HB)/V} = pK_a^{\ominus} + \lg \frac{n(B^-)}{n(HB)} \tag{5-24}$$

此式是式(5-22)、式(5-23) 的另一种表示形式。在实际计算中，用此式可不必计算出在缓冲溶液中 $c(HB)$ 和 $c(B^-)$ 的实际浓度，只需要计算出 $n(HB)$ 和 $n(B^-)$，因此使计算更简便。

如使用相同浓度的弱酸及其共轭碱，即 $c(\text{HB})=c(\text{NaB})$，则式(5-24) 可改写为：

$$\text{pH}=\text{p}K_{\text{a}}^{\ominus}+\lg\frac{c(\text{B}^{-})V(\text{B}^{-})}{c(\text{HB})V(\text{HB})}=\text{p}K_{\text{a}}^{\ominus}+\lg\frac{V(\text{B}^{-})}{V(\text{HB})} \tag{5-25}$$

由上面各式可知：

(1) 缓冲溶液的 pH 首先取决于弱酸的解离常数 $K_{\text{a}}^{\ominus}$ 值，而 $K_{\text{a}}^{\ominus}$ 值又与温度有关，所以温度对缓冲溶液 pH 有影响。但温度对缓冲溶液 pH 的影响，不只是由于温度对 $K_{\text{a}}^{\ominus}$ 的影响，还包括温度对水的离子积常数 $K_{\text{w}}^{\ominus}$ 和溶液中离子活度因子的影响，所以温度对缓冲溶液的影响是比较复杂的，在这里不加以深入讨论。

(2) 同一缓冲系的缓冲溶液，$\text{p}K_{\text{a}}^{\ominus}$ 值一定，其 pH 随着缓冲比的改变而改变。当缓冲比等于 1 时，缓冲溶液的 pH 等于 $\text{p}K_{\text{a}}^{\ominus}$。

(3) 缓冲溶液加水稀释时，$c(\text{B}^{-})$ 与 $c(\text{HB})$ 的比值不变，则由式(5-18) 计算的 pH 也不变。但因稀释而引起溶液离子强度的改变，使 HB 和 B^{-} 的活度因子受到不同程度的影响，因此缓冲溶液的 pH 也随之有微小的改变。

【例 5-15】 计算 $0.10\text{mol}\cdot\text{L}^{-1}$ NH_3 20mL 和 $0.20\text{mol}\cdot\text{L}^{-1}$ NH_4Cl 15mL 混合溶液的 pH。

解 此混合溶液的缓冲系为 NH_4^{+}-NH_3，查附录知 $\text{p}K_{\text{a}}^{\ominus}(NH_4^{+})=9.25$

代入式(5-24)，得：

$$\begin{aligned}\text{pH}&=\text{p}K_{\text{a}}^{\ominus}+\lg\frac{n(NH_3)}{n(NH_4^{+})}=9.25+\lg\frac{0.10\text{mol}\cdot\text{L}^{-1}\times20\text{mL}}{0.20\text{mol}\cdot\text{L}^{-1}\times15\text{mL}}\\&=9.25-0.17=9.08\end{aligned}$$

【例 5-16】 取 $0.10\text{mol}\cdot\text{L}^{-1}$ KH_2PO_4 10mL 与 $0.20\text{mol}\cdot\text{L}^{-1}$ Na_2HPO_4 1.0mL 混合，求此混合溶液的 pH。

解 此混合溶液的缓冲系为 $H_2PO_4^{-}$-HPO_4^{2-}，查附录知 $H_2PO_4^{-}$ 的 $\text{p}K_{\text{a2}}^{\ominus}=7.21$，代入式(5-25)，得：

$$\begin{aligned}\text{pH}&=7.21+\lg\frac{0.20\text{mol}\cdot\text{L}^{-1}\times1.0\text{mL}}{0.10\text{mol}\cdot\text{L}^{-1}\times10\text{mL}}\\&=7.21-0.70=6.51\end{aligned}$$

用式(5-22)、式(5-23) 或式(5-24) 计算缓冲溶液的 pH 只是近似值。为使计算值准确，并与测定值接近，应在式(5-22) 中引入活度因子，即以 HB 和 B^{-} 的活度替代它们的平衡浓度，则式(5-22) 可改写为：

$$\begin{aligned}\text{pH}&=\text{p}K_{\text{a}}^{\ominus}+\lg\frac{a(\text{B}^{-})}{a(\text{HB})}\\&=\text{p}K_{\text{a}}^{\ominus}+\lg\frac{[\text{B}^{-}]\gamma(\text{B}^{-})}{[\text{HB}]\gamma(\text{HB})}=\text{p}K_{\text{a}}^{\ominus}+\lg\frac{[\text{B}^{-}]}{[\text{HB}]}+\lg\frac{\gamma(\text{B}^{-})}{\gamma(\text{HB})}\end{aligned} \tag{5-26}$$

此式就是校正的缓冲溶液 pH 计算公式。式中，$\gamma(\text{HB})$ 和 $\gamma(\text{B}^{-})$ 分别为溶液中 HB 和 B^{-} 的活度因子，$\lg\dfrac{\gamma(\text{B}^{-})}{\gamma(\text{HB})}$为校正因数。活度因子与弱酸的电荷数和溶液的离子强度（I）有关，故校正因数也与弱酸的电荷数和溶液的离子强度有关。离子强度可根据缓冲溶液中各离子的浓度进行计算。表 5-3 列出弱酸电荷 z 不同的缓冲系的一些校正因数，供参考。0～30℃的校正因数基本上与 20℃时的相同。

表 5-3 不同 I 和 z 时缓冲溶液的校正因数（20℃）

I	$z=+1$	$z=0$	$z=-1$	$z=-2$
0.01	+0.04	−0.04	−0.13	−0.22
0.05	+0.08	−0.08	−0.25	−0.42
0.10	+0.11	−0.11	−0.32	−0.53

已知缓冲溶液的 I 和弱酸的 z，从表 5-3 查出校正因数，并与按式(5-23) 或式(5-24) 计算所得的 pH 相加，即得缓冲溶液的准确 pH。

【例 5-17】 取 $0.10\text{mol}\cdot\text{L}^{-1}$ KH_2PO_4 和 $0.050\text{mol}\cdot\text{L}^{-1}$ NaOH 各 50mL 混合组成缓冲溶液。假定混合后溶液的体积为 100mL，求此缓冲溶液的近似的 pH 和准确的 pH。

解 (1) 缓冲溶液的近似 pH 当两种溶液混合时，$H_2PO_4^-$ 的一部分与 OH^- 反应生成 HPO_4^{2-}，形成 $H_2PO_4^-$-HPO_4^{2-} 缓冲系。$H_2PO_4^-$ 的 $pK_{a2}^{\ominus}=7.21$，$H_2PO_4^-$ 和 HPO_4^{2-} 的物质的量分别为：

$$n(H_2PO_4^-)=0.10\text{mol}\cdot\text{L}^{-1}\times50\text{mL}-0.050\text{mol}\cdot\text{L}^{-1}\times50\text{mL}=2.5\text{mmol}$$

$$n(HPO_4^{2-})=0.050\text{mol}\cdot\text{L}^{-1}\times50\text{mL}=2.5\text{mmol}$$

代入式(5-24)，得：

$$\text{pH}=7.21+\lg\frac{2.5\text{mmol}}{2.5\text{mmol}}=7.21$$

(2) 缓冲溶液的准确 pH 在缓冲溶液中 K^+、Na^+、$H_2PO_4^-$ 和 HPO_4^{2-} 浓度分别为：

$$c(K^+)=\frac{0.10\text{mol}\cdot\text{L}^{-1}}{2}=0.050\text{mol}\cdot\text{L}^{-1}$$

$$c(Na^+)=\frac{0.050\text{mol}\cdot\text{L}^{-1}}{2}=0.025\text{mol}\cdot\text{L}^{-1}$$

$$c(H_2PO_4^-)=\frac{2.5\text{mol}\cdot\text{L}^{-1}}{100}=0.025\text{mol}\cdot\text{L}^{-1}$$

$$c(HPO_4^{2-})=\frac{2.5\text{mol}\cdot\text{L}^{-1}}{100}=0.025\text{mol}\cdot\text{L}^{-1}$$

则此缓冲溶液的离子强度为：

$$\begin{aligned}I&=\frac{1}{2}\sum_i c_iz_i^2=\frac{1}{2}\times[0.050\text{mol}\cdot\text{L}^{-1}\times1^2+0.025\text{mol}\cdot\text{L}^{-1}\times1^2+0.025\text{mol}\cdot\text{L}^{-1}\times\\&\quad(-1)^2+0.025\text{mol}\cdot\text{L}^{-1}\times(-2)^2]\\&=0.10\text{mol}\cdot\text{L}^{-1}\end{aligned}$$

此缓冲溶液的 I 为 $0.10\text{mol}\cdot\text{L}^{-1}$，弱酸 $H_2PO_4^-$ 的 z 为 −1，查表 5-3 得校正因数为 −0.32。因此，缓冲溶液的准确 pH 为：

$$\text{pH}=7.21+(-0.32)=6.89$$

此准确计算值与实际定值 6.86 相当接近。

三、缓冲容量

缓冲溶液具有抗酸抗碱的作用，这种作用称为缓冲能力。缓冲能力的强弱与抗碱成分及抗酸成分的浓度有关。当抗酸成分或抗碱成分被外加的强酸或强碱快耗尽时，一般认为缓冲溶液就不再具有缓冲能力了，也就是说缓冲能力是有一定限度的。1922 年，Vanslyke 提出用缓冲容量（buffer capacity）作为衡量缓冲能力大小的尺度。

1. 缓冲容量的概念

缓冲容量是指在单位体积（1L 或 1mL）缓冲溶液中，使 pH 改变一个单位时，所需加一元强酸或一元强碱的物质的量（mol 或 mmol）。其公式为：

$$\beta=\frac{\Delta n}{|\Delta \mathrm{pH}|V} \tag{5-27}$$

式中，β 为缓冲容量，$mol \cdot L^{-1} \cdot pH^{-1}$；$\Delta n$ 为加入的一元强酸或一元强碱的物质的量，mol 或 mmol；$|\Delta pH|$ 为缓冲溶液 pH 改变的绝对值；V 为缓冲溶液的体积，L 或 mL。由式(5-27) 可知，β 值越大，缓冲溶液的缓冲能力越强；反之，β 值越小，缓冲溶液的缓冲能力越弱。必须指出，由式(5-27) 计算出的缓冲容量，只是在各自 pH 变化范围内的平均值。如若计算缓冲溶液在某一 pH 时的缓冲容量，式(5-27) 应该用微分比表示，即：

$$\beta=\frac{dn}{|dpH|V} \tag{5-28}$$

此式表示要使缓冲溶液 pH 改变一个微小单位时，所需加入的一元强酸或一元强碱的物质的量。

2. 影响缓冲容量的因素

缓冲容量的大小与缓冲溶液的总浓度和缓冲对的浓度之比有关。见表 5-4。

由表 5-4 可知：

（1）当缓冲对的浓度比为一定值时，缓冲溶液总浓度越大，缓冲容量越大；

（2）当缓冲溶液的总浓度为一定值时，缓冲对的浓度之比愈接近于 1∶1，缓冲容量越大。

表 5-4 HAc-NaAc 缓冲溶液的缓冲容量与 $c_{总}$ 和 $\frac{c(HAc)}{c(NaAc)}$ 的关系

编号	$c(HAc)$ /$mol \cdot L^{-1}$	$c(NaAc)$ /$mol \cdot L^{-1}$	$c_{总}$ /$mol \cdot L^{-1}$	$\frac{c(HAc)}{c(NaAc)}$	β /$mol \cdot L^{-1} \cdot pH^{-1}$
1	0.100	0.100	0.200	1∶1	0.115
2	0.0100	0.0100	0.0200	1∶1	0.0115
3	0.0200	0.180	0.200	1∶9	0.0164
4	0.198	0.00200	0.200	99∶1	0.0031

3. 缓冲范围

由表 5-4 可见，当总浓度相同，都为 $0.200 mol \cdot L^{-1}$ 时，缓冲对的浓度比相差越大，缓冲容量也越小。当 $c(HAc)/c(NaAc)$ 为 99∶1 时，β 仅为 $4.56\times10^{-3} mol \cdot L^{-1} \cdot pH^{-1}$，已失去了缓冲作用。因此为保持有效的缓冲作用，缓冲溶液中缓冲对浓度比 $c_{酸}/c_{共轭碱}$ 或 $c_{碱}/c_{共轭碱}$ 可控制在 0.1～10 之间，相应的 pH 或者 pOH 变化范围是：

$$pH=pK_a^{\ominus}\pm1$$

或者：

$$pOH=pK_b^{\ominus}\pm1$$

$$pH=pK_w^{\ominus}-(pK_b^{\ominus}\pm1)$$

以上两式就是缓冲溶液的缓冲作用有效 pH 范围，即为缓冲范围。一些常用缓冲溶液及缓冲范围见表 5-5。

表 5-5 常用缓冲溶液及其缓冲范围

缓冲溶液	缓冲对	$pK^{\ominus}$	缓冲范围
HCOOH-HCOONa	$HCOOH-HCOO^-$	3.76	2.76～4.76
HAc-NaAc	$HAc-Ac^-$	4.76	3.76～5.76
六亚甲基四胺-HCl(少)	$(CH_2)_6N_4H^+-(CH_2)_6N_4$	5.15	4.15～6.15
$NaH_2PO_4-Na_2HPO_4$	$H_2PO_4^- -HPO_4^{2-}$	7.20	6.20～8.20
$Na_2B_4O_7$-HCl(少)	$H_3BO_3-H_2BO_3^-$	9.24	8.24～10.24
$NH_3 \cdot H_2O-NH_4Cl$	$NH_4^+-NH_3$	9.24	8.24～10.24
$NaHCO_3-Na_2CO_3$	$HCO_3^- -CO_3^{2-}$	10.25	9.25～11.25
$Na_2HPO_4-Na_3PO_4$	$HPO_4^{2-}-PO_4^{3-}$	12.36	11.36～13.36

四、缓冲溶液的选择和配制

在选择缓冲溶液时应注意以下几点。

（1）所选用的缓冲溶液不能与反应物、生成物发生作用。如选择药用缓冲溶液时，要考虑到缓冲对物质不能与主药发生配伍禁忌，另外在加温灭菌和贮存期内要稳定，不能有毒性等。

（2）选择适当缓冲对，使其中弱酸的 $pK_a^{\ominus}$，或弱碱的 $pK_w^{\ominus}-pK_b^{\ominus}$ 与所要求的 pH 相等或相近，尽量使缓冲比的浓度比接近 1∶1，使缓冲容量接近极大值。

（3）配制缓冲溶液要有适当的总浓度，总浓度太低，缓冲容量过小。在实际工作中总浓度太高也不必要，一般为 0.05～0.5mol·L^{-1}。

（4）选好缓冲对后，按所要求的 pH，利用式(5-23）或式(5-24）进行计算，求得各缓冲成分所需的量。

（5）最后用 pH 计校准。因为用式(5-23）或式(5-24）计算时，忽略了弱酸（或弱碱）的解离影响和溶液中各离子、分子间的相互作用，所以计算得到的 pH 与实验测得的 pH 是有差异的。

【例 5-18】 如何配制 1L pH＝10.0 具有中等缓冲能力的缓冲溶液?

解 （1）选择缓冲对

由于 HCO_3^- 的 $pK_{a2}^{\ominus}=10.25$，接近所配缓冲溶液的 pH（10.0)，故选用 $NaHCO_3$-Na_2CO_3 缓冲对。

（2）确定总浓度

根据要求具有中等缓冲能力，为计算方便，选用 0.1mol·L^{-1} $NaHCO_3$ 和 0.1mol·L^{-1} Na_2CO_3 溶液来配制。

（3）计算所需 $NaHCO_3$ 和 Na_2CO_3 溶液的体积

设：加入 Na_2CO_3 溶液为 x mL，则加入 $NaHCO_3$ 溶液为（$1000-x$)mL。

$$c(CO_3^{2-})=0.1\times\frac{x}{1000},c(HCO_3^-)=0.1\times\frac{1000-x}{1000}$$

$$\frac{c_{酸}}{c_{共轭碱}}=\frac{c(HCO_3^-)}{c(CO_3^{2-})}=\frac{0.1\times\frac{1000-x}{1000}}{0.1\times\frac{x}{1000}}=\frac{1000-x}{x}$$

$$pH = pK_{a2}^{\ominus} - \lg \frac{c_{酸}}{c_{共轭碱}}$$

$$\lg \frac{c_{酸}}{c_{共轭碱}} = pK_{a2}^{\ominus} - pH = 10.25 - 10 = 0.25$$

$$\lg \frac{1000-x}{x} = 0.25 \qquad \frac{1000-x}{x} = 1.78$$

$$x = 360mL，1000-x = 640mL$$

即将 360mL 0.1mol·L^{-1} Na_2CO_3 溶液和 640mL 0.1mol·L^{-1} $NaHCO_3$ 溶液混合，就可以得到 1000mL pH 为 10.0 的缓冲溶液。最后用 pH 计校准。

【例 5-19】 现欲配制 pH 为 5.10 的缓冲溶液，试计算在 50mL 的 0.10mol·L^{-1} HAc 溶液中需要加入 0.10mol·L^{-1} 的 NaOH 溶液若干毫升？（HAc 的 $pK_a^{\ominus}=4.76$）

解

$$HAc + OH^- \rightleftharpoons Ac^- + H_2O$$

被中和的 HAc 物质的量＝生成的 Ac^- 物质的量＝加入的 NaOH 物质的量。

设：加入 NaOH 溶液为 xL，NaOH 物质的量为 0.10$x$mol

$$c(Ac^-) = 0.10x/V_{总}$$

$$c(HAc) = (0.10\times0.050 - 0.10x)/V_{总}$$

$$pH = pK_a^{\ominus} - \lg \frac{c_{酸}}{c_{共轭碱}}，\quad 5.10 = 4.76 + \lg \frac{c_{共轭碱}}{c_{酸}}$$

$$\lg \frac{(0.10x/V_{总})}{(0.10\times0.050 - 0.10x)/V_{总}} = 5.10 - 4.76 = 0.34$$

$$\lg \frac{x}{0.050-x} = 0.34 \qquad \frac{x}{0.050-x} = 2.19$$

$$x \approx 0.0343L = 34.3mL$$

计算表明，在 50mL 0.10mol·L^{-1} 的 HAc 溶液中加入 34.3mL 0.10mol·L^{-1} NaOH 溶液，即可得到 pH 为 5.10 的缓冲溶液。

在实际工作中，配制缓冲溶液往往不需要临时计算，可查有关手册，依照现成配方进行配制。在配制标准缓冲溶液时，水的纯度应很高（一般用重蒸水），配制碱性（pH＞7）的标准缓冲溶液，要用新排除 CO_2 的重蒸水。

五、血液中的缓冲系

人体内各种体液都有一定的较稳定的 pH 范围，离开正常范围差异太大，就可能引起机体内许多功能失调。在此仅介绍血液中的缓冲系。

血液是由多种缓冲系组成的缓冲溶液，存在的缓冲系主要有：

血浆中：H_2CO_3-HCO_3^-、$H_2PO_4^-$-HPO_4^{2-}、H_nP－$H_{n-1}P^-$（H_nP 代表蛋白质）。

红细胞中：H_2b-Hb^-（H_2b 代表血红蛋白）、H_2bO_2-HbO_2^-（H_2bO_2 代表氧合血红蛋白）、H_2CO_3-HCO_3^-、$H_2PO_4^-$-HPO_4^{2-}。

在这些缓冲系中，以碳酸缓冲系在血液中浓度最高，缓冲能力最大，在维持血液正常

pH 中发挥的作用最重要。碳酸在溶液中主要是以溶液状态的 CO_2 形式存在，在 $CO_{2(溶解)}$-HCO_3^- 缓冲系中存在如下平衡：

$$CO_{2(溶解)} + H_2O \rightleftharpoons H_2CO_3 \rightleftharpoons H^+ + HCO_3^-$$

当［H^+］增加时，抗酸成分 HCO_3^- 与它结合使上述平衡向左移动，使［H^+］不发生明显改变。当［H^+］减少时，上述平衡向右移动，使［H^+］不发生明显改变。

如果 CO_2 是溶解在离子强度为 0.16 的血浆中，并且温度为 37℃时，$pK_a^\ominus$ 应加以校正。$pK_a^\ominus$ 经校正后为 $pK_a^{\ominus\prime}$，其值为 6.10，所以血浆中的碳酸缓冲系 pH 的计算公式为：

$$\begin{aligned} pH &= pK_a^{\ominus\prime} + \lg\frac{[HCO_3^-]}{[CO_2]_{溶解}} \\ &= 6.10 + \lg\frac{[HCO_3^-]}{[CO_2]_{溶解}} \end{aligned} \tag{5-29}$$

正常人血浆中［HCO_3^-］和［CO_2］$_{溶解}$ 浓度分别为 $0.024mol \cdot L^{-1}$ 和 $0.0012mol \cdot L^{-1}$，将其代入式(5-29)，可得到血液的正常 pH：

$$\begin{aligned} pH &= 6.10 + \lg\frac{0.024mol \cdot L^{-1}}{0.0012mol \cdot L^{-1}} \\ &= 6.10 + \lg\frac{20}{1} = 7.40 \end{aligned}$$

在体内，HCO_3^- 是血浆中含量最多的抗酸成分，在一定程度上可以代表血浆对体内所产生非挥发性酸的缓冲能力，所以将血浆中的 HCO_3^- 称为碱储。

正常血浆中 HCO_3^--$CO_{2(溶解)}$ 缓冲系的缓冲比为 20∶1，已超出体外缓冲溶液有效缓冲比［即（10∶1)～(1∶10)］的范围，该缓冲系的缓冲能力应该很小。而事实上，在血液中它们的缓冲能力是很强的。这是因为体内缓冲作用与体外缓冲作用不尽相同的缘故。在体外，当 HCO_3^--$CO_{2(溶解)}$ 发生缓冲作用后，HCO_3^- 或 $CO_{2(溶解)}$ 的浓度的改变得不到补充或调节。尤其是 CO_2 是挥发性气体，难以在溶液中保存，从而不能形成稳定的缓冲系。而体内是一个“敞开系统”，当 HCO_3^--$CO_{2(溶解)}$ 发生缓冲作用后，HCO_3^- 或 $CO_{2(溶解)}$ 的浓度改变可由呼吸作用和肾的生理功能获得补充或调节，使得血液中的 HCO_3^- 和 $CO_{2(溶解)}$ 的浓度保持相对稳定。因此，血浆中的碳酸缓冲系总能保持相当强的缓冲能力，特别是抗酸的能力。

各种因素都能引起血液中酸度暂时的增加，如肺气肿引起的肺部换气不足，充血性心力衰竭和支气管炎、糖尿病和食用低碳水化合物和高脂肪食物引起代谢酸的增加，摄食过多的酸等都会引起血液中 H^+ 的增加，然而身体首先通过加快呼吸的速度来排除多余的 CO_2，其次是加速 H^+ 的排泄和延长肾里 HCO_3^- 的停留时间，后者导致酸性尿。由于血浆内的缓冲系统和机体的补偿功能的作用，而把血液中的 pH 恢复到正常水平。但若在严重腹泻时丧失碳酸氢盐（HCO_3^-）过多，或因肾功能衰竭引起 H^+ 排泄的减少，缓冲系统和机体的补偿功能都不能有效地阻止血液的 pH 降低，则引起酸中毒。

在发高烧和气喘换气过速或摄入过多的碱性物质和严重的呕吐等，都会引起血液碱性增加。身体的补偿机制则通过降低肺部 CO_2 的排出量和通过肾增加 HCO_3^- 的排泄来配合缓冲系统，使 pH 恢复正常，这时因尿中的 HCO_3^- 浓度增高便产生碱性尿。若通过缓冲系统和补偿机制还不能阻止血液中 pH 的升高，则引起碱中毒。

血浆中碳酸缓冲系的缓冲作用与肺、肾的调节作用的关系可用下式表示：

$$\begin{array}{ccc} & H_2CO_3 \underset{+H^+}{\overset{+OH^-}{\rightleftharpoons}} HCO_3^- & \\ & \Updownarrow \qquad\qquad\qquad \Updownarrow & \\ \text{肺} \rightleftharpoons & CO_2 + H_2O \qquad\quad \text{肾} & \end{array}$$

在血液红细胞中以血红蛋白和氧合血红蛋白缓冲系最为重要。因为血液对体内代谢所产生的大量 CO_2 的缓冲作用和运转，主要是靠它们实现的。代谢过程产生的大量 CO_2 先与血红蛋白离子反应：

$$CO_2 + H_2O + Hb^- \rightleftharpoons HHb + HCO_3^-$$

反应产生的 HCO_3^-，由血液运输至肺，并与氧合血红蛋白反应：

$$HCO_3^- + HHbO_2 \rightleftharpoons HbO_2^- + H_2O + CO_2$$

释放出的 CO_2 从肺呼出。这说明由于血红蛋白和氧合血红蛋白的缓冲作用，在大量 CO_2 从组织细胞运送至肺的过程中，血液的 pH 也不至于受到大的影响。

总之，由于血液中多种缓冲系的缓冲作用和肺、肾的调节作用，使正常人血液的 pH 维持在 7.35～7.45 的狭小范围。

第五节　难溶强电解质的沉淀溶解平衡

在强电解质中，有一类溶解度较小，如 AgCl、$CaCO_3$、PbS 在水中的溶解度很小，但它们在水中溶解的部分是全部解离的，这类电解质称为难溶性强电解质。它们在水溶液中存在一种沉淀溶解平衡。

一、溶度积和溶度积规则

1. 溶度积

在水溶液中，Ag^+ 和 Cl^- 作用产生白色的 AgCl 沉淀，但固态的 AgCl 并非绝对不溶于水，它仍能微量地溶解成为 Ag^+ 和 Cl^-。在一定条件下，当沉淀与溶解的速率相等时，便达到固体难溶电解质与溶液中离子间的平衡，AgCl 沉淀与溶液中的 Ag^+ 和 Cl^- 之间的平衡表示为：

$$AgCl(s) \underset{\text{沉淀}}{\overset{\text{溶解}}{\rightleftharpoons}} Ag^+(aq) + Cl^-(aq)$$

平衡时，$K^\ominus = \dfrac{[Ag^+][Cl^-]}{[AgCl(s)]}$，即 $[Ag^+][Cl^-] = K^\ominus[AgCl(s)]$

由于 $[AgCl(s)]$ 是常数，可并入常数项，得：

$$K_{sp}^\ominus = [Ag^+][Cl^-]$$

$K_{sp}^\ominus$ 称为溶度积常数（solubility product constant），简称溶度积。它反映了难溶电解质在水中的溶解能力。对于 A_aB_b 型的难溶电解质：

$$A_aB_b(s) \rightleftharpoons aA^{n+} + bB^{m-}$$

$$K_{sp}^{\ominus}=[A^{n+}]^a[B^{m-}]^b \qquad (5\text{-}30)$$

上式表明：在一定温度下，难溶电解质的饱和溶液中离子浓度幂的乘积为一常数。严格地说，溶度积应以离子活度幂的乘积来表示，但在稀溶液中，离子强度很小，活度因子趋近于1，故 $c=a$，通常都可用浓度代替活度。一些难溶电解质的 $K_{sp}^{\ominus}$ 值列于附录中。

一般情况下，溶度积和溶解度都可表示难溶电解质在水中的溶解能力的大小，它们之间有内在联系，在一定条件下，可以直接进行换算。

【例 5-20】 AgCl 在 298.15K 时的溶解度为 $1.91\times10^{-3}\,g\cdot L^{-1}$，求其溶度积。

解 已知 AgCl 的摩尔质量 $M(AgCl)$ 为 $143.4\,g\cdot mol^{-1}$，则以 $mol\cdot L^{-1}$ 表示的 AgCl 的溶解度为 $\dfrac{1.91\times10^{-3}\,g\cdot L^{-1}}{143.4\,g\cdot mol^{-1}}=1.33\times10^{-5}\,mol\cdot L^{-1}$

AgCl 溶于水时，1mol AgCl 溶解产生 1mol Ag^+ 和 1mol Cl^-，所以在 AgCl 的饱和溶液中，

$$[Ag^+]=[Cl^{-1}]=1.33\times10^{-5}$$

$$\begin{aligned}K_{sp}^{\ominus}(AgCl)&=[Ag^+][Cl^-]\\&=(1.33\times10^{-5})^2\\&=1.77\times10^{-10}\end{aligned}$$

【例 5-21】 Ag_2CrO_4 在 298.15K 时的溶解度为 $6.54\times10^{-5}\,mol\cdot L^{-1}$，计算其溶度积。

解

$$Ag_2CrO_4(s)\rightleftharpoons 2Ag^+(aq)+CrO_4^{2-}(aq)$$

在 Ag_2CrO_4 饱和溶液中，每生成 1mol CrO_4^{2-}，同时生成 2mol Ag^+，即：

$$[Ag^+]=2\times6.54\times10^{-5}，[CrO_4^{2-}]=6.54\times10^{-5}$$

$$\begin{aligned}K_{sp}^{\ominus}(Ag_2CrO_4)&=[Ag^+]^2[CrO_4^{2-}]\\&=(2\times6.54\times10^{-5})^2\times(6.54\times10^{-5})\\&=1.12\times10^{-12}\end{aligned}$$

【例 5-22】 $Mg(OH)_2$ 在 298.15K 时的 $K_{sp}^{\ominus}$ 值为 5.61×10^{-12}，求该温度时 $Mg(OH)_2$ 的溶解度。

解

$$Mg(OH)_2(s)\rightleftharpoons Mg^{2+}+2OH^-$$

设 $Mg(OH)_2$ 的溶解度为 s，在饱和溶液中，$[Mg^{2+}]=s$，$[OH^-]=2s$。

$$\begin{aligned}K_{sp}^{\ominus}[Mg(OH)_2]&=[Mg^{2+}][OH^-]^2=s(2s)^2=4s^3\\&=5.61\times10^{-10}\end{aligned}$$

$$s=\sqrt[3]{5.61\times10^{-12}/4}=1.12\times10^{-4}$$

上述三道例题的计算结果可比较如下：

电解质类型	难溶电解质	溶解度/$mol\cdot L^{-1}$	溶度积
AB	AgCl	1.33×10^{-5}	1.77×10^{-10}
A_2B	Ag_2CrO_4	6.54×10^{-5}	1.12×10^{-12}
AB_2	$Mg(OH)_2$	1.12×10^{-4}	5.61×10^{-12}

对于同类型的难溶电解质，溶解度愈大，溶度积也愈大，例如 A_2B 型或 AB_2 型的难溶电解质的溶解度与溶度积的关系为：$\dfrac{s_2}{s_1}=\dfrac{\sqrt[3]{K_{sp_2}^{\ominus}/4}}{\sqrt[3]{K_{sp_1}^{\ominus}/4}}$

对于不同类型的难溶电解质，不能直接根据溶度积来比较溶解度的大小。例如 AgCl 的溶度积比 Ag_2CrO_4 的大，但 AgCl 的溶解度反而比 Ag_2CrO_4 的小。这是由于 Ag_2CrO_4 的溶度积的表示式与 AgCl 的不同，前者与 Ag^+浓度的平方成正比。对于 A_aB_b 型难溶电解质的溶解度 s，可通过其溶度积 $K_{sp}^{\ominus}$ 来计算：

$$A_aB_b(s) \rightleftharpoons aA^{n+} + bB^{m-}$$

$$\qquad\qquad as \qquad\quad bs$$

$$K_{sp}^{\ominus} = [A^{n+}]^a[B^{m-}]^b = (as)^a(bs)^b$$

$$s = \sqrt[a+b]{\frac{K_{sp}^{\ominus}}{a^a b^b}} \tag{5-31}$$

由于影响难溶电解质溶解度的因素很多，因此，运用 $K_{sp}^{\ominus}$ 与溶解度之间的相互关系直接换算应注意以下问题。

（1）适用于离子强度很小，浓度可以代替活度的溶液。对于溶解度较大的难溶电解质（如 $CaSO_4$、$CaCrO_4$ 等），由于离子强度较大，将会产生较大误差。

（2）适用于溶解后解离出的正、负离子在水溶液中不发生水解等副反应或副反应程度很小的物质。对于难溶的硫化物、碳酸盐、磷酸盐等，由于 S^{2-}、CO_3^{2-}、PO_4^{3-} 的水解（阳离子 Fe^{3+} 等也易水解），就不能用上述方法换算。

（3）适用于已溶解部分全部解离的难溶电解质。对于 Hg_2Cl_2、Hg_2I_2 等共价性较强的化合物，溶液中还存在溶解了的分子与水合离子之间的解离平衡，用上述方法换算也会产生较大误差。

2. 溶度积规则

离子浓度幂的乘积称为离子积（或称反应商），它表示任一条件下离子浓度幂的乘积，用 J 表示。J 和 $K_{sp}^{\ominus}$ 的表达形式类似，但其含义不同。$K_{sp}^{\ominus}$ 表示难溶电解质的饱和溶液中离子浓度幂的乘积，仅是 J 的一个特例。对某一溶液，当：

（1）$J = K_{sp}^{\ominus}$ 表示溶液是饱和的。这时溶液中的沉淀与溶解达到动态平衡，既无沉淀析出，又无沉淀溶解。

（2）$J < K_{sp}^{\ominus}$ 表示溶液是不饱和的。溶液无沉淀析出，若加入难溶电解质，则会继续溶解。

（3）$J > K_{sp}^{\ominus}$ 表示溶液为过饱和。溶液会有沉淀析出。

以上三点称为溶度积规则，它是难溶电解质溶解沉淀平衡移动规律的总结，也是判断沉淀生成和溶解的依据。

二、沉淀-溶解平衡的移动

（一）沉淀的生成

根据溶度积规则，当溶液中的 $J > K_{sp}^{\ominus}$ 时，就会生成沉淀。

【例 5-23】 判断下列条件下是否有沉淀生成（均忽略体积的变化）：

（1）将 $0.020mol \cdot L^{-1}$ $CaCl_2$ 溶液 10mL 与等体积同浓度的 $Na_2C_2O_4$ 溶液相混合；

（2）在 $1.0mol \cdot L^{-1}$ $CaCl_2$ 溶液中通入 CO_2 气体至饱和。

解　(1) 溶液等体积混合后，$[Ca^{2+}]=0.010$，$[C_2O_4^{2-}]=0.010$，

此时：

$$J(CaC_2O_4)=[Ca^{2+}][C_2O_4^{2-}]=(1.0\times10^{-2})\times(1.0\times10^{-2})=1.0\times10^{-4}$$

$$>K_{sp}^{\ominus}(CaC_2O_4)=2.32\times10^{-9}$$

因此溶液中有 CaC_2O_4 沉淀析出。

(2) 饱和 CO_2 水溶液中，$[CO_3^{2-}]=K_{a2}^{\ominus}=4.68\times10^{-11}$

$$J(CaCO_3)=[Ca^{2+}][CO_3^{2-}]=1.0\times(4.68\times10^{-11})=4.68\times10^{-11}$$

$$<K_{sp}^{\ominus}(CaCO_3)=3.36\times10^{-9}$$

因此 $CaCO_3$ 沉淀不会析出。

【例 5-24】　分别计算 Ag_2CrO_4 (1) 在 $0.10mol\cdot L^{-1}$ $AgNO_3$ 溶液中的溶解度；(2) 在 $0.10mol\cdot L^{-1}$ Na_2CrO_4 溶液中的溶解度 [已知 $K_{sp}^{\ominus}(Ag_2CrO_4)=1.12\times10^{-12}$]。

解　(1) 在 $0.01mol\cdot L^{-1}$ $AgNO_3$ 溶液中的溶解度

因为溶液中 $[Ag^+]$ 增大，产生同离子效应，达到平衡时，设 Ag_2CrO_4 的溶解度为 s，则：

$$Ag_2CrO_4(s)\rightleftharpoons 2Ag^+ + CrO_4^{2-}$$

平衡时：

$$2s+0.10\approx0.10$$

$$s=[CrO_4^{2-}]=\frac{K_{sp}^{\ominus}(CrO_4^{2-})}{[Ag^{2+}]}=\frac{1.12\times10^{-12}}{0.10^2}=1.12\times10^{-10}$$

在此情况下，Ag_2CrO_4 的溶解度为 $1.12\times10^{-10}mol\cdot L^{-1}$，比在纯水中 ($6.54\times10^{-5}mol\cdot L^{-1}$) (见【例 5-21】) 小得多。

(2) 在 $0.10mol\cdot L^{-1}$ Na_2CrO_4 溶液中的溶解度

在有 CrO_4^{2-} 存在的溶液中，沉淀溶解达到平衡时，设 Ag_2CrO_4 的溶解度为 s，则：

$$Ag_2CrO_4(s)\rightleftharpoons 2Ag^+ + CrO_4^{2-}$$

平衡时

$$K_{sp}^{\ominus}(Ag_2CrO_4)=[Ag^+]^2[CrO_4^{2-}]=(2s)^2\times0.10=0.40s^2$$

$$s=\sqrt{\frac{K_{sp}^{\ominus}}{0.4}}=\sqrt{\frac{1.12\times10^{-12}}{0.4}}=1.7\times10^{-6}$$

计算表明，Ag_2CrO_4 的溶解度为 $1.7\times10^{-6}mol\cdot L^{-1}$，比在纯水中降低了十几倍。

以上计算结果说明：在 Ag_2CrO_4 的沉淀平衡系统中，若加入含有共同离子 Ag^+ 或 CrO_4^{2-} 的试剂后，都会有更多的 Ag_2CrO_4 沉淀生成，致使 Ag_2CrO_4 的溶解度降低。这种因加入含有共同离子的强电解质，而使难溶电解质的溶解度降低的效应称为沉淀平衡中的同离子效应 (common ion effect)。要使溶液中 Ag^+ 完全沉淀，通常加入适当过量的沉淀剂 (如 Na_2CrO_4)，利用同离子效应，可使 Ag^+ 沉淀得更加完全。但是，沉淀剂的用量不是愈多愈好，因为加入过多，反而会使溶解度增大。例如 AgCl 沉淀可因与过量的 Cl^- 发生以下反应而溶解：

$$AgCl(s)+Cl^-\rightleftharpoons AgCl_2^-(\text{或 } AgCl_3^{2-})$$

同时，过量沉淀剂还因增大溶液的离子强度而使沉淀的溶解度增大。例如在 $BaSO_4$ 和 AgCl 的饱和溶液中，若加入一定量的强电解质 KNO_3 时，这两种沉淀物的溶解度都比在纯

水中的溶解度更大。这种因加入强电解质增大了离子强度而使沉淀溶解度略微增大的效应称为盐效应（salt effect）。

同离子效应与盐效应的效果相反，但稀溶液中前者比后者显著得多。当稀溶液中两种效应共存时，可忽略盐效应的影响。

（二）分级沉淀

如果溶液中有两种或两种以上的离子，在滴加一种共同沉淀剂时，发生沉淀有先后的现象称为分级沉淀（fractional precipitate）。在分级沉淀中，所需沉淀剂离子浓度小的先沉淀，大的后沉淀。例如：在含有 $0.01\,mol \cdot L^{-1}$ KI 和 $0.01\,mol \cdot L^{-1}$ KCl 的溶液中逐滴加入 AgNO$_3$，则开始生成 AgI 和 AgCl 沉淀所需 Ag^+ 的浓度分别为：

$$[Ag^+] > \frac{K_{sp}^{\ominus}(AgI)}{[I^-]} = \frac{8.52 \times 10^{-17}}{0.01} = 8.52 \times 10^{-15}$$

$$[Ag^+] > \frac{K_{sp}^{\ominus}(AgCl)}{[Cl^-]} = \frac{1.77 \times 10^{-10}}{0.01} = 1.77 \times 10^{-8}$$

所以最先看到淡黄色的 AgI 沉淀，加到一定量 AgNO$_3$ 溶液后，才生成白色 AgCl 沉淀，这是因为 AgI 的溶度积比 AgCl 小得多，所需的 Ag^+ 浓度小。利用分步沉淀可进行离子间的相互分离。

必须指出，分步沉淀的顺序不是固定不变的，除了与溶度积有关外，还与被沉淀的各离子在溶液中的浓度有关。如果两沉淀的 $K_{sp}^{\ominus}$ 相差不是太大，将生成沉淀物的离子浓度加以适当改变，也可能改变沉淀顺序。

（三）沉淀的溶解

根据溶度积规则，要使处于沉淀平衡状态的难溶电解质向着溶解的方向转化，就必须降低该难溶电解质饱和溶液中某一离子的浓度，以使其 $J < K_{sp}^{\ominus}$。减少离子浓度的方法如下。

1. 生成难解离的物质使沉淀溶解

这些难解离的物质是水、弱酸、弱碱、配离子和其他难解离的分子等。

（1）金属氢氧化物沉淀的溶解　氢氧化物中的 OH^- 是碱，与酸反应生成难解离的水。例如 $Mg(OH)_2$ 可溶于 HCl。

$$\begin{array}{c} Mg(OH)_2(s) \longrightarrow Mg^{2+} + 2OH^- \\ \underline{\qquad\qquad\qquad\qquad} \Big| \quad + \\ \text{平衡移动方向} \quad \Big| \quad 2H^+ + 2Cl^- \longleftarrow 2HCl \\ \Big\updownarrow \\ 2H_2O \end{array}$$

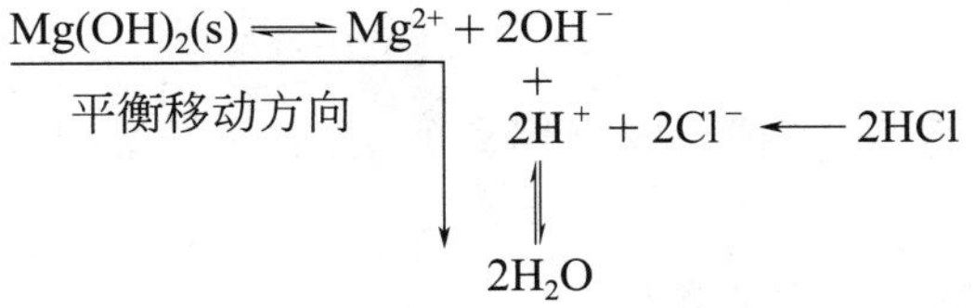

加入 HCl 后，生成 H_2O，$[OH^-]$ 降低，$J[Mg(OH)_2] < K_{sp}^{\ominus}[Mg(OH)_2]$，于是沉淀溶解。$Mg(OH)_2$ 还可溶解在 NH_4Cl 溶液中，因为 NH_4^+ 也是酸，可降低 $[OH^-]$，导致 $J[Mg(OH)_2] < K_{sp}^{\ominus}[Mg(OH)_2]$。

$$\begin{array}{c} Mg(OH)_2(s) \longrightarrow Mg^{2+} + 2OH^- \\ \underline{\qquad\qquad\qquad\qquad} \Big| \quad + \\ \text{平衡移动方向} \quad \Big| \quad 2NH_4^+ + 2Cl^- \longleftarrow 2NH_4Cl \\ \Big\updownarrow \\ 2NH_3 + 2H_2O \end{array}$$

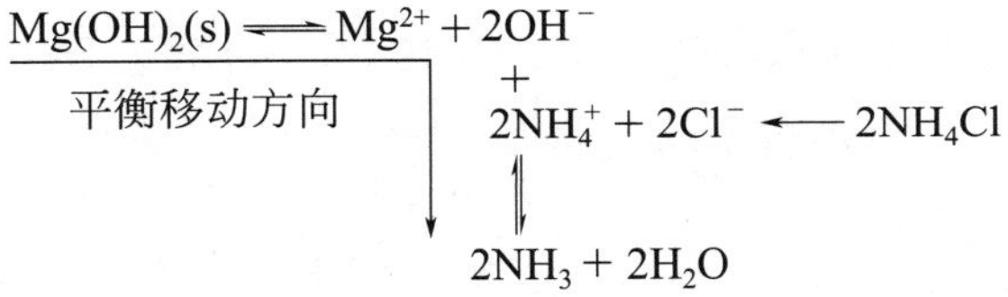

（2）碳酸盐沉淀的溶解　　碳酸盐中的 CO_3^{2-} 与酸生成难解离的 HCO_3^-，甚至 CO_2 气体，例如 $CaCO_3$ 可溶于 HCl。

$$
\begin{array}{c}
CaCO_3(s) \Longrightarrow Ca^{2+} + CO_3^{2-} \\
\text{平衡移动方向} \quad \Big\downarrow \quad \begin{matrix} + \\ H^+ + Cl^- \longleftarrow 2HCl \end{matrix} \\
\Big\Updownarrow \\
HCO_3^- \overset{H^+}{\Longrightarrow} CO_2 + H_2O
\end{array}
$$

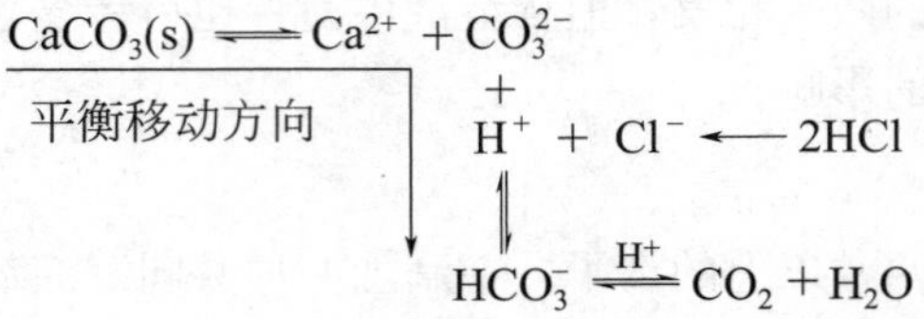

加入 HCl 后，H^+ 与溶液中的 CO_3^{2-} 反应生成难解离的 HCO_3^- 或 CO_2 气体和水，使溶液中 $[CO_3^{2-}]$ 降低，导致 $J(CaCO_3) < K_{sp}^{\ominus}(CaCO_3)$，故沉淀溶解。

（3）金属硫化物沉淀的溶解　　在 ZnS 沉淀中加入 HCl，由于 H^+ 与 S^{2-} 结合生成 HS^-，再与 H^+ 结合生成 H_2S 气体，使 ZnS 的 $J(ZnS) < K_{sp}^{\ominus}(ZnS)$，沉淀溶解。

$$
\begin{array}{c}
ZnS(s) \Longrightarrow Zn^{2+} + S^{2-} \\
\text{平衡移动方向} \quad \Big\downarrow \quad \begin{matrix} + \\ H^+ + Cl^- \longleftarrow HCl \end{matrix} \\
\Big\Updownarrow \\
HS^- + H^+ \Longrightarrow H_2S
\end{array}
$$

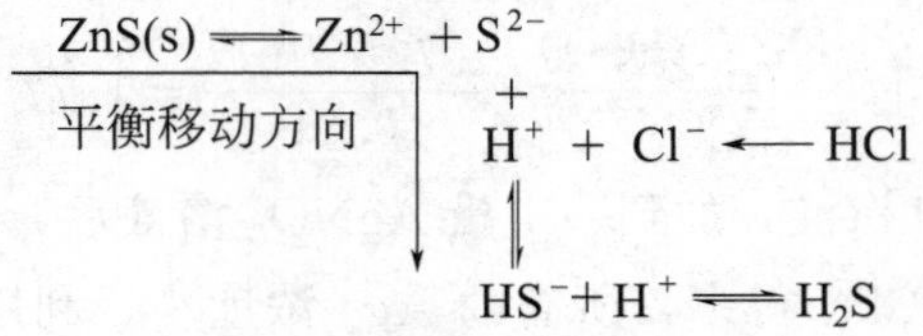

（4）$PbSO_4$ 沉淀的溶解　　在 $PbSO_4$ 沉淀中加入 NH_4Ac，能形成可溶性难解离的 $Pb(Ac)_2$，使溶液中 $[Pb^{2+}]$ 降低，导致 $PbSO_4$ 的 $J(PbSO_4) < K_{sp}^{\ominus}(PbSO_4)$，沉淀溶解。

$$
\begin{array}{c}
PbSO_4(s) \Longrightarrow Pb^{2+} + SO_4^{2-} \\
\text{平衡移动方向} \quad \Big\downarrow \quad \begin{matrix} + \\ 2Ac^- + 2NH_4^+ \longleftarrow 2NH_4Ac \end{matrix} \\
\Big\Updownarrow \\
Pb(Ac)_2
\end{array}
$$

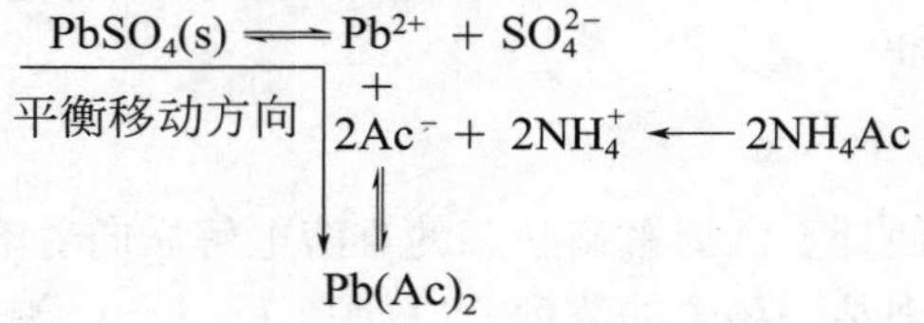

（5）形成难解离的配离子　　如 AgCl 沉淀可溶于氨水

$$
\begin{array}{c}
AgCl(s) \Longrightarrow Ag^{2+} + Cl^- \\
\text{平衡移动方向} \quad \Big\downarrow \quad \begin{matrix} + \\ 2NH_3 \end{matrix} \\
\Big\Updownarrow \\
[Ag(NH_3)_2]^+
\end{array}
$$

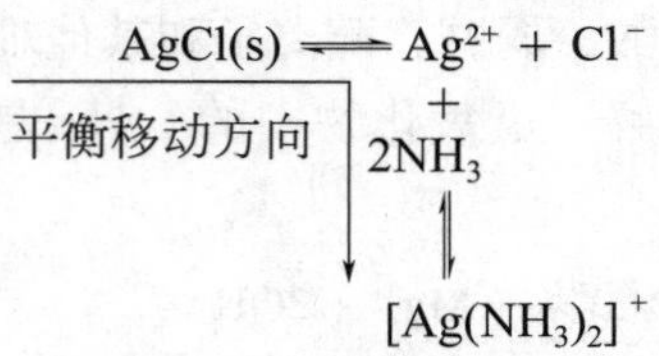

由于 Ag^+ 可以和氨水中的 NH_3 结合成难解离的配离子 $[Ag(NH_3)_2]^+$，溶液中 $[Ag^+]$ 降低，导致 AgCl 沉淀溶解。

2. 利用氧化还原反应使沉淀溶解

由于金属硫化物的 $K_{sp}^{\ominus}$ 值相差很大，故其溶解情况大不相同。像 ZnS、PbS、FeS 等 $K_{sp}^{\ominus}$ 值较大的金属硫化物都能溶于盐酸。而像 HgS、CuS 等 $K_{sp}^{\ominus}$ 值很小的金属硫化物就不能溶于盐酸。在这种情况下，只能通过加入氧化剂，使某一离子发生氧化还原反应而降低其浓度，达到溶解的目的。例如 $CuS(K_{sp}^{\ominus} = 1.27 \times 10^{-36})$ 可溶于 HNO_3，反应如下：

$$
\begin{array}{c}
CuS(s) \Longrightarrow Cu^{2+} + S^{2-} \\
\Big\downarrow HNO_3 \\
S\downarrow + NO\uparrow
\end{array}
$$

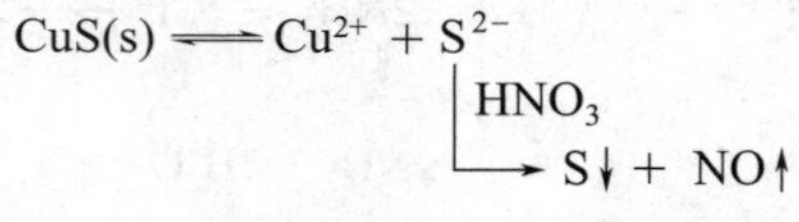

总反应式：$3CuS+8HNO_3 \longrightarrow 3Cu(NO_3)_2+3S\downarrow+2NO\uparrow+4H_2O$

即 S^{2-} 被 HNO_3 氧化为单质硫，因而降低了 $[S^{2-}]$，导致 CuS 沉淀的溶解。

知识链接

缓冲溶液在医药领域中的应用简介

一、缓冲溶液在制药、鉴定方面的应用

缓冲溶液的特点是其 pH 不易受外界影响而发生明显改变，即溶液的 pH 比较稳定。许多化学反应和生物化学过程都需要在一定的 pH 下进行。如蔗糖水解转化成葡萄糖和果糖的反应，通常需要在 H^+ 的催化下进行。许多难溶金属氢氧化物、碳酸盐、硫化物等溶解度也与溶液 pH 有关。通过使用缓冲溶液控制反应的 pH 可以起到控制难溶化合物的溶解度的作用，以便进行分离鉴定。

选择合适的缓冲溶液在药物生产过程中是必不可少的。在药物生产中，要从药物的药效、稳定性、溶解性等多方面要求选择合适的缓冲溶液来控制 pH。例如在滴眼剂制备时从药物溶解度、稳定性、刺激性等方面考虑，常用以下三种缓冲溶液来调节 pH，使滴眼剂的 pH 稳定在一定范围内。

NaH_2PO_4-Na_2HPO_4 缓冲溶液，控制 pH 在 5.9～9.0 之间，适用于阿托品、麻黄碱、毛果芸香碱、东莨菪碱等。

H_3BO_3 缓冲溶液，可控制 pH 在 5 左右。适用于盐酸可卡因、盐酸普鲁卡因、苯福林、盐酸乙苯吗啡、肾上腺素、硫酸锌等。

H_3BO_3-$Na_2B_4O_7$ 缓冲溶液，可控制 pH＝6.7～9.1，可使磺胺类药物的钠盐稳定而不析出结晶。

又如维生素 C 水溶液（$5mg \cdot mL^{-1}$）pH＝3.0，若直接用于局部注射会产生难受的刺痛，所以临床上常用 $NaHCO_3$ 调节 pH 在 5.5～6.0 之间，就可减轻注射时的疼痛，并增加稳定性。在配制维生素注射剂时，常加入适量的维生素 C 与甘氨酸钠作为缓冲剂以减少对机体的刺激。有些注射液经高温灭菌后，pH 会发生较大变化，一般可采取适当的缓冲溶液进行 pH 调整，使其加温灭菌后 pH 仍保持恒定。

二、缓冲溶液在生理医学方面的应用

pH 缓冲系统对维持生物的正常 pH、正常生理环境起重要作用。机体正常的生理功能，不仅需要体液有一定的含量、稳定的渗透压、适宜的温度，还必须保持恒定的酸碱度。在生物体内多数细胞仅能在很窄的 pH 范围内进行活动，各种酶也只有在一定 pH 范围的体液中才具有活性。离开正常范围的少许变化尚能允许，但如变化太大，就可能引起体内许多功能失调。

然而生物体在代谢过程中会不断地产生酸性和碱性物质，摄入酸性和碱性食物或药物，都可能引起体内 pH 的改变。如有机食物被完全氧化而产生碳酸，嘌呤被氧化而产生尿酸，碳水化合物的厌氧分解而产生乳酸以及因氧化作用不完全而导致乙酰乙酸和 β-羟基丁酸的生成等。体内代谢也可生成磷酸和硫酸。代谢过程也可以产生 $NaHCO_3$。正常情况下，这些代谢产生的酸或碱进入血液并没有引起 pH 发生明显的变化，这说明血液中具有足够的缓冲对。也说明体内有着有效的生理作用支配着体内能及时地得到缓冲物的不断补充。在生物体中有三种主要的pH缓冲体系，它们是蛋白质、碳酸盐、磷酸盐缓冲体系。每种缓冲体系所占的分量在各类细胞和器官中是不同的。

三、缓冲溶液在生化研究工作中的应用

在生化研究工作中，如细胞的培养、组织切片和细菌的染色、血库中血液的冷藏等，常常要用到缓冲溶液来维持实验体系的酸碱度。研究工作中溶液体系pH的变化往往直接影响到工作的成效。如果提取酶实验体系的pH变化过大，会使酶活性下降甚至完全失活。生化实验室经常使用的缓冲系主要有磷酸、柠檬酸、碳酸、醋酸、巴比妥酸、Tiris（三羟甲基氨基甲烷）等系统。在生化实验或研究工作中要慎重地选择缓冲体系，因为有时影响实验结果的因素并不是缓冲溶液的pH，而是缓冲溶液中的某种离子。如硼酸盐、柠檬酸盐、磷酸盐和三羟甲基氨基甲烷等缓冲剂都可能产生不利的副反应。

（1）硼酸盐　硼酸盐与许多化合物形成复盐，如蔗糖。

（2）柠檬酸盐　柠檬酸盐离子容易与钙结合，所以存在有钙离子的情况下不能使用。

（3）磷酸盐　在有些实验中，它是酶的抑制剂或甚至是一个代谢物，重金属易以磷酸盐的形式从溶液中沉淀出来。而且它在pH7.5以上时缓冲能力很小。

（4）三羟甲基氨基甲烷　它可以和重金属一起作用，但在有些系统中也起抑制的作用。其主要缺点是温度效应，这点往往被忽视。在室温时pH为7.8的Tiris缓冲溶液，在4℃时是8.4，在37℃时是7.4，因此，4℃配制的缓冲溶液，在37℃测量时，其氢离子浓度就增加了10倍。而且它在pH7.5以下，缓冲能力很差。

综上所述，理解缓冲作用的基本原理和掌握这方面的基本实验知识，在医学、药学等多个领域中都有重要的意义。

习题

1. 计算0.01mol·L^{-1} HCl和0.01mol·L^{-1}的$CaCl_2$等体积混合后溶液的离子强度。

2. 写出下列各酸的共轭碱：

   H_2O、H_3O^+、H_2CO_3、HCO_3^-、NH_4^+、NH_3、H_2S、HS^-

3. 写出下列各碱的共轭酸：

   SO_4^{2-}、S^{2-}、$H_2PO_4^-$、NH_3、H_2O、$[Al(H_2O)_5(OH)]^{2+}$

4. 试用合适的方程式说明下列物质是两性物质：

   H_2O、HCO_3^-、HSO_4^-、$H_2PO_4^-$

5. 某弱碱MOH的分子量为125，在298K时取0.50g溶于50.00mL水中，所得溶液的pH为11.30，试计算MOH的$K_b^{\ominus}$和α。

6. 计算0.01mol·L^{-1}的H_2SO_4溶液中各离子的浓度。已知H_2SO_4的$K_{a2}^{\ominus}=1.2\times10^{-2}$。

7. 已知298K时，某一元弱酸的浓度为0.010mol·L^{-1}，测得其pH为4.0，求$K_a^{\ominus}$和α及稀释至体积变为

2 倍后的 $K_a^{\ominus}$、α 和 pH。

8. 毒扁豆碱为二元碱，试计算 0.010mol·L^{-1} 毒扁豆碱溶液的解离度和 pH，已知 $K_{b1}^{\ominus}=7.59\times10^{-7}$，$K_{b2}^{\ominus}=5.75\times10^{-13}$。

9. 现有 0.20mol·L^{-1} HCl 溶液，问：(1) 如改变其 pH=4.0，应该加入 HAc 还是 NaAc？(2) 如果加入等体积的 2.0mol·L^{-1} NaAc 溶液，则混合溶液的 pH 是多少？(3) 如果加入等体积的 2.0mol·L^{-1} NaOH 溶液，则混合溶液的 pH 又是多少？

10. 取 0.10mol·L^{-1} HB 溶液 50.00mL，与 0.10mol·L^{-1} KOH 溶液 20.00mL 混合，将混合溶液加水稀释至 100.00mL，测得其 pH 为 5.25，试求此弱酸 HB 的解离平衡常数。

11. 计算下列溶液的 pH：(1) 0.10mol·L^{-1} HCl 溶液与 0.10mol·L^{-1} $NH_3\cdot H_2O$ 等体积混合；(2) 0.10mol·L^{-1} HAc 溶液与 0.10mol·L^{-1} $NH_3\cdot H_2O$ 等体积混合；(3) 0.10mol·L^{-1} HCl 溶液与 0.10mol·L^{-1} Na_2CO_3 溶液等体积混合；(4) 0.10mol·L^{-1} NaOH 溶液与 0.10mol·L^{-1} Na_2HPO_4 溶液等体积混合。

12. 用 0.067mol·L^{-1} KH_2PO_4 和 0.067mol·L^{-1} Na_2HPO_4 两种溶液配成 pH 近似为 6.80 的缓冲溶液 100mL，问需取上述溶液各多少毫升？

13. 用 0.10mol·L^{-1} HAc 和 0.20mol·L^{-1} NaAc 等体积混合配成缓冲溶液 500mL，此缓冲溶液的 pH 为多少？当加入 0.005mol HCl 后，此缓冲溶液的 pH 又为多少？此缓冲溶液的缓冲容量为多少？

14. 临床检验测得三人血浆中 HCO_3^- 和溶解的 CO_2 的浓度如下：

项　目	甲	乙	丙
HCO_3^- 浓度/mmol·L^{-1}	24.0	21.6	56.0
CO_2 浓度/mmol·L^{-1}	1.20	1.34	1.40

试求此三人血浆的 pH，并判断何人属正常，何人属酸中毒（pH<7.35），何人属碱中毒（pH>7.45）。

15. 今有三种酸 $(CH_3)_2AsO_2H$、$ClCH_2COOH$、CH_3COOH，它们的解离平衡常数分别为 5.33×10^{-7}，1.36×10^{-3}、1.75×10^{-5}，试问：

(1) 配制 pH=6.50 的缓冲溶液，哪种酸最好？

(2) 需要多少克这种酸和多少克 NaOH 配制 1L 缓冲溶液，其中酸和其对应共轭碱的总浓度等于 1mol·L^{-1}。

16. 下列说法是否正确？为什么？

(1) 一定温度下，AgCl 水溶液中 Ag^+ 与 Cl^- 浓度的乘积是一常数。

(2) 两种难溶电解质，其中 $K_{sp}^{\ominus}$ 较大者溶解度也越大。

(3) 为使沉淀完全，加入沉淀剂的量越多越好。

17. 在 0.05L 2.0×10^{-3}mol·L^{-1} Pb^{2+} 中加入 0.10L 0.030mol·L^{-1} I^- 溶液后，能否产生 PbI_2 沉淀？$K_{sp}^{\ominus}(PbI_2)=9.8\times10^{-9}$。

18. 已知 $PbBr_2$ 的 $K_{sp}^{\ominus}=4.0\times10^{-5}$，分别计算 298K 时 $PbBr_2$ 在纯水中和在 0.30mol·L^{-1} NaBr 溶液中的溶解度。

19. 现有 100mL 溶液，其中含有 0.001mol 的 NaCl 和 0.001mol 的 K_2CrO_4，当逐滴加入 $AgNO_3$ 时，产生沉淀的次序如何？[忽略体积变化，已知 $K_{sp}^{\ominus}(AgCl)=1.77\times10^{-10}$，$K_{sp}^{\ominus}(Ag_2CrO_4)=1.12\times10^{-12}$]。

20. AgAc 的 $K_{sp}^{\ominus}=1.94\times10^{-3}$。将 1.2mol·L^{-1} 的 $AgNO_3$ 溶液 20.0mL，

(1) 与 1.4mol·L^{-1} 的 NaAc 溶液 30.0mL 混合后有无沉淀生成？

(2) 与 1.4mol·L^{-1} 的 HAc 溶液 30.0mL 混合后有无沉淀生成？

21. 已知：$K_{sp}^{\ominus}[Al(OH)_3]=3.70\times10^{-15}$，$K_b^{\ominus}(NH_3 \cdot H_2O)=1.75\times10^{-5}$。将 500mL 0.20mol·$L^{-1}$ $AlCl_3$ 溶液和 500mL 0.20mol·L^{-1} 氨水混合：

(1) 混合后有无沉淀生成？

(2) 需要加入多少克 NH_4Cl 才能使溶液无 $Al(OH)_3$ 沉淀生成（忽略加入 NH_4Cl 固体引起的体积变化）？

22. 一溶液中含有 Fe^{2+}、Fe^{3+}，它们的浓度都是 0.05mol·L^{-1}，如果只要求 $Fe(OH)_3$ 沉淀而 $Fe(OH)_2$ 不沉淀需控制 pH 在什么范围？（已知：$K_{sp}^{\ominus}[Fe(OH)_2]=8.0\times10^{-16}$，$K_{sp}^{\ominus}[Fe(OH)_3]=4.0\times10^{-38}$）。

第六章　氧化还原反应

学习目标

1. 掌握氧化还原反应基本概念。

2. 了解原电池的工作原理，学会将氧化还原反应设计为原电池，掌握原电池符号的书写。

3. 了解电极电势产生过程，学会运用Nernst方程计算非标准状态下电极的电极电势值。

4. 掌握电极电势在判断氧化还原性质、氧化还原反应方向、进行限度和溶度积常数测定方面的应用。

5. 了解元素电势图的特点，掌握元素电势图的应用。

氧化还原反应是化学反应中非常重要的反应，它不仅在工农业生产和日常生活中有重要的意义，而且在医药学上也有极其重要的作用，药物与体内的许多化学反应都属于氧化还原反应，药物的质量、药效及其稳定性也与氧化还原反应密切相关。同时它还在生命过程中扮演着十分重要的角色，如光合作用、呼吸过程、能量转换、新陈代谢、神经传导等。

本章将介绍氧化值的概念，重点讨论电极电势的概念及其应用；氧化还原反应平衡常数的求算，以及元素电位图的概念及其应用等。

第一节　氧化还原反应的基本概念

人们对氧化还原反应是逐步认识的。化学发展初期，把物质与氧结合的过程称为氧化；而把含氧物质失去氧的过程称为还原。随着对化学反应的进一步研究，人们认识到氧化还原反应的实质是电子的得失或偏移。凡是有电子得失或偏移的化学反应称为氧化还原反应。

一、氧化值

氧化值是一种人为规定的数值，用来表示元素在化合物中所处的状态。1970 年，国际纯粹化学和应用化学联合会（IUPAC）对氧化值提出了较严格的定义：氧化值是指某元素的一个原子的电荷数，该电荷数是假定把每一化学键的电子指定给电负性较大的原子而求得的。从上述定义可知氧化值是假设把成键的电子都归给电负性较大的原子，从而求出原子所带的电荷数，此电荷数即为该元素在该化合物中的氧化值。例如在 HBr 中，Br 元素电负性比 H 元素大，则 HBr 分子中共用电子对指定给 Br 原子所有，因此 Br 元素的氧化值为－1，H 元素的氧化值为＋1。确定氧化值的规则如下。

（1）在单质分子中，元素的氧化值为零。

（2）氢在化合物中的氧化值一般为＋1，但在活泼金属氢化物（如 KH、CaH_2 等）中，氢的氧化值为－1。

（3）在化合物中，氧的氧化值为－2。

但在过氧化物（如 Na_2O_2、H_2O_2）中，氧的氧化值为－1，超氧化物（如 KO_2）中，氧的氧化值为－1/2，在 OF_2 中氧的氧化值为＋2。在所有的氟化物中，氟的氧化值都为－1。

（4）在中性分子中，所有元素的氧化值的代数和为零。在复杂离子中，所有元素的氧化值的代数和等于离子所带的电荷数。对于简单离子，元素的氧化值等于离子所带的电荷数。

利用上述规则，可以求出各种元素的氧化值。

【例 6-1】 试计算 $Na_2S_2O_3$、Fe_3O_4 中 S、Fe 的氧化值。

解　设 S 在 $Na_2S_2O_3$ 中的氧化值为 x

$$2\times(+1)+2x+3\times(-2)=0$$

$$x=+2$$

故 S 的氧化值为＋2。

设 Fe_3O_4 中 Fe 的氧化值为 x，由于氧的氧化值为－2，则

$$3x+4\times(-2)=0 \qquad x=+2\frac{2}{3}$$

故 Fe 的氧化值为 $+2\frac{2}{3}$。

由【例 6-1】可见元素的氧化值可以是整数，也可以是分数（或小数）。

在某些情况下，元素具体以何种物种形式存在并不十分明确，如铁在盐酸中，除以 Fe^{3+} 存在外，还可能有以 $FeOH^{2+}$、$FeCl^{2+}$、$FeCl_2^+$ 等物种的形式存在，这时通常用罗马数字写成铁（Ⅲ）或 Fe（Ⅲ），表明铁的氧化值是＋3，而不强调它究竟以何种物种存在。

二、氧化还原反应

1. 氧化还原反应

元素的氧化值发生了变化的化学反应称为氧化还原反应。例如甲烷和氧的反应。

$$CH_4(g)+2O_2(g)\longrightarrow CO_2(g)+2H_2O(g)$$

从反应式中可以看到：氧分子中氧的氧化值为 0，反应后生成 CO_2 和 H_2O，氧的氧化值降为－2；CH_4 中碳的氧化值为－4，反应后生成 CO_2，碳的氧化值升为＋4，很显然碳原子形式上转移了 8 个电子，氧化值升高，发生氧化反应（oxidation reaction），而氧原子形式上接受了 2 个电子（产物 CO_2+2H_2O 中共有 4 个氧原子，它们共接受了 8 个电子），氧化值降低，发生了还原反应（reduction reaction）。但在该反应中电子的转移并不是完全失去或完全得到，只是电子发生了偏移。

又例如锌和盐酸发生的置换反应：

$$Zn+2HCl \longrightarrow ZnCl_2+H_2$$

也是氧化还原反应，其中 Zn 失去了两个电子生成了 Zn^{2+}，锌的氧化值从 0 升到了 +2，Zn 被氧化，称为还原剂（reducing agent），又称为电子的供体（electron donor）；HCl 中的氢离子得到两个电子生成 H_2，氢的氧化值从 +1 降到了 0，HCl 中的氢离子被还原，HCl 称为氧化剂（oxidizing agent），又称为电子的受体（electron acceptor）。

从以上两个反应中可以得出：①氧化还原反应的本质是反应过程中有电子转移，从而导致元素的氧化值发生变化。②氧化还原反应中的电子转移，既可以表示某一原子得到或失去电子，也可以表示电子云密度远离或趋向某一原子，这就使得氧化还原反应的含义更加广泛。

本章中将重点讨论在溶液中进行的有电子得失的氧化还原反应。

2. 半反应和氧化还原电对

氧化还原反应可以根据其电子转移方向的不同被拆成两个半反应（half-reaction），或者说，氧化还原反应可以看成由两个半反应构成。例如

$$Zn+Cu^{2+} \longrightarrow Cu+Zn^{2+}$$

反应中 Zn 失去电子（电子转移出去），生成 Zn^{2+}，发生氧化反应。

其氧化半反应为　　$Zn-2e^- \longrightarrow Zn^{2+}$

Cu^{2+} 得到电子（电子转移进来），生成 Cu，发生还原反应。

其还原半反应为　　$Cu^{2+}+2e^- \longrightarrow Cu$

在半反应中，同一元素的不同氧化值的两种物质组成了电对。由 Zn^{2+} 与 Zn 所组成的电对可表示为 Zn^{2+}/Zn；由 Cu^{2+} 与 Cu 所组成的电对可表示为 Cu^{2+}/Cu。电对中氧化值较大的物种为氧化型，氧化值较小的物种为还原型，在氧化还原反应中，氧化剂与它的还原产物组成的一对物质或还原剂与它的氧化产物组成的一对物质，称为氧化还原电对。氧化还原写法规定为氧化型/还原型。则半反应的通式可表示为

$$\text{氧化型}+ne^- \longrightarrow \text{还原型} \tag{6-1}$$

或

$$Ox+ne^- \longrightarrow Red$$

任何氧化还原反应系统都是由两个电对构成的。

$$\text{还原型(1)}+\text{氧化型(2)} \longrightarrow \text{氧化型(1)}+\text{还原型(2)} \tag{6-2}$$

其中，还原型（1）为还原剂，在反应中被氧化为氧化型（1）；氧化型（2）是氧化剂，在反应中被还原为还原型（2）。在氧化还原反应中，失电子与得电子，氧化与还原，氧化剂与还原剂既是对立的，又是相互依存的，共处于同一反应中。

三、氧化还原反应方程式的配平

配平氧化还原反应方程式，首先要知道反应条件，如温度、压力、介质的酸碱性等，然后找出氧化剂及其还原产物，还原剂及其氧化产物。若根据氧化剂和还原剂氧化值变化相等的原则进行配平，则称为氧化值法（中学化学中已有介绍）；若根据氧化剂和还原剂得失电子数相等的原则进行配平，则称为离子-电子法（或半反应法）。

以 $KMnO_4+HCl \longrightarrow MnCl_2+Cl_2$ 反应为例说明离子-电子法配平氧化还原反应方程式的具体步骤。

（1）写出离子反应式。

$$MnO_4^- + Cl^- \longrightarrow Mn^{2+} + Cl_2$$

（2）根据氧化还原电对，将离子反应式拆成氧化和还原两个半反应。

还原半反应： $MnO_4^- \longrightarrow Mn^{2+}$

氧化半反应： $Cl^- \longrightarrow Cl_2$

（3）根据物料平衡和电荷平衡，配平氧化和还原两个半反应。其配平方法是：首先根据物料平衡配平半反应式两边各原子的数目，然后根据电荷平衡配平半反应式两边净电荷数。

还原半反应： $MnO_4^- + 8H^+ + 5e^- \longrightarrow Mn^{2+} + 4H_2O$ ①

氧化半反应： $2Cl^- - 2e^- \longrightarrow Cl_2$ ②

（4）根据氧化剂和还原剂得失电子数相等的原则，找出两个半反应得失电子数的最小公倍数，在两个半反应式中乘以适当系数，使得失电子数相等，并把它们合并成一个配平的离子方程式。

①×2　$2MnO_4^- + 16H^+ + 10e^- \longrightarrow 2Mn^{2+} + 8H_2O$

②×5　$10Cl^- - 10e^- \longrightarrow 5Cl_2$

两式相加得：$2MnO_4^- + 16H^+ + 10Cl^- \longrightarrow 2Mn^{2+} + 5Cl_2 + 8H_2O$

（5）将配平的离子方程式写为分子方程式，注意反应前后氧化值没有变化的离子的配平，核对反应方程式两边的原子数相等。

$$2KMnO_4 + 16HCl \longrightarrow 2KCl + 2MnCl_2 + 5Cl_2 + 8H_2O$$

离子-电子法的特点是不需计算元素的氧化值，且简便，快速，但它仅适用于在水溶液中进行的反应；氧化值法不仅适用于在水溶液中进行的反应，而且适用于在非水溶液和高温下进行的反应。

第二节　电极电势

一、原电池

（一）原电池

氧化还原反应的实质是在反应过程中电子发生转移，如何证明在氧化还原反应中确有电子转移呢？

把一块锌片放在 $CuSO_4$ 溶液中，就会观察到有一层红棕色的铜沉积在锌片的表面上，蓝色硫酸铜溶液的颜色逐渐变浅，与此同时，锌片也慢慢溶解，这就说明锌与硫酸铜之间发生了氧化还原反应，这是一个自发进行的过程：

$$Zn + CuSO_4 \longrightarrow ZnSO_4 + Cu \qquad \Delta G_m^\ominus = -212.2kJ \cdot mol^{-1}$$

由于锌与 $CuSO_4$ 直接接触，不能直接观察到金属和溶液接触处的电子转移现象。随着氧化还原反应的进行，有热量放出，说明反应过程中化学能转变成热能。

为了证明氧化还原反应过程中确有电子转移，使上述反应在如图 6-1 所示的装置中进行。在烧杯 a 中盛有 $ZnSO_4$ 溶液并插入锌棒，在烧杯 b 中盛有 $CuSO_4$ 溶液并插入铜棒，把两个烧杯的溶液用一个装满 KCl 饱和溶液和琼脂冻胶的倒置 U 形管（称为盐桥）连通起来，然后，将锌棒和铜棒用导线连接起来，并在导线中间接一个检流计。可以观察到，检流计的指针向一方偏转，说明导线中确有电流通过。根据检流计指针偏转的方向，说明电子是由锌棒流向铜棒。随着电子不断由锌棒流向铜棒，锌棒逐渐溶解，铜则在铜棒上不断沉积。这些现象可作如下分析：

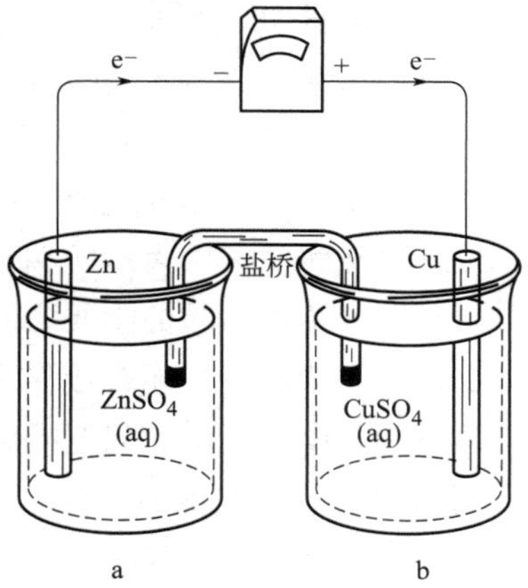

图 6-1　铜锌原电池

由于锌比铜活泼，锌失掉两个电子，发生氧化反应，变为 Zn^{2+} 进入溶液，

$$Zn \longrightarrow Zn^{2+} + 2e^-$$

电子由锌棒经金属导线流向铜棒，溶液中的 Cu^{2+} 在铜棒上获得电子，发生还原反应，本身变为金属铜沉积在铜棒上。

$$Cu^{2+} + 2e^- \longrightarrow Cu$$

此时 $ZnSO_4$ 溶液因过多的 Zn^{2+} 而带上正电，$CuSO_4$ 溶液因含过多的 SO_4^{2-} 而带上负电，这将影响电子从锌棒向铜棒的移动。由于盐桥的存在，其中的 Cl^- 向 $ZnSO_4$ 溶液扩散，K^+ 向 $CuSO_4$ 溶液扩散，分别中和了过剩的电荷，使两溶液维持电中性，使反应持续地进行，电流不断地产生。在上述装置中进行的总反应为：

$$Zn + Cu^{2+} \longrightarrow Zn^{2+} + Cu$$

该反应与将锌棒直接插入 $CuSO_4$ 溶液中的反应完全一致，只不过在这个装置中，氧化剂和还原剂互不接触，氧化和还原分别在两个烧杯中进行，电子是通过电线由锌棒到铜棒做有规则的流动，从而形成了电流，将化学能转变为电能。这样，通过上述装置也就证明了氧化还原过程中确有电子转移发生。**像这种借助氧化还原反应产生电流的装置叫原电池**。上述原电池称为 Cu-Zn 原电池，也叫 Daniel 电池。

原电池是由两个半电池组成的。在 Cu-Zn 原电池中，锌和锌盐溶液组成一个半电池（a 烧杯），铜和铜盐溶液组成一个半电池（b 烧杯）。每个半电池也叫一个电极，给出电子的电极叫负极，得到电子的电极叫正极。在电极的金属/溶液界面处所发生的氧化或还原反应，称为**电极反应**（也叫半电池反应）。负极发生的电极反应为氧化反应，正极发生的电极反应为还原反应。在 Cu-Zn 原电池中，锌极（锌半电池）为负极，铜极（铜半电池）为正极，电极反应为：

$$\text{负极}\quad Zn \longrightarrow Zn^{2+} + 2e^- \quad (\text{氧化}) \tag{1}$$

$$\text{正极}\quad Cu^{2+} + 2e^- \longrightarrow Cu \quad (\text{还原}) \tag{2}$$

每一个电极反应都包含有同一元素高氧化值的氧化型物质和对应的低氧化值的还原型物质，即每一个电极都含有一个氧化还原电对，电对常用符号氧化型/还原型表示。例如（1）（2）式中的电对可分别表示为，Zn^{2+}/Zn 和 Cu^{2+}/Cu。两个电极反应构成一个电池反应，即氧化还原反应。

$$Zn + Cu^{2+} \longrightarrow Zn^{2+} + Cu$$

（二）原电池符号

为书写简便，原电池的装置常用符号来表示。书写电池符号的惯例如下：

（1）一般将负极写在左边，正极写在右边。

（2）写出电极的化学组成及物态，气态要注明压力（单位为 kPa），溶液要注明浓度。

（3）单竖线“|”表示两相之间的界面，双竖线“‖”表示盐桥。

（4）同一相中不同的物质之间用“,”分开。

（5）气体或液体不能直接作为电极，需外加惰性导体（如铂和石墨等）做电极导体。惰性导体不参与电极反应，只起导电作用。

例如 Cu-Zn 原电池表示为：

$$(-)Zn|ZnSO_4(c_1)\|CuSO_4(c_2)|Cu(+)$$

任何氧化还原反应在理论上都可以组成原电池，例如

$$Cu+2Fe^{3+} \longrightarrow Cu^{2+}+2Fe^{2+}$$

组成两个电极反应的电对是 Fe^{3+}/Fe^{2+} 和 Cu^{2+}/Cu。但在电对 Fe^{3+}/Fe^{2+} 中氧化型和还原型都不是金属导体，因此通常需用金属铂（或其他惰性金属）作为金属导体，方可组成半电池。金属铂不参加电极反应，只起输送或接受电子的作用，故称为“惰性”电极金属。这样，将铂片插入盛有 Fe^{3+} 和 Fe^{2+} 的混合溶液的烧杯中，将铜片插入盛有 $CuSO_4$ 溶液的烧杯中，用盐桥、导线连接组成原电池，便会有电流产生。电极反应为：

负极 $Cu \longrightarrow Cu^{2+}+2e^-$ （氧化）

正极 $2Fe^{3+}+2e^- \longrightarrow 2Fe^{2+}$ （还原）

该原电池的符号为：

$$(-)Cu|Cu^{2+}(c_1)\|Fe^{3+}(c_2),Fe^{2+}(c_3)|Pt(+)$$

其中 Fe^{3+} 与 Fe^{2+} 处于同一液相中，故用逗号分开。对于有气体参加的反应要注明分压。

【例 6-2】 将氧化还原反应

$$2MnO_4^-+10Cl^-+16H^+ = 2Mn^{2+}+5Cl_2\uparrow+8H_2O$$

设计成原电池，并写出该原电池的符号。

解 先将氧化还原反应分解成两个半反应

氧化反应： $2Cl^- \longrightarrow Cl_2\uparrow+2e^-$

还原反应： $MnO_4^-+8H^++5e^- \longrightarrow Mn^{2+}+4H_2O$

在原电池中正极发生还原反应，负极发生氧化反应，组成原电池时，MnO_4^-/Mn^{2+} 电对为正极，Cl_2/Cl^- 电对为负极。故原电池的符号为：

$$(-)Pt|Cl_2(p)|Cl^-(c_1)\|H^+(c_2),Mn^{2+}(c_3),MnO_4^-(c_4)|Pt(+)$$

（三）常用电极的类型

常用电极也就是半电池，电极是电池的基本组成部分，其类型较多，构造各异，通常有四种类型。

（1）金属-金属离子电极　将金属插入其盐溶液中构成的电极。如 Zn^{2+}/Zn 电极。

电极组成式　$Zn^{2+}(c)|Zn$

电极反应　$Zn^{2+}+2e^- \longrightarrow Zn$

（2）气体电极　将气体通入其相应离子溶液中，并用惰性导体作导电极板所构成的电极。如：氯气电极

电极组成式　　$Pt|Cl_2(p)|Cl^-(c)$

电极反应　　$Cl_2+2e^- \longrightarrow 2Cl^-$

（3）金属-金属难溶盐-阴离子电极　将金属表面涂有金属难溶盐的固体，然后浸入与该盐具有相同阴离子的溶液中所构成的电极。如 Ag-AgCl 电极，在 Ag 的表面涂有 AgCl，然后浸入有一定浓度的 KCl 溶液中。

电极组成式　　$Ag|AgCl(s)|Cl^-(c)$

电极反应　　$AgCl+e^- \longrightarrow Ag+Cl^-$

（4）氧化还原电极　将惰性导体浸入含有同一元素的两种不同氧化值的离子溶液中所构成的电极。如将 Pt 浸入含有 Fe^{2+}、Fe^{3+} 的溶液，就构成了 Fe^{3+}/Fe^{2+} 电极。

电极组成式　　$Pt|Fe^{2+}(c_1),Fe^{3+}(c_2)$

电极反应　　$Fe^{3+}+e^- \longrightarrow Fe^{2+}$

二、电极电势

（一）电极电势的产生

把原电池的两个电极用导线和盐桥连接起来可以产生电流，说明两个电极之间存在电势差。是什么原因使原电池的两个电极的电势不同呢？下面以金属的电极电势为例讨论电极电势产生的原因。

金属晶体是由金属原子、金属离子和自由电子所组成的。当把金属（M）片插入含有该金属离子（M^{n+}）的盐溶液中时，会同时发生两种相反的过程：一方面金属表面的阳离子 M^{n+} 由于本身的热运动和受到极性水分子的作用，有进入溶液成为水合离子而把电子留在金属表面的倾向，金属越活泼，金属离子浓度越小，这种倾向越大。另一方面，溶液中的金属离子 M^{n+} 也有从金属表面获得电子而沉积在金属表面上的倾向，金属越不活泼，溶液中金属离子浓度越大，这种沉积倾向越大。在一定条件下，当金属溶解的速率与金属离子沉积的速率相等时，就建立了如下动态平衡：

$$M^{n+}(aq)+ne^- \rightleftharpoons M$$

当金属溶解的倾向大于金属离子沉积的倾向时，则达到平衡，金属表面带负电，靠近金属的溶液带正电。这样，在金属表面和溶液的界面处就形成了双电层，如图 6-2(a) 所示。相反，若金属离子沉积的倾向大于金属溶解的倾向，平衡时，金属表面带正电，溶液带负电，形成了如图 6-2(b) 所示的双电层结构。无论形成上述哪一种双电层，在金属和溶液之间都可产生电势差。这种产生于金属表面与其盐溶液之间因形成双电层而产生的电势差称为金属的平衡电极电势，简称电极电势，用符号 $E_{M^{n+}/M}$ 表示（单位为 V）。

由于不同的电极所产生的电极电势不同，若将两个不同的电极组成原电池时，两电极之间必然存在电势差，从而产生电流。由此可见，原电池中的电流是由于两个电极的电极电势不同而引起的。在没有电流通过的情况下，正、负两电极的电极电势之差称为原电池的电动势，用符号 E_{MF} 表示，即

$$E_{MF}=E_{(+)}-E_{(-)}$$

式中，$E_{(+)}$ 和 $E_{(-)}$ 分别表示正极和负极的电极电势。

（二）标准氢电极

电极电势的绝对值是无法求得的，但从实际需要来看，知道其相对值即可。因此可以选定某个电极为标准，按照 IUPAC 的规定，以标准氢电极（standard hydrogen electrode，SHE）为标准电极，并规定它的电极电势为零，将待测电极和标准氢电极组成一个原电池，通过测定该电池的电势（electromotive force），就可以求出待测电极电势的相对值。

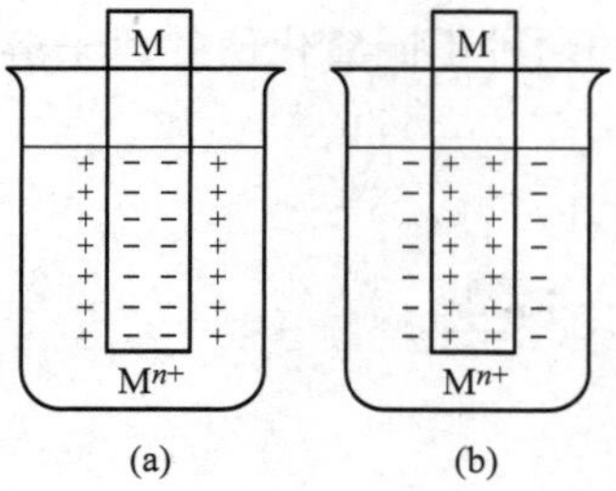

图 6-2 金属的双电层结构

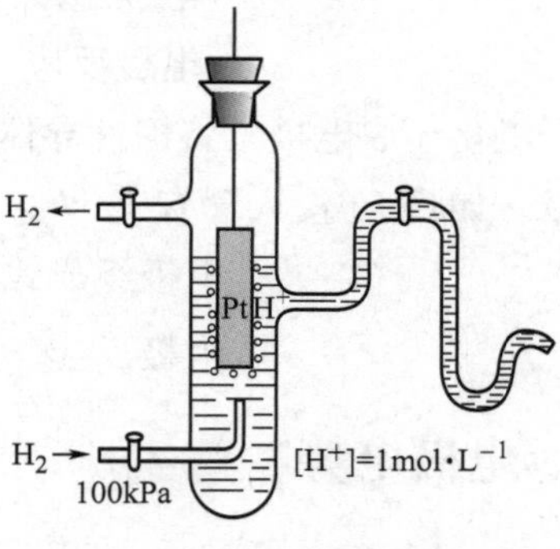

图 6-3 标准氢电极示意

图 6-3 是 SHE 的示意。为了增强吸附氢气的能力并提高反应速率，通常要在金属铂片上镀上一层铂粉即铂黑，然后将镀有铂黑的铂电极插入含氢离子的酸性溶液中，不断通入纯氢气气流，使铂电极上的铂黑吸附的氢气达到饱和，并与溶液中的氢离子达到如下平衡：

$$2H^+(aq)+2e^- \rightleftharpoons H_2(g)$$

IUPAC 规定：在 298.15K 下，氢气分压为 100kPa，氢离子浓度（严格地讲是活度）为 $1mol\cdot L^{-1}$ 时，氢电极的电极电势为 0.0000V。

（三）标准电极电势的测定

根据 IUPAC 的建议，定义任何电极的相对平衡电势（标准电极电势）为以下电池的平衡电势：

$$(-)Pt|H_2(100kPa)|H^+(1mol\cdot L^{-1})\parallel M^{n+}(1mol\cdot L^{-1})|M(+) \quad (6\text{-}3)$$

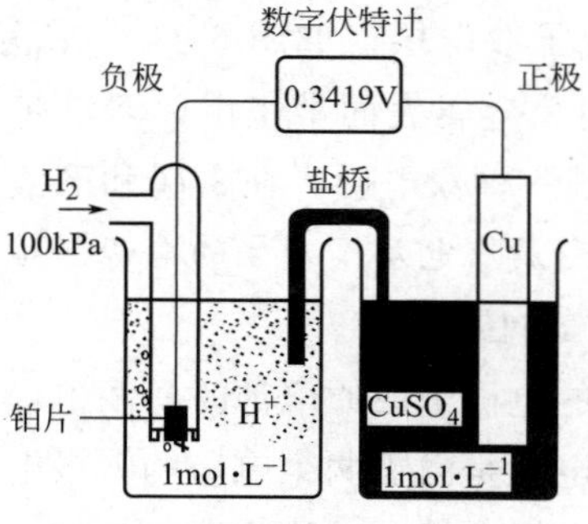

图 6-4 测定标准铜电极电势装置示意

并规定电子从外电路由标准氢电极流向待测标准电极的电极电势为正号，而电子通过外电路由待测标准电极流向标准氢电极的电极电势为负号。测定方法如图 6-4 所示。在标准态下，测得的相对平衡电势就称为标准电极电势（standard electrode potential），符号用 $E^{\ominus}$ 表示，单位为 V。要说明的是：电极的标准态与前面在热力学中介绍的热力学标准态是一致的，即对于溶液，各电极反应物浓度（严格地讲是活度）为 $1mol\cdot L^{-1}$；若有气体参加反应，则气体分压为 100kPa，反应温度未指定，IUPAC 推荐参考温度为 298.15K。

$$E_{MF}=E_{+}-E_{-} \tag{6-4}$$

式中，E_{+} 和 E_{-} 分别表示处于平衡态的正极和负极的电势。若构成原电池的两电极均在标准态下，测得的电动势就为标准电动势，用符号 $E_{MF}^{\ominus}$ 表示为

$$E_{MF}^{\ominus}=E_{+}^{\ominus}-E_{-}^{\ominus} \tag{6-5}$$

因为式(6-3) 中 SHE 的标准电极电势已规定，根据测得的电池电动势即可求出待测电极的标准电极电势。以图 6-4 为例进行说明：从数字伏特计上数据可知电池的电动势为 0.3419V，并已知 SHE 为负极，根据式(6-5)：

$$E_{MF}^{\ominus}=E_{+}^{\ominus}-E_{-}^{\ominus}=E^{\ominus}(Cu^{2+}/Cu)-E^{\ominus}(H^{+}/H_2)$$

$$E^{\ominus}(Cu^{2+}/Cu)=E_{MF}^{\ominus}-E^{\ominus}(H^{+}/H_2)=0.3419V$$

（四）标准电极电势表及使用注意事项

将测得的各种氧化还原电对的标准电极电势按一定的方式汇集在一起就构成标准电极电势表。编制成表的方式有多种。有的是按元素符号的英文字母顺序排列的，有的是按电极电势数值的大小顺序排列的，还有的是按半反应中介质的酸碱性分成酸表和碱表编排的。本书按电极电势从负到正的次序编制，部分常见氧化还原电对的标准电极电势见表 6-1（其他氧化还原电对的标准电极电势数据见本书末的附录四）。

表 6-1 标准电极电势（298K）

(1)在酸性溶液中

电极反应				电极反应			
氧化型	电子数	还原型	$E^{\ominus}/V$	氧化型	电子数	还原型	$E^{\ominus}/V$
Li^{+}	$+e^{-}\rightleftharpoons$	Li	−3.045	Cu^{2+}	$+2e^{-}\rightleftharpoons$	Cu	+0.3419
K^{+}	$+e^{-}\rightleftharpoons$	K	−2.931	Cu^{+}	$+e^{-}\rightleftharpoons$	Cu	+0.521
Ca^{2+}	$+2e^{-}\rightleftharpoons$	Ca	−2.868	I_2	$+2e^{-}\rightleftharpoons$	$2I^{-}$	+0.5355
Na^{+}	$+e^{-}\rightleftharpoons$	Na	−2.714	$H_3AsO_4+2H^{+}$	$+2e^{-}\rightleftharpoons$	$HAsO_2+2H_2O$	+0.560
Mg^{2+}	$+2e^{-}\rightleftharpoons$	Mg	−2.372	O_2+2H^{+}	$+2e^{-}\rightleftharpoons$	H_2O_2	+0.695
Al^{3+}	$+3e^{-}\rightleftharpoons$	Al	−1.662	Fe^{3+}	$+e^{-}\rightleftharpoons$	Fe^{2+}	+0.771
Zn^{2+}	$+2e^{-}\rightleftharpoons$	Zn	−0.7618	Ag^{+}	$+e^{-}\rightleftharpoons$	Ag	+0.7996
Fe^{2+}	$+2e^{-}\rightleftharpoons$	Fe	−0.447	Br_2	$+2e^{-}\rightleftharpoons$	$2Br^{-}$	+1.087
Co^{2+}	$+2e^{-}\rightleftharpoons$	Co	−0.280	$Cr_2O_7^{2-}+14H^{+}$	$+6e^{-}\rightleftharpoons$	$2Cr^{3+}+7H_2O$	+1.33
Ni^{2+}	$+2e^{-}\rightleftharpoons$	Ni	−0.257	Cl_2	$+2e^{-}\rightleftharpoons$	$2Cl^{+}$	+1.3583
Sn^{2+}	$+2e^{-}\rightleftharpoons$	Sn	−0.1375	$MnO_4^{-}+8H^{+}$	$+5e^{-}\rightleftharpoons$	$Mn^{2+}+4H_2O$	+1.507
Pb^{2+}	$+2e^{-}\rightleftharpoons$	Pb	−0.1262	$H_2O_2+2H^{+}$	$+2e^{-}\rightleftharpoons$	$2H_2O$	+1.776
$2H^{+}$	$+2e^{-}\rightleftharpoons$	H_2	0.0000	F_2	$+2e^{-}\rightleftharpoons$	2F	+2.886
Sn^{4+}	$+2e^{-}\rightleftharpoons$	Sn^{2+}	+0.151				

(2)在碱性溶液中

电极反应				电极反应			
氧化型	电子数	还原型	$E^{\ominus}/V$	氧化型	电子数	还原型	$E^{\ominus}/V$
$ZnO_2^{2-}+2H_2O$	$+2e^{-}\rightleftharpoons$	$Zn+4OH^{-}$	−1.215	Ag_2O+H_2O	$+2e^{-}\rightleftharpoons$	$2Ag+2OH^{-}$	+0.342
$2H_2O$	$+2e^{-}\rightleftharpoons$	H_2+2OH^{-}	−0.8277	$ClO_4^{-}+H_2O$	$+2e^{-}\rightleftharpoons$	$ClO_3^{-}+2OH^{-}$	+0.36
S	$+2e^{-}\rightleftharpoons$	S^{2-}	−0.508	O_2+2H_2O	$+4e^{-}\rightleftharpoons$	$4OH^{-}$	+0.401
$Cu(OH)_2$	$+2e^{-}\rightleftharpoons$	$Cu+2OH^{-}$	−0.224	$ClO_3^{-}+3H_2O$	$+6e^{-}\rightleftharpoons$	$Cl^{-}+6OH^{-}$	+0.62
$CrO_4^{2-}+4H_2O$	$+3e^{-}\rightleftharpoons$	$Cr(OH)_3+5OH^{-}$	−0.13	$ClO^{-}+H_2O$	$+2e^{-}\rightleftharpoons$	$Cl^{-}+2OH^{-}$	+0.89
$NO_3^{-}+H_2O$	$+e^{-}\rightleftharpoons$	NO_2+2OH^{-}	+0.01				

为了能正确使用标准电极电势表，现将使用时有关的注意问题概述如下。

（1）在 $M^{n+}(aq)+ne^- \rightleftharpoons M$ 电极反应中 M^{n+} 为电对的氧化型，M 为电对的还原型，即：

$$氧化型+ne^- \rightleftharpoons 还原型$$

它们之间是互相依存的。

（2）氧化型与还原型是相对的，同一种物质在某一电对中是氧化型，在另一电对中可以是还原型，例如 Fe^{2+} 在 $Fe^{2+}+2e^- \rightleftharpoons Fe$（$E^\ominus=-0.447V$）中是氧化型，在 $Fe^{3+}+e^- \rightleftharpoons Fe^{2+}$（$E^\ominus=+0.771V$）中是还原型。比较还原能力必须用还原型物质所对应的 $E^\ominus$ 值，比较氧化能力必须用氧化型物质所对应的 $E^\ominus$ 值。

（3）从表 6-1 中可看出，氧化型物质获得电子的倾向或氧化能力自上而下依次增强；还原型物质失去电子的倾向或还原能力自下而上依次增强。其强弱程度可以从 $E^\ominus$ 值的大小来判断，$E^\ominus$ 值越高，表示该电对的氧化型物质越容易得到电子，是一个强氧化剂，而它还原型物质还原能力越弱；$E^\ominus$ 值越低，表示该电对的还原型物质越容易失去电子，是一个强还原剂，而它氧化型物质氧化能力越弱。

（4）标准电极电势与半反应的方向无关，亦与半反应中的计量系数无关。例如：

$$Cl_2(g)+2e^- \rightleftharpoons 2Cl^- \qquad E^\ominus=+1.3583V$$

也可以书写为：

$$Cl^- \rightleftharpoons \frac{1}{2}Cl_2(g)+e^- \qquad E^\ominus=+1.3583V$$

（5）标准电极电势表都分为两种介质：酸性溶液、碱性溶液。使用时什么时候查酸表，什么时候查碱表？有几条规律可循：

① 在电极反应中，H^+ 无论在反应物或产物中出现均查酸表；

② 在电极反应中，OH^- 无论在反应物或产物中出现均查碱表；

③ 在电极反应中，没有 H^+ 或 OH^- 出现时，可以从存在状态来考虑。

例如：$Fe^{3+}+e^- \rightleftharpoons Fe^{2+}$，$Fe^{3+}$ 只能在酸性溶液中存在，故在酸表中查找。又如金属与其阳离子盐的电对查酸表。表现两性的金属与阴离子盐的电对应查碱表，如 ZnO_2^{2-}/Zn 的查碱表。另外，介质没有参与电极反应的电势通常也列在酸表中，如：

$$Cl_2(g)+2e^- \rightleftharpoons 2Cl^-$$

三、影响电极电势的因素

（一）能斯特（Nernst）方程式

标准电极电势是在标准态下测定的电极电势，但绝大多数氧化还原反应都是在非标准态下进行的。如果把非标准态下的氧化还原反应组成电池，其电极电势及电动势也是非标准态的。影响电极电势的因素很多，除了电极本性外，主要有温度、反应物浓度、溶液的 pH；若有气体参与反应，气体分压对电极电势也有影响。这些影响因素之间的定量关系可由 Nernst 方程式来表达。

对于任意一电极反应：

$$a\,Ox+ne^- \rightleftharpoons b\,Red$$

其电极电势的 Nernst 方程式为：

$$E=E^{\ominus}-\frac{RT}{nF}\ln\frac{[\mathrm{Red}]^b}{[\mathrm{Ox}]^a} \quad (6\text{-}6)$$

式中，$E^{\ominus}$为标准电极电势；R 为气体常数 8.3145J·mol^{-1}·K^{-1}；F 为 Faraday 常数，9.6485×10^{4}C·mol^{-1}；T 为热力学温度；n 为电极反应中转移的电子数。应该注意的是：$[\mathrm{Red}]^b/[\mathrm{Ox}]^a$ 的表示式与标准平衡常数的书写方式相同。即［还原型］/［氧化型］表示在电极反应中，还原态一边各物质相对浓度幂的乘积与氧化态一边各物质相对浓度幂的乘积之比。当 Red 及 Ox 为气体时，其分压应除以标准态压力 100kPa；当 Red 及 Ox 为溶液时，其浓度应除以标准态浓度 1mol·L^{-1}。由于除以 1mol·L^{-1} 的结果在数值上与原浓度数值相同，仅仅是消去了浓度单位，为简便起见，在本章的有关计算中均直接代入浓度数值进行计算。当 T 为 298.15K 时，代入有关常数，得：

$$E=E^{\ominus}-\frac{0.0592\mathrm{V}}{n}\lg\frac{[\mathrm{Red}]^b}{[\mathrm{Ox}]^a} \quad (6\text{-}7)$$

从式(6-7) 可以看出，在一定温度下，氧化型（Ox）、还原型（Red）的浓度改变，或者 $[\mathrm{Red}]^b/[\mathrm{Ox}]^a$ 的比值变化，都将影响电极电势。氧化型浓度愈大，E 值愈大；还原型浓度愈大，E 值愈小。但是浓度对电极电势的影响是对数关系，还要乘上小于 1 的量 0.0592/n，因此在一般情况下浓度不是影响电极电势的主要因素，电极电势的大小主要决定于体现电极本性的 $E^{\ominus}$值。但当氧化型、还原型的浓度变化极大或在反应式中其相关物质的系数大时，对电极电势的影响则较大。

（二）溶液酸度对电极电势的影响

在许多电极反应中，H^+ 或 OH^- 参加了反应，溶液酸度变化常常显著影响电极电势。

【例 6-3】 今有电极反应

$$MnO_4^- + 8H^+ + 5e^- \rightleftharpoons Mn^{2+} + 4H_2O \qquad E^{\ominus}=+1.507\mathrm{V}$$

若 MnO_4^- 和 Mn^{2+} 仍为标准态，即浓度均为 1mol·L^{-1}，求 298.15K，pH=6 时此电极的电极电势。

解 298.15K 时，按式(6-7)

$$E=E^{\ominus}-\frac{0.0592\mathrm{V}}{5}\lg\frac{[Mn^{2+}]}{[MnO_4^-][H^+]^8}$$

$$[Mn^{2+}]=[MnO_4^-]=1$$

$$E=E^{\ominus}-\frac{0.0592\mathrm{V}}{5}\lg[H^+]^{-8}=E^{\ominus}+\frac{8\times0.0592\mathrm{V}}{5}\lg[H^+]$$

$$=E^{\ominus}-\frac{8\times0.0592\mathrm{V}}{5}\mathrm{pH}$$

$$E=1.507\mathrm{V}-\frac{8\times0.0592\mathrm{V}}{5}\times6=+0.9387\mathrm{V}$$

电极电位从+1.507V 降到 0.9387V，降低了 0.568V。说明在 pH=6 时，MnO_4^- 的氧化性比在标准态时大大降低了。

（三）生成沉淀对电极电势的影响

如果在反应体系中加入某一种沉淀剂，则由于沉淀的生成，必然降低氧化型或还原型离子的浓度，则电极电势值将发生改变。

如电对 $Ag^{+}+e^{-} \rightleftharpoons Ag$，$E^{\ominus}_{Ag^{+}/Ag}=+0.7996V$，$Ag^{+}$ 是一个中等偏弱的氧化剂。若在溶液中加入 NaCl 便产生 AgCl 沉淀：

$$Ag^{+}+Cl^{-} \rightleftharpoons AgCl\downarrow$$

当达到平衡时，如果 Cl^{-} 浓度控制为 $1mol \cdot L^{-1}$，Ag^{+} 浓度则为：

$$[Ag^{+}]=\frac{K^{\ominus}_{sp}}{[Cl^{-}]}=\frac{K^{\ominus}_{sp}}{1}=1.77\times10^{-10}(mol \cdot L^{-1})$$

这时 $E_{Ag^{+}/Ag}=E^{\ominus}_{Ag^{+}/Ag}-0.0592V\times\lg\frac{1}{1.77\times10^{-10}}=0.7996V-0.5773V=+0.2223V$

上面计算的电极电势已属于下列电对：$AgCl+e^{-} \rightleftharpoons Ag+Cl^{-}$ 的标准电极电势，这是因为将 Ag 插在 Ag^{+} 的溶液中所组成的电极 Ag^{+}/Ag，当加入 NaCl 后，产生了 AgCl 沉淀，若控制 $[Cl^{-}]=1mol \cdot L^{-1}$，则形成了一种新的 AgCl/Ag 电极，相应之下，电极电势下降了 0.5773V。

用同样的方法可以算出 $E^{\ominus}_{AgBr/Ag}$ 和 $E^{\ominus}_{AgI/Ag}$ 的数值，现将这些电对对比如下：

$E^{\ominus}$	$K^{\ominus}_{sp}$	$[Ag^{+}]$	电对	$E^{\ominus}$/V
减小↓	减小↓	减小↓	$Ag^{+}+e^{-} \rightleftharpoons Ag$	+0.7996
			$AgCl(s)+e^{-} \rightleftharpoons Ag+Cl^{-}$	+0.2223
			$AgBr(s)+e^{-} \rightleftharpoons Ag+Br^{-}$	+0.0713
			$AgI(s)+e^{-} \rightleftharpoons Ag+I^{-}$	−0.1517

从上面的对比中，可以看出：卤化银的溶度积减小，$E^{\ominus}$ 也减小，换句话说，溶度积越小，离子的平衡浓度越小，它的氧化能力越弱。

（四）配合物的生成对电极电势的影响

已知电对

$$Cu^{2+}+2e^{-} \rightleftharpoons Cu，E^{\ominus}=+0.3419V$$

当在该体系中加入氨水时，由于 Cu^{2+} 和 NH_3 分子生成了难解离的 $[Cu(NH_3)_4]^{2+}$ 配离子：$Cu^{2+}+4NH_3 \rightleftharpoons [Cu(NH_3)_4]^{2+}$，使溶液中 Cu^{2+} 浓度降低，因而电极电势值也随之下降，若控制 $[Cu(NH_3)_4]^{2+}$ 和 NH_3 分子的浓度都为标准态 $1mol \cdot L^{-1}$，则从 Nernst 方程可以看出这种变化：

$$E_{Cu^{2+}/Cu}=0.3419V-\frac{0.0592V}{2}\lg\frac{1}{[Cu^{2+}]}$$

铜离子浓度减少越多，电极电势值越小。这意味着金属铜的还原性增强，Cu 更容易转变成 Cu(Ⅱ)，即金属铜稳定性降低，Cu(Ⅱ) 稳定性增强。

第三节　电极电势的应用

一、判断氧化剂和还原剂的相对强弱

氧化剂氧化能力和还原剂还原能力的大小都是相对的，这些相对大小都可以由标准电势

电极 $E^{\ominus}$ 值表现出来。电极电势的大小反映了电对中氧化型物质得电子能力的强弱。电极电势值越大，表明电对中氧化型氧化能力越强，越容易夺得电子转变为相应的还原型，电极电势值越小表明电对中还原型还原能力越强，越容易失去电子转变为相应的氧化型。

【例 6-4】 在下列电对中选择出最强的氧化剂和最强的还原剂。并指出各氧化型物种的氧化能力和各还原型物种的还原能力的强弱顺序。

MnO_4^-/Mn^{2+}、Cu^{2+}/Cu、Fe^{3+}/Fe^{2+}、I_2/I^-、Cl_2/Cl^-、Sn^{4+}/Sn^{2+}

解　查附录可知

$$MnO_4^- + 8H^+ + 5e^- \rightleftharpoons Mn^{2+} + 4H_2O \qquad E^{\ominus} = +1.507V$$

$$Cu^{2+} + 2e^- \rightleftharpoons Cu \qquad E^{\ominus} = +0.3419V$$

$$Fe^{3+} + e^- \rightleftharpoons Fe^{2+} \qquad E^{\ominus} = +0.771V$$

$$I_2 + 2e^- \rightleftharpoons 2I^- \qquad E^{\ominus} = +0.5355V$$

$$Cl_2 + 2e^- \rightleftharpoons 2Cl^- \qquad E^{\ominus} = +1.3583V$$

$$Sn^{4+} + 2e^- \rightleftharpoons Sn^{2+} \qquad E^{\ominus} = +0.151V$$

电对 MnO_4^-/Mn^{2+} 的 $E^{\ominus}$ 值最大，MnO_4^- 是最强的氧化剂；电对 Sn^{4+}/Sn^{2+} 的 $E^{\ominus}$ 值最小，Sn^{2+} 是最强的还原剂。

各氧化型物种的氧化能力由强到弱的顺序为：

$$MnO_4^- > Cl_2 > Fe^{3+} > I_2 > Cu^{2+} > Sn^{4+}$$

各还原型物种的还原能力由强到弱的顺序为：

$$Sn^{2+} > Cu > I^- > Fe^{2+} > Cl^- > Mn^{2+}$$

通常实验室用的强氧化剂其电对的 $E^{\ominus}$ 值往往大于 1.0V，如 $KMnO_4$、$K_2Cr_2O_7$、H_2O_2 等，常用的还原剂的 $E^{\ominus}$ 值往往小于零或稍大于零，如 Zn、Fe、Sn^{2+} 等。应当注意的是，用 $E^{\ominus}$ 判断氧化还原能力的强弱是在标准态下进行的，如果在非标准态下比较氧化剂和还原剂的相对强弱时，必须利用 Nernst 方程式进行计算，求出在非标准态下的 E 值，然后再进行比较。

二、判断氧化还原反应进行的方向

从热力学的讨论中已经知道，自由能的变化（$\Delta_r G$）是等温等压下的化学反应（当然也包括氧化还原反应）能否自发进行的一般性判据。而等温等压下体系自由能的减少等于体系做的最大非体积功。在电池反应过程中，最大非体积功是电功 $W'_{最大}$：

$$-\Delta_r G_m = W'_{最大} = nFE_{MF}$$

在标准态下：

$$-\Delta_r G_m^{\ominus} = nFE_{MF}^{\ominus}$$

上两式已把 $\Delta_r G_m$、$\Delta_r G_m^{\ominus}$ 与电池电动势 E_{MF} 及 $E_{MF}^{\ominus}$ 联系起来。由于 Faraday 常数 F 及电池反应中转移的电子数 n 都是与反应方向无关的量，因此，对于氧化还原反应，既可以用 $\Delta_r G_m$，也可以用 E_{MF} 来判断其自发进行的方向：

$\Delta_r G_m < 0$，$E_{MF} > 0$，反应正向自发进行

$\Delta_r G_m > 0$，$E_{MF} < 0$，反应逆向自发进行

$\Delta_r G_m = 0$，$E_{MF} = 0$，反应达到平衡

应当指出，由氧化还原自发反应所组成的电池的电动势当然是正值。实验测出的电池电动势也都是正值，没有正、负号的问题。但根据未知其自发进行方向的氧化还原方程式计算出来的电池电动势就会有正、负之分，并且可以根据其正、负来判断氧化还原反应自发进行的方向。

【例 6-5】 计算标准态下反应 $Fe+Cu^{2+} \rightleftharpoons Cu+Fe^{2+}$ 的电池电动势 $E^{\ominus}_{MF}$，并判断反应自发进行的方向。

解 假设反应按所写反应方程式正向进行并组成电池，则

正极，发生还原反应：$Cu^{2+}+2e^- \rightleftharpoons Cu$　$E^{\ominus}_{+}=+0.3419V$

负极，发生氧化反应：$Fe \rightleftharpoons Fe^{2+}+2e^-$　$E^{\ominus}_{-}=-0.447V$

$$E^{\ominus}_{MF}=E^{\ominus}_{+}-E^{\ominus}_{-}=0.3419V-(-0.447V)=+0.7889V$$

因 $E^{\ominus}_{MF}>0$，反应正向自发进行。

当然，也可以用电极电势高的电对中的氧化型（Cu^{2+}）氧化电极电势低的电对中的还原型（Fe）来判断反应的方向。这两种方法本质上是一致的。

【例 6-6】 判断下列反应在 298.15K 时自发进行的方向：

$$Pb^{2+}+Sn \rightleftharpoons Pb+Sn^{2+}$$

其中 $[Pb^{2+}]=0.0010$，$[Sn^{2+}]=0.100$。

解 假设反应按所写方程式正向进行，则 Pb^{2+} 是氧化剂，Sn 是还原剂，组成电池时，

正极，发生还原反应：$Pb^{2+}+2e^- \rightleftharpoons Pb$　$E^{\ominus}_{+}=-0.1262V$

负极，发生氧化反应：$Sn \rightleftharpoons Sn^{2+}+2e^-$　$E^{\ominus}_{-}=-0.1375V$

由于是非标准态下的反应，根据电池电动势的 Nernst 方程式(6-7)，可推导出：

$$\begin{aligned}E_{MF}&=E^{\ominus}_{MF}-\frac{0.0592V}{2}\times\lg\frac{[Sn^{2+}]}{[Pb^{2+}]}\\&=[-0.1262V-(-0.1375V)]-\frac{0.0592V}{2}\lg\frac{0.100}{0.0010}\\&=+0.0113V-0.0592V=-0.0479V\end{aligned}$$

因 $E_{MF}<0$，反应将按所写方程式逆向自发进行。

一般来说，非标准态下的氧化还原反应的进行方向要根据由此反应组成的原电池的电动势 E_{MF} 的符号来判断，但由于 $E^{\ominus}_{MF}$ 是决定原电池电动势的主要因素，因此，有时也可用 $E^{\ominus}_{MF}$ 对非标准态下的氧化还原方向作粗略判断。通常，若 $E^{\ominus}_{MF}>+0.3V$，反应正向进行，若 $E^{\ominus}_{MF}<-0.3V$，反应逆向进行。

三、判断氧化还原反应进行的限度

氧化还原反应进行的限度，可以用标准平衡常数 $K^{\ominus}$ 值的大小来衡量。

根据
$$\Delta_r G^{\ominus}_m=-nFE^{\ominus}_{MF}$$

而
$$\begin{aligned}\Delta_r G^{\ominus}_m&=-RT\ln K^{\ominus}-nFE^{\ominus}_{MF}\\&=-RT\ln K^{\ominus}\end{aligned}$$

$$\ln K^{\ominus}=\frac{nFE^{\ominus}_{MF}}{RT}$$

298.15K 时，有

$$\lg K^{\ominus}=\frac{nE^{\ominus}_{MF}}{0.0592V} \tag{6-8}$$

式中，n 是配平的氧化还原反应方程式中转移的电子数。从式(6-8)可以看出，在定温下，氧化还原反应的平衡常数与标准态的电池电动势 $E^{\ominus}_{MF}$ 及转移的电子数有关。也就是说，平衡常数只与氧化剂和还原剂的本性有关而与反应物的浓度无关。$E^{\ominus}_{MF}$ 愈大，反应进行愈完全。计算表明，对于 $n=2$ 的反应，$E^{\ominus}_{MF}=+0.2V$ 时，或者当 $n=1$，$E^{\ominus}_{MF}=+0.4V$ 时，均有 $K^{\ominus}>10^6$，此平衡常数已较大，可以认为反应进行已相当完全。

【例 6-7】 求 $KMnO_4$ 与 $H_2C_2O_4$ 的反应平衡常数 $K^{\ominus}$（温度 298.15K）。

解 反应方程式为

$$5H_2C_2O_4+2MnO_4^-+6H^+ \rightleftharpoons 10CO_2+2Mn^{2+}+8H_2O$$

拆成半反应：

$$MnO_4^-+8H^++5e^- \rightleftharpoons Mn^{2+}+4H_2O \qquad E^{\ominus}_{+}=+1.507V$$

$$H_2C_2O_4 \rightleftharpoons 2CO_2+2H^++2e^- \qquad E^{\ominus}_{-}=-0.49V$$

配平了的氧化还原反应方程式得失电子数为 10

$$\lg K^{\ominus}=\frac{nE^{\ominus}_{MF}}{0.0592V}=\frac{10\times[1.507-(-0.49)]V}{0.0592V}=337$$

$$K^{\ominus}=1.0\times10^{337}$$

这是一个进行得极为彻底的反应。在氧化还原滴定中，草酸常用来标定 $KMnO_4$ 的浓度。

四、计算溶度积 $K^{\ominus}_{sp}$

许多难溶电解质饱和溶液的离子浓度极低，用一般的化学分析方法准确测定其浓度并进而求出 $K^{\ominus}_{sp}$ 值是很困难的，但通过选择适当电极组成电池，测定其电池电动势，可方便、准确地确定 $K^{\ominus}_{sp}$ 的值。

【例 6-8】 测定 298.15K 时 AgCl 的 $K^{\ominus}_{sp}$ 值。

解 用 $Ag|Ag^+$ 和 $Ag|AgCl|Cl^-$ 电极组成电池。查附录可知

$$Ag^++e^- \rightleftharpoons Ag \qquad E^{\ominus}_{Ag^+/Ag}=+0.7996V \qquad ①$$

$$AgCl+e^- \rightleftharpoons Ag+Cl^- \qquad E^{\ominus}_{AgCl/Ag}=+0.2223V \qquad ②$$

电池组成为：

$$(-)Ag|AgCl(s)|Cl^-(1mol\cdot L^{-1})||Ag^+(1mol\cdot L^{-1})|Ag(+)$$

电池反应式为式①－式②：

$$Ag^++Cl^- \rightleftharpoons AgCl(s)$$

电池电动势：$E^{\ominus}_{MF}=E^{\ominus}_{+}-E^{\ominus}_{-}=0.7996V-0.2223V=+0.5773V$

此电池反应的平衡常数：

$$\lg K^{\ominus}=\frac{1\times E^{\ominus}_{MF}}{0.0592V}=\frac{1\times0.5773V}{0.0592V}=9.752$$

$$K^{\ominus}=5.65\times10^{9}$$

AgCl 的溶度积为：

$$K_{sp}^{\ominus}=\frac{1}{K^{\ominus}}=\frac{1}{5.65\times10^{9}}=1.77\times10^{-10}$$

同样，把 $Ag|Ag^{+}$ 与 $Ag(NH_3)_2^{+}$、NH_3 组成电池求出 $E_{MF}^{\ominus}$，可求出配合物 $[Ag(NH_3)_2]^{+}$ 的解离常数；把标准氢电极与 $Pt|H_2(g)|HAc、Ac^{-}$ 组成电池求出$E_{MF}^{\ominus}$，可求 HAc 的解离常数等。

五、元素电势图及其应用

（一）元素电势图

大多数非金属元素和过渡元素可以具有多种氧化值，各氧化值之间都有相应的标准电极电势。可将其各种氧化值按高到低（或低到高）的顺序排列，在两种氧化值之间用直线连接起来并在直线上标明相应电对的标准电极电势值，以这样的图形表示某一元素各种氧化值之间标准电极电势变化的关系图称为*元素电势图*（electric potential diagram of elements），因是拉特默（Latimer）首创，故又称为拉特默图。根据溶液 pH 的不同，又可以分为两大类：E_A（A 表示酸性溶液）表示溶液的 pH＝0；E_B（B 表示碱性溶液）表示溶液的 pH＝14。书写某一元素的电势图时，既可以将全部氧化值列出，也可以根据需要列出其中的一部分。例如氯的元素电势图为：

$E_A^{\ominus}/V$

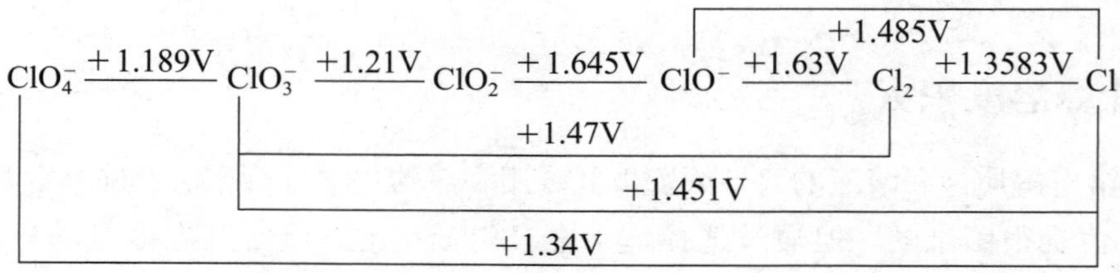
ClO4⁻ +1.189V ClO3⁻ +1.21V ClO2⁻ +1.645V ClO⁻ +1.63V Cl2 +1.3583V Cl⁻
+1.485V
+1.47V
+1.451V
+1.34V

$E_B^{\ominus}/V$

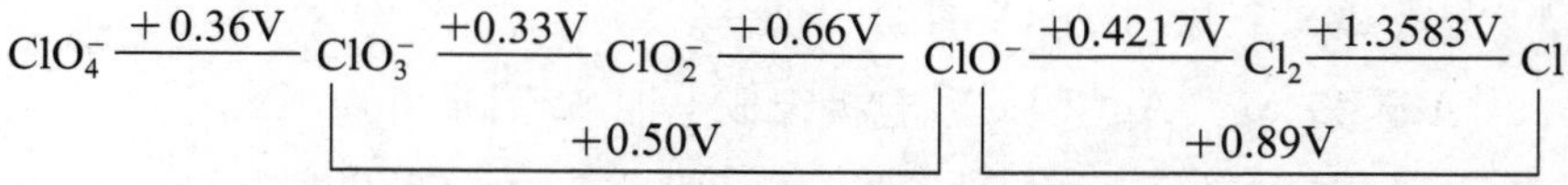
ClO4⁻ +0.36V ClO3⁻ +0.33V ClO2⁻ +0.66V ClO⁻ +0.4217V Cl2 +1.3583V Cl⁻
+0.50V
+0.89V

在元素电势图中，连线相邻的两个物质可组成一个电对，每个电对可写出其相应的半反应。

元素电势图不仅可以全面地看出一种元素各氧化值之间的电极电势高低和相互关系，还可以判断哪些氧化值在酸性或碱性溶液中能稳定存在。

（二）元素电势图的应用

1. 判断歧化反应能否发生

歧化反应（disproportionation reaction）即自身氧化还原反应，是指在氧化还原反应中，氧化反应和还原反应同时发生在某一元素上，该物质既是氧化剂，又是还原剂，同时被氧化和还原。

由某元素不同氧化值的三种物质所组成两个电对，从左至右按其氧化值由高到低排列。

$$A \xrightarrow{E^{\ominus}_{左}} B \xrightarrow{E^{\ominus}_{右}} C$$

假设 B 能发生歧化反应，那么这两个电对所组成的电池电动势：

$$E^{\ominus}_{MF}=E^{\ominus}_{右}-E^{\ominus}_{左}$$

B 变成 C 是获得电子的过程，应是电池的正极；B 变成 A 是失去电子的过程，应是电池的负极，所以

$$E^{\ominus}_{MF}=E^{\ominus}_{右}-E^{\ominus}_{左}>0 \quad 即\ E^{\ominus}_{右}>E^{\ominus}_{左}$$

假设 B 不能发生歧化反应，同理：

$$E^{\ominus}_{MF}=E^{\ominus}_{右}-E^{\ominus}_{左}<0 \quad 即\ E^{\ominus}_{右}<E^{\ominus}_{左}$$

根据以上原则，来看一看 Cu^+ 是否能够发生歧化反应？

有关的电势图为：

$$E^{\ominus}_{A}/V \qquad Cu^{2+} \xrightarrow{+0.159V} Cu^{+} \xrightarrow{+0.521V} Cu$$

因为 $E^{\ominus}_{右}>E^{\ominus}_{左}$，所以在酸性溶液中，$Cu^+$ 不稳定，它将发生下列歧化反应：

$$2Cu^{+} \rightleftharpoons Cu+Cu^{2+}$$

$\cdot O_2^-$ 是超氧离子自由基[1]，它在水溶液中是不稳定的，其元素电势图为：

$$O_2 \xrightarrow{-0.33V} \cdot O_2^- \xrightarrow{+0.87V} O_2^{2-}$$

图中标明电极电势是 pH=7 条件下的，用符号 $E^{\ominus\prime}_{MF}$ 表示。由于 $E^{\ominus\prime}_{右}>E^{\ominus\prime}_{左}$，所以 $\cdot O_2^-$ 在水溶液中会歧化：

$$2\cdot O_2^- +2H^{+} \rightleftharpoons H_2O_2+O_2$$

从电极电势看，超氧自由基歧化趋势是很大的。但在生理 pH 范围（pH=7 左右），$\cdot O_2^-$ 主要以游离的形式存在，歧化反应将在两个 $\cdot O_2^-$ 之间发生，由于负电荷间的排斥，使两个 $\cdot O_2^-$ 难于接近，所以反应速率不高，但超氧化物歧化酶（superoxide dismutase，SOD；是一含 Cu 和 Zn 的酶）可以催化这一反应，使这一歧化反应达到极高的速率。

2. 从已知电对求未知电对的标准电极电势

假设有一元素的电势图：

$$A \xrightarrow[n_1]{E^{\ominus}_1} B \xrightarrow[n_2]{E^{\ominus}_2} C \xrightarrow[n_3]{E^{\ominus}_3} D$$

按照盖斯定律，吉布斯自由能是可以加和的，即：

$$\Delta_r G^{\ominus}_m=-nFE^{\ominus} \qquad \Delta_r G^{\ominus}_m=\Delta_r G^{\ominus}_{m,1}+\Delta_r G^{\ominus}_{m,2}+\Delta_r G^{\ominus}_{m,3}$$

于是整理得：

$$-(n_1+n_2+n_3)FE^{\ominus}=-n_1FE^{\ominus}_1+(-n_2FE^{\ominus}_2)+(-n_3FE^{\ominus}_3)$$

$$E^{\ominus}=\frac{n_1E^{\ominus}_1+n_2E^{\ominus}_2+n_3E^{\ominus}_3}{n_1+n_2+n_3}$$

---

[1] 自由基是指带有单电子的原子或原子团。

若有 i 个相邻电对，则 $E^{\ominus}=\dfrac{n_1E_1^{\ominus}+n_2E_2^{\ominus}+n_3E_3^{\ominus}+\cdots+n_iE_i^{\ominus}}{n_1+n_2+n_3+\cdots+n_i}$

根据此式，可以在元素电势图上，很直观地计算出欲求电对的 $E^{\ominus}$ 值。

【例 6-9】 已知 298K 时，氯元素在碱性溶液中的电势图，试求出 $E^{\ominus}_{1,ClO_4^-/Cl^-}$、$E^{\ominus}_{2,ClO_3^-/ClO^-}$、$E^{\ominus}_{3,ClO^-/Cl_2}$ 的值。

解 298K 时氯元素在碱性溶液中的电势图

$E_B^{\ominus}/V$

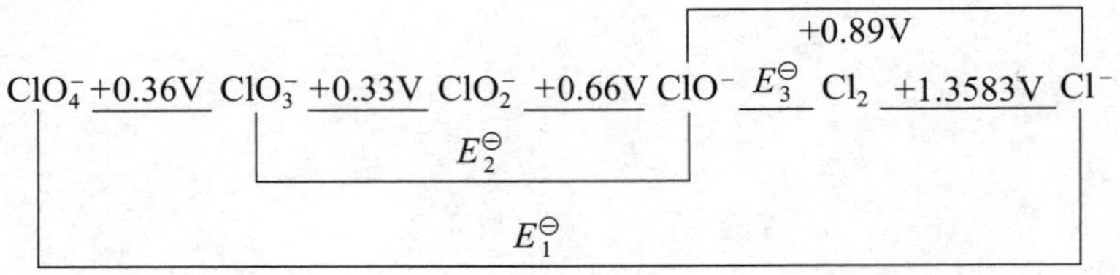
+0.89V
ClO₄⁻ +0.36V ClO₃⁻ +0.33V ClO₂⁻ +0.66V ClO⁻ E₃⊖ Cl₂ +1.3583V Cl⁻
E₂⊖
E₁⊖

$$E^{\ominus}_{1,ClO_4^-/Cl^-}=\frac{0.36V\times2+0.33V\times2+0.66V\times2+0.89V\times2}{2+2+2+2}=0.56V$$

$$E^{\ominus}_{2,ClO_3^-/ClO^-}=\frac{0.33V\times2+0.66V\times2}{2+2}=0.50V$$

$$E^{\ominus}_{3,ClO^-/Cl_2}=\frac{0.89V\times2-1.3583V\times1}{1}=0.4217V$$

第四节 电势法测定溶液的 pH（自学）

从 Nernst 方程可知，电极电势与离子的浓度有关，在一定温度下，电极电势 φ 值随溶液的离子浓度的改变而改变，离子浓度是 φ 值的函数，反之，只要知道了电极电势，就可求算出离子浓度的大小。而与待测离子的浓度有关的电极的电极电势 E 值的大小可通过与一个已知电极电势的电极组成电池，然后通过仪器测出该电池的电动势从而求出与未知浓度有关的电极的电极电势，最终获得待测溶液的浓度。这里要求已知电极电势 E 值的电极稳定且不受试液组成变化的影响，这种电极称为参比电极（reference electrode）；而另一个与待测离子的浓度有关，并且其电极电势与待测离子浓度之间符合能斯特方程式的电极称为指示电极（indicator electrode）。像这种通过测定参比电极和指示电极组成的电池的电动势来求出离子浓度的分析方法就称为电势法。本节主要介绍用电势法测定溶液的 pH。

一、参比电极

前面介绍的标准氢电极是测量电极电势的基准，可作为参比电极，但由于标准氢电极的制作较麻烦，氢气的纯化、压力的控制等难以满足要求，且铂黑易受微量砷、汞、硫及氰化物毒化而使其电极电势改变，整个操作条件苛刻，因此一般不用标准氢电极作参比电极，在实际工作中，常用的参比电极为饱和甘汞电极（saturated calomel electrode）和氯化银电极等。

甘汞电极是由甘汞（Hg_2Cl_2）、汞及氯化钾溶液组成的，其结构如图 6-5 所示。甘汞电极由两个玻璃套管组成，内管盛 $Hg\text{-}Hg_2Cl_2$ 的糊状混合物，管上端封接一根铂丝作为连接导线并插入汞层中，管下端用棉球塞紧，外玻璃管中装有 KCl 溶液，外管下端用素烧瓷堵塞，可以与被测溶液组成通路，起盐桥的作用。

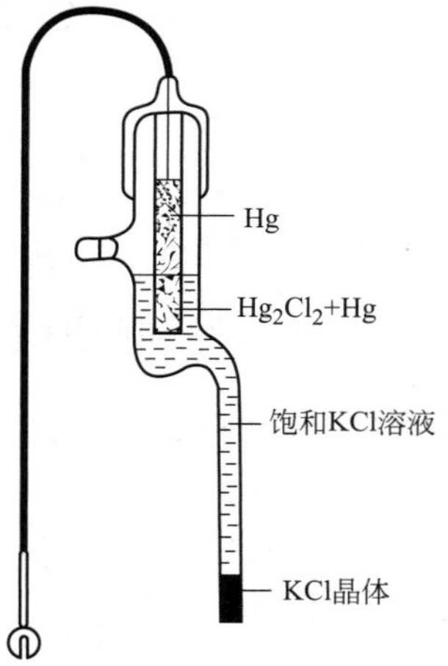

图 6-5 饱和甘汞电极

甘汞电极的组成可表示为：

$$Hg|Hg_2Cl_2|KCl(c)$$

电极反应式为：

$$Hg_2Cl_2+2e^- \rightleftharpoons 2Hg+2Cl^-$$

电极电势的计算式为：

$$E(Hg_2Cl_2/Hg)=E^{\ominus}(Hg_2Cl_2/Hg)+\frac{RT}{2F}\ln\frac{1}{[Cl^-]^2} \quad (6\text{-}9)$$

在 298.15K 时

$$E(Hg_2Cl_2/Hg)=E^{\ominus}(Hg_2Cl_2/Hg)+0.0592\text{V}\lg\frac{1}{[Cl^-]}$$

在 298.15K 时，当外管盛的 KCl 为饱和 KCl 溶液时，称为饱和甘汞电极（简写为 SCE）。饱和甘汞电极的 $E_{SCE}=0.2412\text{V}$。

二、指示电极

当一个电极的电极电势与溶液中待测离子浓度之间符合 Nernst 方程式时，该电极可作为该待测离子的指示电极。

例如要测定溶液中 H^+ 浓度，则要求电极电势与 H^+ 浓度之间符合能斯特方程式，如氢电极就是溶液中 H^+ 的指示电极，当氢气的分压为 101.3kPa，在 298.15K 时，其电极电势就只与 H^+ 浓度有关，如下关系：

$$E(H^+/H_2)=E^{\ominus}(H^+/H_2)+\frac{0.0592\text{V}}{2}\lg\frac{[H^+]^2}{p_{H_2}/p^{\ominus}}$$
$$=0.0592\text{V}\ \lg[H^+]$$
$$=-0.0592\text{V}\ \text{pH} \quad (6\text{-}10)$$

从上式可知，pH 是 $E(H^+/H_2)$ 的函数。测出 $E(H^+/H_2)$ 的值，即可得出溶液的 pH。这种电极又称为 pH 指示电极。但由于氢电极如前所述的缺点，很少使用。现常用的 pH 指示电极为玻璃电极（glass electrode）。玻璃电极的结构如图 6-6 所示。玻璃电极的下端为极薄的玻璃膜小球，膜内盛一种已知 pH 的溶液，一般为 $0.1\text{mol}\cdot\text{L}^{-1}$ HCl 溶液。其中插入一支 Ag-AgCl 电极作内参比电极，由于玻璃膜内的 H^+ 稳定不变，氯化银电极电势也一定，因此玻璃电极电势取决于膜外溶液的

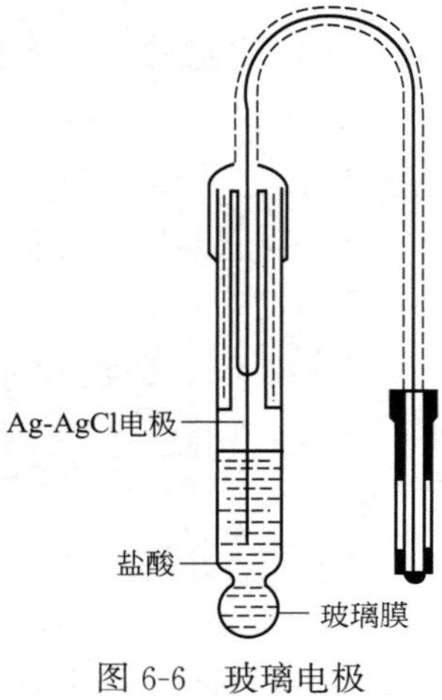

图 6-6 玻璃电极

H^+，即取决于被测溶液的 pH。测出玻璃电极电势就可以确定溶液的玻璃电极的电极电势为：

$$E^{\ominus}_{玻璃}=E_{玻璃}-\frac{2.303RT}{F}\text{pH（待测）} \tag{6-11}$$

298.15K 时 $E_{玻璃}=E^{\ominus}_{玻璃}-0.0592\text{VpH（待测）}$ (6-12)

三、电势法测定溶液的 pH

测定溶液 pH 时，常用玻璃电极作指示电极，甘汞电极作参比电极，一起插入待测溶液中，组成一电池，此电池可表示为：

（－）玻璃电极|pH 待测溶液‖饱和甘汞电极（＋）

$$\text{或}\underbrace{(-)\text{Ag}|\text{AgCl(s)}|\text{HCl}(0.1\text{mol}\cdot\text{L}^{-1})|\text{玻璃膜}|\text{pH 待测溶液}}_{\text{玻璃电极（指示电极）}}\ \|\ \underbrace{\text{KCl(饱和)}|\text{Hg}_2\text{Cl}_2\text{(s)}|\text{Hg}(+)}_{\text{饱和甘汞电极（参比电极）}}$$

假设测定温度为 298.15K，则该电池的电动势为：

$$E_{MF}=E_{SCE}-E^{\ominus}_{玻璃}=0.2412\text{V}-(E^{\ominus}_{玻璃}-0.0592\text{V pH}) \tag{6-13}$$

$E^{\ominus}_{玻璃}$值随玻璃膜的组成、内参比电极的种类、膜内溶液的 pH、温度等的不同而不同，每一个玻璃电极的 $E^{\ominus}_{玻璃}$是一个定值，因而在实际工作中，不能直接利用式(6-12）计算出溶液的 pH。可通过两次测量电动势的方法把未知的 $E^{\ominus}_{玻璃}$消去。具体测定时，先将玻璃电极和甘汞电极浸入一pH_s 已知的标准缓冲溶液中，组成原电池，测出该电池的电动势 E_s。则

$$E_s=0.2412\text{V}-(E^{\ominus}_{玻璃}-0.059\text{V pH}_s) \tag{6-14}$$

然后再将此电池装置中的标准缓冲溶液换成待测 pH_x 溶液，测出其电动势 E_x，则

$$E_x=0.2412\text{V}-(E^{\ominus}_{玻璃}-0.0592\text{V pH}_x) \tag{6-15}$$

将式(6-14）和式(6-15）两式相减得：

$$0.0592\text{V pH}_x-0.0592\text{V pH}_s=E_x-E_s$$

$$\text{pH}_x=\text{pH}_s+\frac{E_x-E_s}{0.0592\text{V}} \tag{6-16}$$

式(6-16）中，pH_s 为已知值，E_x 和 E_s 为先后两次测出的电动势，因而可求出 pH_x。从该式可知，在 25℃时，电动势每相差 0.05916V，即相当于 1 个 pH 单位。pH 计上的读数，即是按 0.05916V 相当于 1 个 pH 单位进行标度的。

两次测量的方法，还可将由于甘汞电极电位不够准确而影响 pH 准确测定的因素消除掉，从而使待测溶液 pH 的测定得到较高的准确度。

现今，电势法除用于测定溶液的 pH 外，测定溶液中离子浓度的应用也得到了迅速发展。近十年来，已先后研制出十几种离子选择性电极作为指示电极，用于测定溶液中各种待测离子的浓度而不必预先分离。如用该法可测定其他方法不易测定的离子如 K^+、Na^+、Ag^+等。由于该法操作简便，灵敏度高，目前已在分析、检验、工农业生产、医药卫生、环境保护、资源勘探和科学研究等诸多领域得到广泛应用。

习题

1. 查出下列电对的标准电极电势，判断各组中哪一种物质是最强的氧化剂，哪一种物质是最强的还原剂。

(1) Na^+/Na，Al^{3+}/Al，Sn^{2+}/Sn，Cu^{2+}/Cu

(2) F_2/F^-，Cl_2/Cl^-，Br_2/Br^-，I_2/I^-

(3) MnO_4^-/Mn^{2+}，MnO_4^-/MnO_2，MnO_4^-/MnO_4^{2-}

(4) Cr^{3+}/Cr，CrO_2^-/Cr，$Cr_2O_7^{2-}/Cr^{3+}$，$CrO_4^{2-}/Cr(OH)_3$

2. 用离子-电子法完成并配平下列反应式：

(1) $KMnO_4+K_2SO_3+KOH \longrightarrow K_2MnO_4+K_2SO_4+\cdots\cdots$

(2) $Br_2+AsO_3^{3-} \longrightarrow AsO_4^{3-}+Br^-$（在碱性介质中）

(3) $H_2O_2+I^- \longrightarrow I_2+H_2O$（在酸性介质中）

(4) $K_2Cr_2O_7+Na_2SO_3+H_2SO_4$(稀) $\longrightarrow Cr_2(SO_4)_3+Na_2SO_4+\cdots\cdots$

(5) $HPO_3^{2-}+BrO^- \longrightarrow Br^-+PO_4^{3-}$

3. 就下面的电池反应，用电池符号表示，并写出电极反应式。

(1) $Sn^{2+}+2Fe^{3+} \rightleftharpoons Sn^{4+}+2Fe^{2+}$

(2) $Zn+2H^+ \rightleftharpoons Zn^{2+}+H_2$

(3) $Cl_2+2Fe^{2+} \rightleftharpoons 2Cl^-+2Fe^{3+}$

(4) $Pb+2Ag^+ \rightleftharpoons 2Ag+Pb^{2+}$

4. 计算下列各原电源的电动势，并写出电极反应式和电池反应式。

(1) $(-)Fe|Fe^{2+}(c^\ominus) \| Cl^-(c^\ominus)|Cl_2(50kPa)|Pt(+)$

(2) $(-)Cu|Cu^{2+}(c^\ominus) \| Fe^{3+}(0.1mol \cdot L^{-1}), Fe^{2+}(c^\ominus)|Pt(+)$

5. 将铜片插入盛有 $0.5mol \cdot L^{-1}$ 的 $CuSO_4$ 溶液的烧杯中，银片插入盛有 $0.5mol \cdot L^{-1}$ 的 $AgNO_3$ 溶液的烧杯中。

(1) 写出该原电池的符号；

(2) 写出电极反应式和原电池的电池反应；

(3) 求该电池的电动势；

(4) 若加氨水于 $CuSO_4$ 溶液中，电池电动势如何变化？若加氨水于 $AgNO_3$（溶液中），情况又是怎样？(定性回答)

6. 已知电对：$H_3AsO_3+H_2O \rightleftharpoons H_3AsO_4+2H^++2e^-$　　$E^\ominus=+0.560V$

$3I^- \rightleftharpoons I_3^-+2e^-$　　$E^\ominus=+0.535V$

求下列反应标准平衡常数：$H_3AsO_3+I_3^-+H_2O \rightleftharpoons H_3AsO_4+3I^-+2H^+$

如果溶液的 pH=7，反应朝什么方向进行？如果溶液的 H^+ 浓度为 $6mol \cdot L^{-1}$，反应又朝什么方向进行？

7. 过量的纯铁屑于 $0.050mol \cdot L^{-1} Cd^{2+}$ 的溶液中振荡至平衡，试计算 Cd^{2+} 的平衡浓度。

8. 已知 298.15K 时，下列原电池的电动势为+0.3884V：

$(-)Zn|Zn^{2+}(x) \| Cd^{2+}(0.20mol \cdot L^{-1})|Cd(+)$

则 Zn^{2+} 的浓度 x 应该是多少？

9. 298.15K，$Hg_2SO_4(s)+2e^- \rightleftharpoons 2Hg(l)+SO_4^{2-}$　　$E^\ominus=+0.612V$

$Hg_2^{2+}+2e^- \rightleftharpoons 2Hg(l)$　　$E^\ominus=+0.7986V$

试求 Hg_2SO_4 的溶度积常数。

10. 设溶液中 MnO_4^- 和 Mn^{2+} 的浓度相等，问在下列酸度：

(1) pH=2.5　　(2) pH=5.5 时，MnO_4^- 能否氧化 I^- 和 Br^-。

11. 有下列电势图（酸性溶液中）

$E_A^{\ominus}/V$

$$In^{3+} \xrightarrow{-0.434V} In^{+} \xrightarrow{-0.146V} In$$

$$In^{3+} \xrightarrow{-0.338V} In$$

（1）在水溶液中 In^{+} 能否发生歧化反应？

（2）当金属 In 与 H^{+} 发生反应时，得到的是哪种离子？

（3）Cl_2/Cl^{-} 电对的 $E^{\ominus}$ 是 $+1.3583V$，当金属 In 与 Cl_2 发生反应时，得到的产物是什么？

写出以上所有反应的化学方程式。

12\. 已知 $E^{\ominus}(H^{+}/H_2)=0.0000V$，$E^{\ominus}(Ag^{+}/Ag)=0.7996V$，$K_{sp}^{\ominus}(AgI)=8.3\times10^{-17}$。

求：（1）$2HI+2Ag \longrightarrow 2AgI(s)+H_2$ 进行的方向；

（2）计算正向反应的平衡常数。

13\. 已知 $Cu^{2+}+e \longrightarrow Cu^{+}$，$E^{\ominus}(Cu^{2+}/Cu^{+})=0.17\ V$；

$Cu^{2+}+I^{-}+e \longrightarrow CuI$，$E^{\ominus}(Cu^{2+}/CuI)=0.86V$。

计算 $K_{sp}^{\ominus}$（CuI）。

第七章　配位化合物

学习目标

1. 掌握配位化合物基本概念。
2. 了解配位化合物的组成，掌握配位化合物的命名方法。
3. 了解配位化合物价键理论，学会利用价键理论判断其相关性质。
4. 掌握配位平衡常数，了解配位平衡的移动。

配位化合物（coordination compound）是一类组成比较复杂，而应用较广的化合物，近40多年来由于元素分离技术、催化和生物配合物等方面的实际需要而使配位化合物的研究得到迅猛的发展，现已成为化学领域中的一门独立的学科——配位化学。

配合物与生物体和医学的关系十分密切。随着人们对微量元素在生命活动中作用的深入研究，发现生物体中的许多必需微量元素都是以配合物形式存在的，它们与生物体的生理活动有着密切联系。体内许多生物催化剂——酶，也是金属配合物，它在体内起着支配生化反应的作用。用于治疗和预防疾病的一些药物，有的本身就是配合物，有的在体内形成配合物发挥其作用。此外，在生化检验、环境监测及药物分析等领域，以配位反应为基础的分析方法也应用得极为广泛。

第一节　配位化合物的基本概念

一、配位化合物的定义

向盛有少量 $CuSO_4$ 稀溶液的小试管中逐滴加入 $6mol \cdot L^{-1}$ 的氨水，边加边振荡，开始时见有大量天蓝色的 $Cu(OH)_2$ 沉淀生成，继续滴加氨水时，沉淀逐渐消失，得深蓝色透明溶液。向该溶液中再滴入 NaOH 溶液，并不见天蓝色 $Cu(OH)_2$ 沉淀生成，而滴入少量 $BaCl_2$ 试剂时，则有白色 $BaSO_4$ 沉淀析出，表明溶液中除了 SO_4^{2-} 外，几乎检查不出 Cu^{2+} 的存在，那么 Cu^{2+} 究竟转变成什么物质了呢？如果在上述深蓝色透明溶液中加入适量乙醇，有深蓝色晶体析出。

经分析，该结晶的化学组成是 $[Cu(NH_3)_4]SO_4 \cdot H_2O$。$[Cu(NH_3)_4]SO_4$ 在水溶液中全部解离为 $[Cu(NH_3)_4]^{2+}$ 和 SO_4^{2-}。在化学上为了同 Cu^{2+}、Fe^{2+} 等这类简单离子相区别，把像 $[Cu(NH_3)_4]^{2+}$、$[Fe(CN)_6]^{4-}$ 等这一类复杂的离子称为配离子，而将 $[Cu(NH_3)_4]SO_4$、$K_4[Fe(CN)_6]$ 等这一类化合物称为配位化合物。

从上面所举的两种配合物的例子中，可以看出配位化合物有以下共同特点。

（1）在其结构中都包含有中心离子（或原子）和一定数目的中性分子或阴离子相结合而成的结构单元，此结构单元表现出新的特征。

（2）在配合物中中心离子（原子）与阴离子或中性分子通过形成配位共价键而结合成独立的结构单元。

配位化合物是由中心离子（或原子）和一定数目的中性分子或阴离子通过形成配位共价键相结合而成的复杂结构单元称配合单元，凡是由配合单元组成的化合物称配位化合物，简称配合物。若配合单元带电荷称配离子，如 $[Fe(CN)_6]^{2-}$、$[Cu(NH_3)_4]^{2+}$，配离子与带相反电荷的离子组成中性的配合物，如 $[Cu(NH)_4]$ SO_4、$K_4[Fe(CN)_6]$。配合单元如不带电荷，则配合单元本身就是配合物，如二氯二氨合铂(Ⅱ)$[PtCl_2(NH_3)_2]$。

必须指出有一类叫复盐的化合物如光卤石 $KCl \cdot MgCl_2 \cdot 6H_2O$、复盐 $KF \cdot MgF_2$ 等，从它们的组成来看，也是由若干简单化合物加和而成。如将复盐 $KF \cdot MgF_2$ 溶于水，在水中存在的离子和组成它们的简单盐 KF 和 MgF_2 溶于水所产生的完全一样，即以 K^+、Mg^{2+}、F^- 存在，X 射线结晶研究证明在其晶体中也是以简单离子 K^+、Mg^{2+}、F^- 通过离子键的静电力而维持在晶格中，复盐并不像配位化合物那样发生组分间的化学作用，存在有结构上的独立单元。

二、配合物的组成

大多数配合物由配离子与带有相反电荷的离子组成。以 $[Cu(NH_3)_4]$ SO_4 为例，其组成部分表示如下：

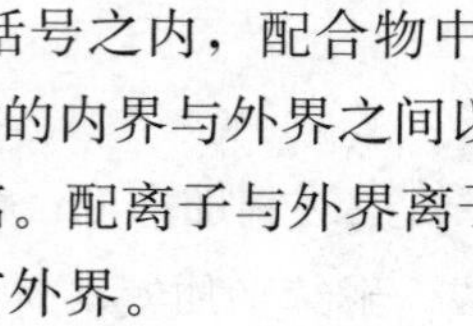

1. 内界和外界

配离子是配合物的特征部分，由中心原子（离子）和配体组成，称为配合物的内界(inner sphere)。通常把内界写在方括号之内，配合物中与配离子带相反电荷的离子称为配合物的外界（outer sphere)。配合物的内界与外界之间以离子键结合，在水溶液中配合物易解离出外界离子，而配离子很难解离。配离子与外界离子所带电荷的总量相等，符号相反。

显然，配位分子只有内界，没有外界。

2. 中心原子

在配离子（或配位分子）中，接受孤对电子的阳离子或原子统称为中心原子（central atom)。中心原子位于配离子的中心位置，是配离子的核心部分，一般是金属离子，大多为过渡元素，特别是第ⅧB族元素以及与它们相邻近的一些副族元素，某些副族元素的原子和高氧化值的非金属元素的原子也是比较常见的中心原子，如 $[Ag(NH_3)_2]^+$、$[Ni(CO)_4]$ 和 $[SiF_6]^{2-}$ 中的 Ag^+、$Ni(0)$ 和 $Si(Ⅳ)$ 都是中心原子。

3. 配体和配位原子

在配合物中，与中心原子以配位键结合的阴离子或中性分子称为配体 （ligand），如 $[Ag(NH_3)_2]^+$、$[Ni(CO)_4]$ 和 $[SiF_6]^{2-}$ 中的 NH_3、CO 和 F^- 都是配体。配体中直接向中心原子提供孤对电子形成配位键的原子称为配位原子 （ligating atom），如 NH_3 中 N、CO 中的 C、F^- 中的 F 等。配位原子的最外电子层都有孤对电子，常见的是电负性较大的非金属的原子，如 N、O、C、S、F、Cl、Br、I 等。

按配体中配位原子的多少，可将配体分为单齿配体 （monodentate ligand）和多齿配体 （multidentate ligand）。只能提供一个配位原子的配体称为单齿配体。如 NH_3、H_2O、CN^-、F^-、Cl^- 等，其配位原子分别为 N、O、C、F、Cl，虽然有的配位原子有一对以上的孤对电子，但每一原子只能与中心原子形成一个配位键；能同时提供两个或两个以上配位原子的配体称多齿配体。如乙二胺 $H_2N—CH_2—CH_2—NH_2$ （简写为 en）、二亚乙基三胺 $H_2NCH_2CH_2NHCH_2CH_2NH_2$ （简写为 DEN）和乙二胺四乙酸根 （可用符号 Y^- 表示）。

$$\begin{matrix} ^-\ddot{O}OCCH_2 \diagdown & & \diagup CH_2COO^- \\ & \ddot{N}CH_2CH_2\ddot{N} & \\ ^-\ddot{O}OCCH_2 \diagup & & \diagdown CH_2COO^- \end{matrix}$$

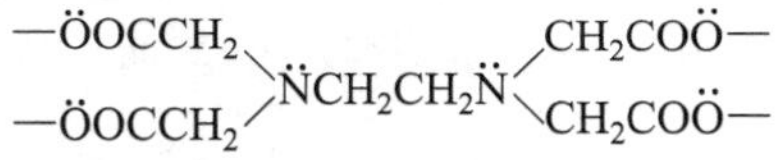

它们分别为双齿、三齿和六齿配体。有少数配体虽有两个配位原子，由于两个配位原子靠得太近，只能选择其中一个与中心原子成键，故仍属单齿配体，可称为两可配体。如硝基 NO_2^- （N 是配位原子）、亚硝酸根 ONO^- （O 是配位原子）、硫氰酸根 SCN^- （S 是配位原子）、异硫氰酸根 NCS^- （N 是配位原子）等。

4. 配位数

配离子 （或配位分子）中直接与中心原子以配位键结合的配位原子的数目称为配位数 （coordination number）。从本质上讲，配位数就是中心原子与配体形成配位键的数目。如果配体均为单齿配体，则中心原子的配位数与配体的数目相等。例如配离子 $[Cu(NH_3)_4]^{2+}$ 中 Cu^{2+} 的配位数是 4。如果配体中有多齿配体，则中心原子的配位数不等于配体的数目。例如，配离子 $[Cu(en)_2]^{2+}$ 中的配体 en 是双齿配体，1 个 en 分子中有 2 个 N 原子与 Cu^{2+} 形成配位键，因此 Cu^{2+} 的配位数是 4 而不是 2，$[Co(en)_2(NH_3)Cl]^{2+}$ 中 Co^{3+} 的配位数是 6 而不是 4。配合物中，中心原子的常见配位数是 2、4 和 6。

配位数的大小，主要取决于中心原子电子层结构、空间效应和静电作用三个因素。

第二周期元素的价层空轨道为 2s、2p，共 4 个轨道，最多只能容纳 4 对电子，它们最大配位数为 4，如 $[BeCl_4]^{2-}$、$[BF_4]^-$ 等，而第二周期以后的元素，价层空轨道为 $(n-1)$d、ns、np 或 ns、np、nd，它们的配位数可超过 4，如 $[AlF_6]^{3-}$、$[SiF_6]^{2-}$ 等。

中心原子体积大，配体的体积小，则有利于生成配位数大的配离子，如 F^- 比 Cl^- 小，Al^{3+} 与 F^- 可形成配位数为 6 的 $[AlF_6]^{3-}$，而与 Cl^- 只能形成配位数为 4 的 $[AlCl_4]^-$；中心原子 $B(Ⅲ)$ 的半径比 Al^{3+} 小，所以 $B(Ⅲ)$ 只能形成配位数为 4 的 $[BF_4]^-$。

从静电作用考虑，中心原子的电荷愈多，愈有利于形成配位数大的配离子。如 Pt^{2+} 与 Cl^- 形成 $[PtCl_4]^{2-}$，Pt^{4+} 却可形成 $[PtCl_6]^{2-}$。中心原子相同时，配体所带的电荷愈多，配体间的斥力就愈大，配位数相应变小。如 Ni^{2+} 与 NH_3 可形成配位数为 6 的 $[Ni(NH_3)_6]^{2+}$，而与 CN^- 只能形成配位数为 4 的 $[Ni(CN)_4]^{2-}$。

表 7-1 列出了某些金属离子常见的、较稳定的配位数。

表 7-1　金属离子的配位数

配位数	金属离子	实　例
2	Ag^+、Cu^+、Au^+	$[Ag(NH_3)_2]^+$、$[Cu(CN)_2]^+$
4	Cu^{2+}、Zn^{2+}、Cd^{2+}、Hg^{2+}、Al^{3+}、Sn^{2+}、Pb^{2+}、Co^{2+}、Ni^{2+}、Pt^{2+}、Fe^{3+}、Fe^{2+}	$[HgI_4]^{2-}$、$[Zn(CN)_4]^{2-}$、$[Pt(NH_3)_2Cl_2]$
6	Cr^{3+}、Al^{3+}、Pt^{2+}、Fe^{3+}、Fe^{2+}、Co^{3+}、Co^{2+}、Ni^{2+}、Pb^{2+}	$[PtCl_6]^{2-}$、$[Co(NH_3)_3(H_2O)Cl_2]$、$[Fe(CN)_6]^{3-}$、$[Ni(NH_3)_6]^{2+}$、$[Cr(NH_3)_4Cl_2]^+$

5. 配离子的电荷

配离子的电荷数等于中心原子和配体总电荷的代数和。例如，在 $[Cu(NH_3)_4]^{2+}$ 中，NH_3 是中性分子，所以配离子的电荷就等于中心原子的电荷数，为＋2。而在 $[HgI_4]^{2-}$ 中，配离子的电荷数$=1\times(+2)+4\times(-1)=-2$。由于配合物是电中性的，因此，外层离子的电荷总数和配离子的电荷总数相等，而符号相反，所以由外层离子的电荷可以推断出配离子的电荷及中心原子的氧化数。

三、配合物的命名

配位化合物的命名与一般无机化合物的命名原则相同。

（1）配合物的命名是阴离子在前、阳离子在后，像一般无机化合物中的二元化合物、酸、碱、盐一样命名为“某化某”“某酸”“氢氧化某”和“某酸某”。

（2）配离子及配位分子的命名是将配体名称列在中心原子之前，配体的数目用二、三、四等数字表示，复杂的配体名称写在圆括号中，以免混淆，不同配体之间以中圆点“.”分开，在最后一种配体名称之后缀以“合”字，中心原子后以加括号的罗马数字表示其氧化数。即：配体数-配体名称-“合”-中心原子名称（氧化值）。

（3）配体命名按如下顺序确定。

① 配离子及配位分子中如既有无机配体又有有机配体，则无机配体在前，有机配体在后。

② 在无机配体或有机配体中，先列出阴离子，后列出中性分子。

③ 在同类配体中（同为阴离子或同为中性分子），按配位原子的元素符号的英文字母顺序列出配体。

④ 配位原子相同，但配位原子数目不同时，原子数目少的排前面。

⑤ 在配位原子相同、所含原子的数目也相同的几个配体同时存在时，则按配体中与配位原子相连的原子的元素符号英文字母顺序进行。

下面列举一些配位化合物的命名实例：

$[Cu(NH_3)_4]^{2+}$　　　　四氨合铜（Ⅱ）离子

$[CoCl_2(NH_3)_4]^+$	二氯·四氨合钴（Ⅲ）离子
$[Fe(en)_3]Cl_3$	三氯化三（乙二胺）合铁（Ⅲ）
$[Ag(NH_3)_2]OH$	氢氧化二氨合银（Ⅰ）
$H_2[PtCl_6]$	六氯合铂（Ⅳ）酸
$[Co(ONO)(NH_3)_5]SO_4$	硫酸亚硝酸根·五氨合钴（Ⅲ）
$[Co(NH_3)_5(H_2O)](SO_4)_3$	硫酸五氨·水合钴（Ⅲ）
$[Co(NH_3)_2(en)_2]Cl_3$	氯化二氨·二（乙二胺）合钴（Ⅲ）
$NH_4[Co(NO_2)_4(NH_3)_2]$	四硝基·二氨合钴（Ⅲ）酸铵
$[Ni(CO)_4]$	四羰基合镍（0）
$NH_4[Cr(NCS)_4(NH_3)_2]$	四（异硫氰酸根）·二氨合铬（Ⅲ）酸铵
$[PtNH_2(NO_2)(NH_3)_2]$	氨基·硝基·二氨合铂（Ⅱ）

四、配合物分类

配合物的范围极广，主要可分为以下几类。

1. 单核简单配合物

单核简单配合物是指由若干个单基配体与一个中心离子所形成的配位化合物。本章前面所提到的那些配合物，如 $[Cu(NH_3)_4]SO_4$、$[Ag(NH_3)_2]^+$、$[FeF_6]^{3-}$、$K_3[Fe(CN)_6]$、$[PtCl_2(NH_3)_2]$ 等均属于这种类型。在这类配合物中一般没有环状结构，在溶液中常发生逐级生成和逐级解离现象，如：

$$Ag^+ + NH_3 \rightleftharpoons [Ag(NH_3)]^+$$

$$[Ag(NH_3)]^+ + NH_3 \rightleftharpoons [Ag(NH_3)_2]^+$$

2. 螯合物

Cd^{2+} 可分别与甲胺（CH_3NH_2）、乙二胺生成配位数相同的配合物（见图 7-1）。

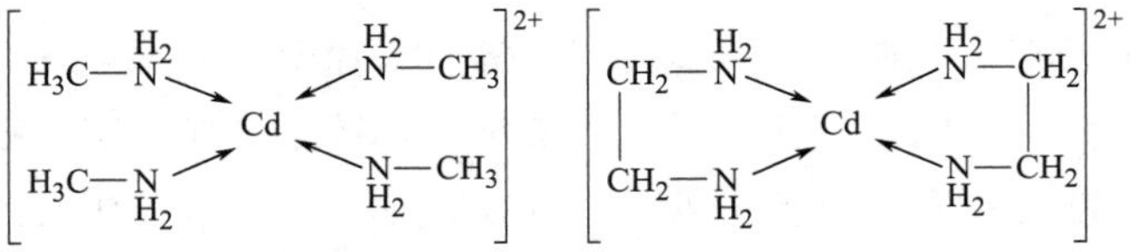

$K_s=3.55\times10^6$　　$K_s=1.66\times10^{10}$

图 7-1 $[Cd(CH_3NH_2)_4]^{2+}$ 和 $[Cd(en)_2]^{2+}$ 的结构

二者所不同者，乙二胺为双齿配体，en 中 2 个 N 各提供一对孤对电子与 Cd^{2+} 形成配位键，犹如螃蟹以双螯钳住中心原子，形成环状结构，将中心原子嵌在中间。这种由中心原子与多齿配体形成的环状配合物称为螯合物（chelate）。由于生成螯合物而使配合物稳定性大大增加的作用称为螯合效应（chelating effect）。能与中心原子形成螯合物的多齿配体称为螯合剂（chelating agent）。

常见的螯合剂大多是有机化合物，特别是具有氨基 N 和羧基 O 的一类氨羧螯合剂使用更广，如乙二胺四乙酸（EDTA）及其盐，它的负离子与金属离子最多可形成有 5 个螯合环的稳定性很高的螯合物（见图 7-2）。

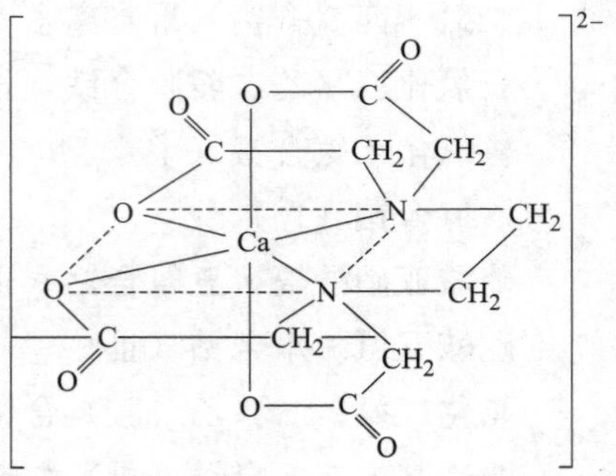

图 7-2　CaY^{2-} 的结构

绝大多数螯合物中，以五元环和六元环的螯合物最稳定，这两种环的键角是 108°和 120°。三元环和四元环张力大，不稳定。所以，螯合剂中相邻两个配位原子之间一般只能间隔 2～3 个其他原子，以形成稳定的五元环或六元环螯合物。

多齿配体中的配位原子愈多，配体可动用的配位原子就愈多，形成螯环就愈多，同一种配体与中心原子所形成的配位键就愈多，配体脱离中心原子的机会就愈小，螯合物就愈稳定（见图 7-3）。

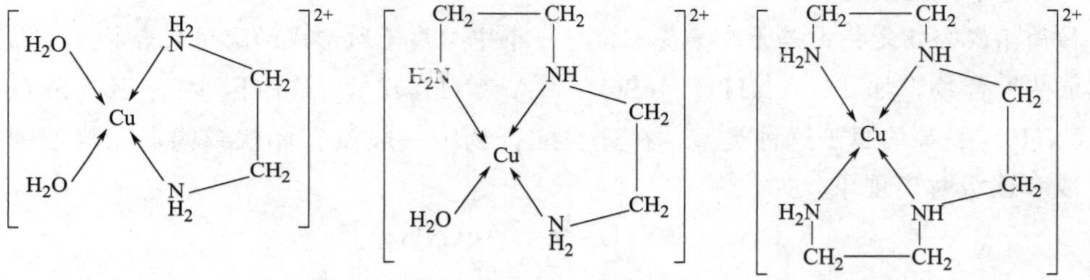

1个环 $\lg\beta_1$=10.67　　2个环 $\lg\beta_1$=15.9　　3个环 $\lg\beta_1$=20.5

图 7-3　螯环数与螯合物稳定性的关系

3. 多核配合物

在配合物内界中含有两个或两个以上的中心离子（原子）的配合物称多核配合物。在多核配合物中几个中心离子之间的连接方式是，靠配体在两个金属之间“搭桥”连接，这种配体称桥基。作为桥基的配体必须具备下列条件：在其配位原子或原子基团中有一对以上的孤对电子能同时与两个或两个以上的金属离子形成配键而相连接，起到“搭桥”作用。

如配合物 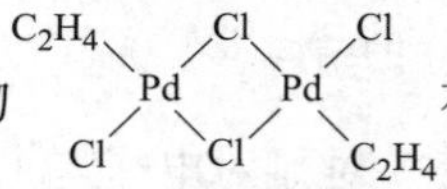 在钯的配合中，桥基上的 Cl^- 提供出两对孤对电子，每一对分别与一个 Pd^{2+} 形成一个配键，这种 Cl^- 称氯桥。常见的桥基有 OH^-、NH_2－、O^{2-}、O_2^{2-}、Cl^-、SO_4^{2-} 等。在实践中最常遇到的多核配合物是多核羟桥配合物，它们可以在金属离子水解过程中形成。

第二节　配合物的价键理论

配合物的一些物理、化学性质取决于配合物的内层结构，特别是内层中配体与中心原子间的结合力。配合物的化学键理论，就是阐明这种结合力的本性，并用它解释配合物的某些性质，如配位数、几何构型、磁性等。本节重点介绍简明易懂、使用较广的价键理论，并简单介绍晶体场理论。

一、价键理论的基本要点

1931 年，美国化学家 Pauling L. 把杂化轨道理论应用到配合物上，提出了配合物的价键理论。其基本要点如下。

（1）中心原子与配体中的配位原子之间以配位键结合，即配位原子提供孤对电子，填入中心原子的价电子层空轨道形成配位键。配体为电子对给予体（Lewis 碱），中心原子为电子对受体（Lewis 酸），二者的结合物——配离子或配位分子是酸碱配合物。

（2）为了增强成键能力和形成结构匀称的配合物，中心原子所提供的空轨道首先进行杂化，形成数目相等、能量相同、具有一定空间伸展方向的杂化轨道，中心原子的杂化轨道与配位原子的孤对电子轨道在键轴方向重叠成键。

（3）配合物的空间构型，取决于中心原子所提供杂化轨道的数目和类型。

例如，在生成 $[Ag(NH_3)_2]^+$ 配离子时，Ag^+ 的价电子层结构为 $4d^{10}$，使用其一个 5s 和一个 5p 空轨道采用 sp 方式杂化，形成两个等同的 sp 杂化轨道与两个氨分子中氮原子上的孤对电子轨道重叠生成了两个 σ 配位共价键。可用图示意如下：

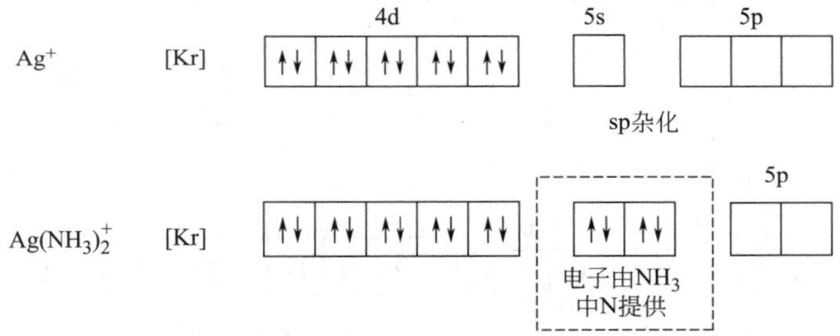

在很多情况下，还不能用价键理论来预测配合物的空间构型和中心原子的杂化类型，往往是在取得了配合物的空间构型及磁性等实验数据后，再用价键理论来解释。

二、外轨配合物和内轨配合物

根据中心离子杂化轨道的类型不同，价键理论认为配合物可分为外轨配合物和内轨配合物两种类型。

1. 外轨配合物

中心原子全部用最外层价电子空轨道（ns、np、nd）进行杂化成键，所形成的配合物称为外轨配合物（outer-orbital coordination compound），中心原子采取 sp、sp^3、sp^3d^2 杂化轨道成键形成配位数为 2、4、6 的配合物都是外轨配合物。

例如，Fe^{3+} 与 F^- 形成 $[FeF_6]^{3-}$ 配离子时，Fe^{3+} 是 $3d^5$ 构型，在成键时动用了最外层的一个空的 4s 轨道、三个 4p 轨道和两个 4d 轨道进行杂化，这种杂化方式称为 sp^3d^2 杂化，形成 6 个等同的 sp^3d^2 杂化轨道，与 6 个 F^- 所提供的六对孤对电子的轨道发生重叠。其成键情况可图示为：

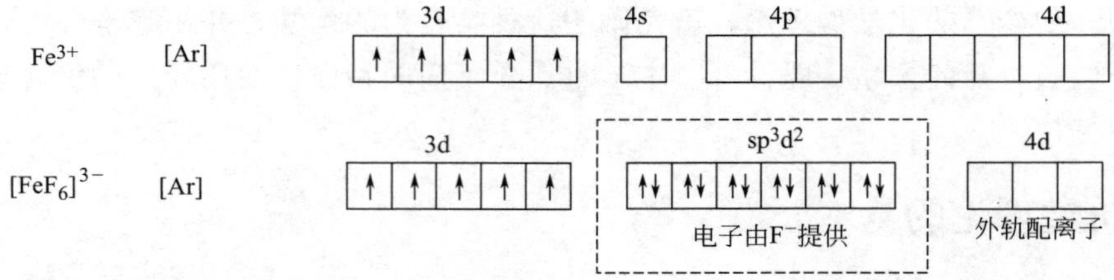

由于动用的是最外层的价电子轨道，因此不改变中心离子原有的电子层构型，从图可见：Fe^{3+}在形成配合物前，价电子层中有 5 个自旋平行的 3d 电子。在形成 $[FeF_6]^{3-}$ 后仍保持有 5 个自旋平行的 3d 电子。由于这类配合物使用的是最外层的 nd 轨道，其能量较高，因此形成的配位键能较小，稳定性较差。

2. 内轨配合物

中心原子用次外层 d 轨道，即 $(n-1)$d 和最外层的 ns、np 轨道进行杂化成键，所形成的配合物称为内轨配合物（inner-orbital coordination compound）。中心原子采取 dsp^2 或 d^2sp^3 杂化轨道成键，形成配位数为 4 或 6 的配合物都是内轨配合物。

例如 Fe^{3+} 与 CN^- 形成 $[Fe(CN)_6]^{3-}$ 配离子时，由于 CN^- 不同于 F^-，它对 Fe^{3+} 的电子层结构有较强烈的影响，使 Fe^{3+} 的 3d 电子发生重排现象，空出两个 3d 轨道参与一个 4s、三个 4p 空轨道的杂化组合，这种杂化方式称为 d^2sp^3 杂化。然后六个 d^2sp^3 杂化轨道再与 CN^- 形成六个 σ 配位键，其成键情况可图示如下：

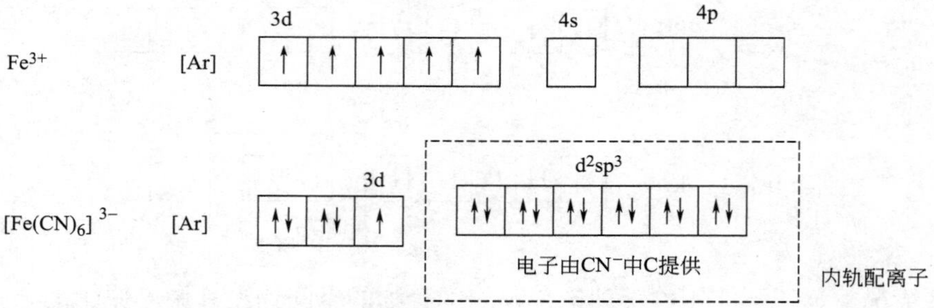

对中心离子电子层结构影响较大的配体除 CN^- 外，尚有 CO 和 NO_2^- 等配体。

从上图可见，Fe^{3+} 在形成配合物前有 5 个自旋平行的 3d 电子，在形成配合物后 5 个自旋平行的 3d 电子重排后只剩一个单电子，减少了自旋平行的电子数目。这种自旋平行电子数比中心离子原有自旋平行电子数减少的配合物称为低自旋配合物；而将保持中心离子原有自旋平行电子数目的配合物称高自旋配合物。自旋电子数目的改变必然会影响配合物的磁矩。

内轨型配合物由于使用了（$n-1$）d 轨道，其能量较低，形成的配位键的键能较大，稳定性较高。

三、配合物的磁矩

配合物是内轨还是外轨，一般是通过测定配合物的磁矩（μ）来确定的。

表 7-2 是根据近似公式 $\mu \approx \sqrt{n(n+2)}\,\mu_B$ 算得的单电子数为 1～5 的磁矩理论值。式中 μ_B 为玻尔磁子（Bohr magneton），$\mu_B = 9.27 \times 10^{-24}\ A \cdot m^2$。

表 7-2　单电子数与磁矩的理论值

n	0	1	2	3	4	5
μ/μ_B	0.00	1.73	2.83	3.87	4.90	5.92

假定配体和外层离子的电子都已成对，那么配合物的单电子数就是中心原子的单电子数。因此，将测得配合物的磁矩与理论值对比，确定中心原子的单电子数 n，由此即可判断配合物中成键轨道的杂化类型和配合物的空间构型。由此区分出内轨配合物和外轨配合物，表 7-3 列出了几种配合物的磁矩实验值，据此可以判断配合物的类型。

表 7-3　几种配合物的单电子数与磁矩的实验值

配合物	中心原子的 d 电子	μ/μ_B	单电子数	配合物类型
$[Fe(H_2O)_6]SO_4$	6	4.91	4	外轨配合物
$K_3[FeF_6]$	5	5.45	5	外轨配合物
$Na_4[Mn(CN)_6]$	5	1.57	1	内轨配合物
$K_3[Fe(CN)_6]$	5	2.13	1	内轨配合物
$[Co(NH_3)_6]Cl_3$	6	0	0	内轨配合物

在什么情况下形成外轨配合物或内轨配合物，这取决于中心原子的电子层结构和配体的性质。

当中心原子的（$n-1$）d 轨道全充满（d^{10}）时，没有可利用的空（$n-1$）d 轨道，只能形成外轨配合物，如$[Ag(CN)_2]^-$、$[Zn(CN)_4]^{2-}$、$[CdI_4]^{2-}$、$[Hg(CN)_4]^{2-}$等均为外轨配离子。

当中心原子的（$n-1$）d 轨道电子数不超过 3 个时，至少有 2 个（$n-1$）d 空轨道，所以总是形成内轨配合物。如 Cr^{3+} 和 Ti^{3+} 分别有 3 个和 1 个 d 电子，所形成的$[Cr(H_2O)_6]^{3+}$和$[Ti(H_2O)_6]^{3+}$均为内轨配离子。

从中心原子的电子组态来看，具有 $d^4 \sim d^7$ 组态的中心原子，既可以形成内轨配合物，又可以形成外轨配合物时，配体就成为决定配合物类型的主要因素。若配体中的配位原子的电负性较大（如卤素原子和氧原子等），不易给出孤对电子，则倾向于占据中心原子的外层轨道形成外轨配合物。如 F^- 和 H_2O 与 Fe^{3+} 形成 $[FeF_6]^{3-}$ 和 $[Fe(H_2O)_6]^{3+}$ 都是外轨配离子。若配体中的配位原子的电负性较小（如 CN^- 中的 C 原子，NO_2^- 中的 N 原子等），容易给出孤对电子，对中心原子的（$n-1$）d 电子影响较大，使中心原子 d 电子重排，空出（$n-1$）d 轨道形成内轨配合物。如 CN^- 和 NO_2^- 与 Co^{3+} 形成的 $[Co(CN)_6]^{3-}$ 和 $[Co(NO_2)_6]^{3-}$ 都是内轨配离子。由于（$n-1$）d 轨道比 nd 轨道能量低，同一中心原子的内轨配合物比外轨配合物稳定。

含有空（$n-1$）d 轨道的内轨配合物不稳定。如 $[V(NH_3)_6]^{3+}$ 中的 V^{3+} 的电子组态为 $3d^2$，它用 2 个 3d 空轨道与 4s、4p 空轨道经 d^2sp^3 杂化形成 6 个 d^2sp^3 杂化轨道，分别与 6 个 NH_3 分子形成 6 个配位键后，尚有 1 个 3d 轨道空着，所以，形成的 $[V(NH_3)_6]^{3+}$ 虽为内轨配离子，但稳定性差。

价键理论认为，不论外轨配合物还是内轨配合物，配体与中心原子间的价键本质上均属共价键。

从价键理论不难看出，价键理论的概念明确、模型具体、使用方便，能较好地说明配合物的形成过程中，中心原子与配位原子间的价键性质和本质、空间构型、配位数和磁性，并能定性地说明一些配合物的稳定性，在配位化学的发展过程中起了很大的作用。但是，由于价键理论只孤立地看到配体与中心原子的成键，只讨论配合物的基态性质，对激发态却无能为力，忽略了成键时在配体电场的影响下，中心原子 d 轨道能量的变化，因而它不能解释配合物的颜色和吸收光谱，也无法定量地说明一些配合物的稳定性。这将由晶体场理论和其他配合物理论来解决。

第三节 配位平衡

中心原子与配体生成配离子或配位分子的反应称为配位反应，而配离子或配位分子解离出中心原子和配体的反应称为解离反应。在水溶液中存在着配离子的生成反应与解离反应之间的平衡，称为配位平衡。配位平衡可以定量表示配离子的稳定性。配位平衡不同于一般平衡的特点是配位反应的趋势远大于配离子解离的趋势。化学平衡的一般原理完全适用于配位平衡。

一、配位平衡常数

在 $CuSO_4$ 溶液中加入过量氨水生成深蓝色的 $[Cu(NH_3)_4]^{2+}$，同时，极少部分 $[Cu(NH_3)_4]^{2+}$ 发生解离：

$$Cu^{2+} + 4NH_3 \rightleftharpoons [Cu(NH_3)_4]^{2+}$$

当配位反应与解离反应达到平衡时，依据化学平衡原理，其平衡常数表达式为：

$$K_s^{\ominus} = \frac{[Cu(NH_3)_4^{2+}]}{[Cu^{2+}][NH_3]^4} \tag{7-1}$$

式中，$[Cu^{2+}]$、$[NH_3]$ 和 $[Cu(NH_3)_4^{2+}]$ 分别为 Cu^{2+}、NH_3 和 $[Cu(NH_3)_4]^{2+}$ 的平衡浓度。配位平衡的平衡常数用 $K_s^{\ominus}$ 表示，称为配合物的稳定常数（stability constant）。$K_s^{\ominus}$ 是配合物在水溶液中稳定程度的量度，对于配体个数相同的配离子，$K_s^{\ominus}$ 值愈大，表示形成配离子的倾向愈大，配离子就愈稳定。

例如，298.15K 时，$[Ag(CN)_2]^-$ 和 $[Ag(NH_3)_2]^+$ 的 $K_s^{\ominus}$ 分别为 1.3×10^{21} 和 1.1×10^7，所以 $[Ag(CN)_2]^-$ 比 $[Ag(NH_3)_2]^+$ 稳定。配体个数不等的配离子之间，要通过 $K_s^{\ominus}$ 的表示式计算才能比较配离子的稳定性。一般配合物的 $K_s^{\ominus}$ 数值均很大，为方便起见，常用 $\lg K_s^{\ominus}$ 表示。常见配离子的稳定常数见附录二表 3。

配离子的形成或解离是分步进行的。例如：

$$Cu^{2+} + NH_3 \rightleftharpoons [Cu(NH_3)]^{2+} \qquad K_{s1}^{\ominus} = \frac{[Cu(NH_3)^{2+}]}{[Cu^{2+}][NH_3]} \tag{7-2}$$

$$[Cu(NH_3)]^{2+} + NH_3 \rightleftharpoons [Cu(NH_3)_2]^{2+} \qquad K_{s2}^{\ominus} = \frac{[Cu(NH_3)_2^{2+}]}{[Cu(NH_3)^{2+}][NH_3]} \tag{7-3}$$

$$[Cu(NH_3)_2]^{2+} + NH_3 \rightleftharpoons [Cu(NH_3)_3]^{2+} \qquad K_{s3}^{\ominus} = \frac{[Cu(NH_3)_3^{2+}]}{[Cu(NH_3)_2^{2+}][NH_3]} \tag{7-4}$$

$$[Cu(NH_3)_3]^{2+} + NH_3 \rightleftharpoons [Cu(NH_3)_4]^{2+} \qquad K_{s4}^{\ominus} = \frac{[Cu(NH_3)_4^{2+}]}{[Cu(NH_3)_3^{2+}][NH_3]} \tag{7-5}$$

若将第一、二两步平衡式相加，得：

$$Cu^{2+} + 2NH_3 \rightleftharpoons [Cu(NH_3)_2]^{2+}$$

其平衡常数用 β_2 表示：

$$\beta_2 = \frac{[Cu(NH_3)_2^{2+}]}{[Cu^{2+}][NH_3]^2} = \frac{[Cu(NH_3)^{2+}]}{[Cu^{2+}][NH_3]} \times \frac{[Cu(NH_3)_2^{2+}]}{[Cu(NH_3)^{2+}][NH_3]} \tag{7-6}$$

显然
$$\beta_3 = K_{s1}^{\ominus} K_{s2}^{\ominus} K_{s3}^{\ominus} \tag{7-7}$$

$$\beta_4 = K_{s1}^{\ominus} K_{s2}^{\ominus} K_{s3}^{\ominus} K_{s4}^{\ominus} \tag{7-8}$$

式中，β_n 称为积累稳定常数，最后一级积累稳定常数 β_n 与 $K_s^{\ominus}$ 相等。

二、配位平衡的移动

配位平衡与其他化学平衡一样，也是一种相对的、有条件的动态平衡。若改变平衡系统的条件，平衡就会发生移动，溶液的酸度变化，沉淀剂、氧化剂或还原剂以及其他配体的存在，均有可能导致配位平衡的移动，甚至转化（即为其他平衡所取代）。

1. 溶液酸度的影响

根据酸碱质子理论，配离子中很多配体，如 F^-、CN^-、SCN^-、OH^-、NH_3 等都是碱，可接受质子，生成难解离的共轭弱酸，若配体的碱性较强，溶液中 H^+ 浓度又较大时，配体与质子结合，导致配离子解离。如：

$$[Cu(NH_3)_4]^{2+} \rightleftharpoons Cu^{2+} + 4NH_3$$

平衡移动方向 $\downarrow$

$$+$$
$$4H^+$$
$$\Updownarrow$$
$$4NH_4^+$$

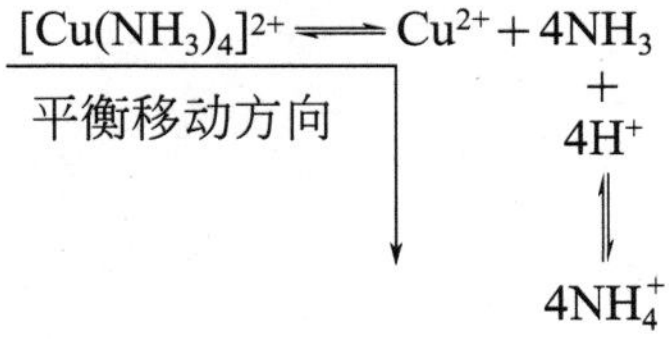

这种因溶液酸度增大而导致配离子解离的作用称为酸效应。溶液酸度一定时，配体的碱性愈强，配离子愈不稳定。

酸效应的大小还与 $K_a^{\ominus}$ 值有关，$K_a^{\ominus}$ 值愈大，酸效应愈弱。例如，$[Ag(CN)_2]^-$ 的 $K_s^{\ominus}$ 值（1.3×10^{21}）大，酸效应小，故 $[Ag(CN)_2]^-$ 在酸性溶液中仍能稳定存在。

另一方面，配离子的中心原子大多是过渡金属离子，它在水溶液中往往发生水解，导致中心原子浓度降低，配位反应向解离方向移动。溶液的碱性愈强，愈有利于中心原子的水解反应进行。如：

$$[FeF_6]^{3-} \rightleftharpoons Fe^{3+} + 6F^-$$

平衡移动方向 $\downarrow$

$$+$$
$$3OH^-$$
$$\Updownarrow$$
$$Fe(OH)_3 \downarrow$$

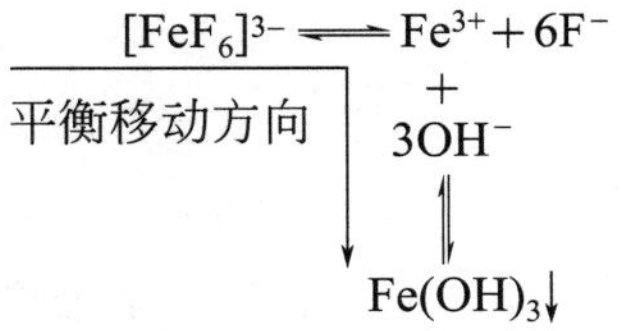

这种因金属离子与溶液中 OH^- 结合而使配离子解离的作用称为水解效应。为使配离子稳定，从避免中心原子水解的角度考虑，pH 愈低愈好，从配离子抗酸能力考虑，则 pH 愈高愈好。在一定酸度下，究竟是配位反应为主，还是水解反应为主，或者是 H^+ 与配体结合成弱酸的酸碱反应为主，这要由配离子的稳定性、配体碱性强弱和中心原子氢氧化物的溶解度等因素综合考虑，一般的做法是：在保证不生成氢氧化物沉淀的前提下提高溶液的 pH，以保证配离子的稳定性。

2. 沉淀平衡的影响

若在 AgCl 沉淀中加入大量氨水，可使白色 AgCl 沉淀溶解生成无色透明的配离子 $[Ag(NH_3)_2]^+$。反之，若再向该溶液中加入 NaBr 溶液，立即出现淡黄色沉淀，反应如下：

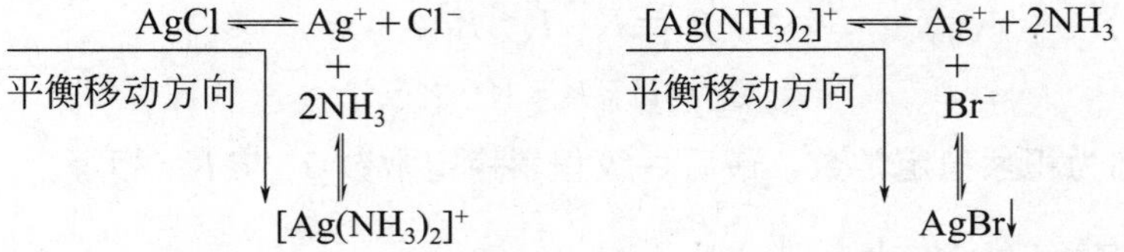

前者因加入配位剂 NH_3 而使沉淀平衡转化为配位平衡，后者因加入较强的沉淀剂而使配位平衡转化为沉淀平衡。配离子稳定性愈差，沉淀剂与中心原子形成沉淀的 $K_{sp}^{\ominus}$ 愈小，配位平衡就愈容易转化为沉淀平衡；配体的配位能力愈强，沉淀的 $K_{sp}^{\ominus}$ 愈大，就愈容易使沉淀平衡转化为配位平衡。上述例子中，AgBr 的 $K_{sp}^{\ominus}$（5.38×10^{-13}）远小于 AgCl 的 $K_{sp}^{\ominus}$（1.77×10^{-10}），故 Br^- 可使 $[Ag(NH_3)_2]^+$ 的配位平衡破坏，而氨水只能使 AgCl，却不能使 AgBr 溶解为 $[Ag(NH_3)_2]^+$。

【例 7-1】 计算 298.15K 时，AgCl 在 1L 6mol · L^{-1} NH_3 溶液中的溶解度。在上述溶液中加入 NaBr 固体使 Br^- 浓度为 0.1mol · L^{-1}（忽略因加入 NaBr 所引起的体积变化），问有无 AgBr 沉淀生成？

解　AgCl 溶于 NH_3 溶液中的反应为：

$$AgCl(s)+2NH_3(aq) \rightleftharpoons [Ag(NH_3)_2]^+(aq)+Cl^-(aq)$$

反应的平衡常数为：

$$K^{\ominus}=\frac{[Ag(NH_3)_2^+][Cl^-]}{[NH_3]^2}=\frac{[Ag(NH_3)_2^+][Cl^-]}{[NH_3]^2}\times\frac{[Ag^+]}{[Ag^+]}$$

$$=K_s^{\ominus}([Ag(NH_3)_2]^+)K_{sp}^{\ominus}(AgCl)$$

$$=1.1\times10^7\times1.77\times10^{-10}=1.95\times10^{-3}$$

设 AgCl 在 6.0mol · L^{-1} NH_3 溶液中的溶解度为 s mol · L^{-1}，由反应式可知：

$[Ag(NH_3)_2]^+=[Cl^-]=s$，$[NH_3]=6.0-2s$，将平衡浓度代入平衡常数表达式中，得：

$$K^{\ominus}=\frac{s^2}{(6.0-2s)^2}=1.95\times10^{-3}$$

$$s=0.26$$

即 298.15K 时，AgCl 在 1L 6.0mol · L^{-1} NH_3 溶液中的溶解度为 0.26mol · L^{-1}。

在上述溶液中，如有 AgBr 生成，生成 AgBr 沉淀的反应式为：

$$[Ag(NH_3)_2]^+(aq)+Br^-(aq) \rightleftharpoons 2NH_3(aq)+AgBr(s)$$

反应的平衡常数为：

$$K^\ominus = \frac{[NH_3]^2}{[Br^-][Ag(NH_3)_2^+]} = \frac{1}{K_s^\ominus([Ag(NH_3)_2]^+)K_{sp}^\ominus(AgBr)}$$

$$= \frac{1}{1.1\times10^7\times5.38\times10^{-13}} = \frac{1}{5.918\times10^{-6}} = 1.69\times10^5$$

该反应的反应商为：

$$J = \frac{c(NH_3)^2}{c([Ag(NH_3)_2]^+)c(Br^-)} = \frac{(6.0 \text{mol}\cdot L^{-1}-2\times0.26\text{mol}\cdot L^{-1})^2}{0.26\text{mol}\cdot L^{-1}\times0.10\text{mol}\cdot L^{-1}} = 1155$$

由于 $J < K$，$\Delta_r G_m < 0$，$[Ag(NH_3)_2]^+$ 和 Br^- 反应向生成 AgBr 沉淀的方向进行，因此有 AgBr 沉淀生成。

3. 与氧化还原平衡的关系

溶液中的配位平衡可以影响氧化还原平衡，使氧化还原平衡转化为配位平衡，如下式反应：

$$\begin{array}{c}Fe^{3+}+I^- \rightleftharpoons Fe^{2+}+I_2 \\ + \\ 6F^- \quad | \text{平衡移动方向} \\ \downarrow \\ [FeF_6]^{3-}\end{array}$$

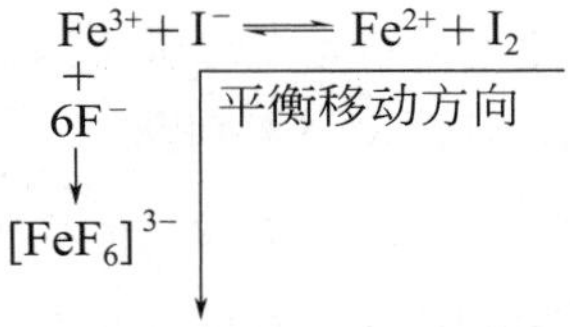

在另一种情况下，配位平衡可以使氧化还原平衡改变方向，使原来不可能发生的氧化还原反应在配体存在下发生。例如金矿中的金十分稳定，以游离态形式存在。在水中 $E^\ominus(Au^+/Au)(+1.692V) > E^\ominus(O_2/OH^-)(+0.401V)$，$O_2$ 不可能将 Au 氧化成 Au^+，若在金矿粉中加入稀 NaCN 溶液，再通入空气，由于生成十分稳定的 $[Au(CN)_2]^-$，Au 与 O_2 的反应便可进行。

$$\begin{array}{c}4Au+O_2+2H_2O \rightleftharpoons 4OH^-+4Au^+ \\ + \\ \text{平衡移动方向} \quad 8CN^- \\ \downarrow \\ 4[Au(CN)_2]^-\end{array}$$

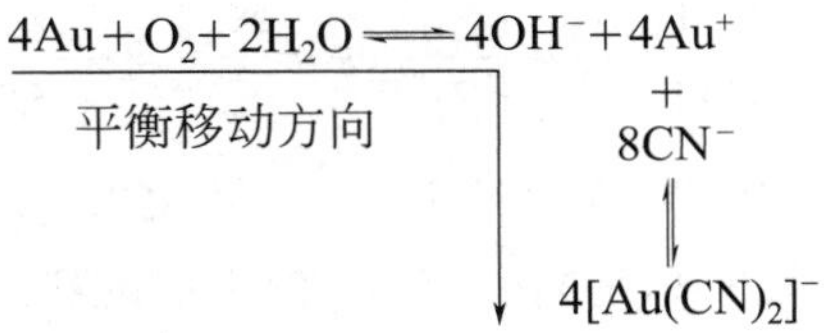

其总反应式为：

$$4Au+8CN^-+O_2+2H_2O \rightleftharpoons 4[Au(CN)_2]^-+4OH^-$$

将上式拆分成两个半电池反应，得：

$$O_2+2H_2O+4e^- \rightleftharpoons 4OH^- \qquad E^\ominus(O_2/OH^-)=+0.401V$$

$$Au+2CN^- \rightleftharpoons [Au(CN)_2]^-+e^- \qquad E^\ominus([Au(CN)_2]^-/Au)=-0.574V$$

因 $E^\ominus(O_2/OH^-) > E^\ominus([Au(CN)_2]^-/Au)$，故 O_2 可氧化 Au 成 $[Au(CN)_2]^-$。

若再向溶液中加入还原剂 Zn，即可得到 Au。反应式为：

$$2[Au(CN)_2]^-+Zn \rightleftharpoons [Zn(CN)_4]^{2-}+2Au$$

上述反应所以发生，是由于 Au^+ 与配体 CN^- 形成配离子 $[Au(CN)_2]^-$ 后，使电对 $[Au(CN)_2]^-/Au$ 的电极电位降低，增强了还原态 Au 的还原能力所致。298.15K 时，电对

$[Au(CN)_2]^-/Au$ 的标准电位计算如下：

配位反应 $Au^+ + 2CN^- \rightleftharpoons [Au(CN)_2]^-$ 可以写成下列形式：

$$Au + Au^+ + 2CN^- \rightleftharpoons Au + [Au(CN)_2]^-$$

由此可以得出，配位反应 $Au^+ + 2CN^- \rightleftharpoons [Au(CN)_2]^-$ 是由电对 Au^+/Au（为正极）和电对 $[Au(CN)_2]^-/Au$（为负极）组成的原电池的电池反应。在 298.15K，达到配位平衡时，根据式(6-8) 得到：

$$\lg K^{\ominus} = \lg K_s^{\ominus} = \frac{n\{E^{\ominus}(Au^+/Au) - E^{\ominus}([Au(CN)_2]^-/Au)\}}{0.0592}$$

整理后，得到 298.15K 时电对 $[Au(CN)_2]^-/Au$ 的标准电极电位计算公式：

$$\begin{aligned} E^{\ominus}([Au(CN)_2]^-/Au) &= E^{\ominus}(Au^+/Au) - \frac{0.0592}{n}\ \mathrm{V}\lg K_s^{\ominus} \\ &= 1.68\mathrm{V} - 0.0592\mathrm{V}\ \lg(2\times10^{38}) \\ &= 1.68\mathrm{V} - 0.0592\mathrm{V}\times38.3 = -0.5874\ (\mathrm{V}) \end{aligned}$$

4. 其他配位平衡的影响

在某一配位平衡系统中，加入能与该中心原子形成另一种配离子的配位剂时，配离子能否转化，可根据两种配离子的 $K_s^{\ominus}$ 值相对大小来判断。

【例 7-2】 在 298.15K 时，反应 $[Zn(NH_3)_4]^{2+} + 4OH^- \rightleftharpoons [Zn(OH)_4]^{2-} + 4NH_3$ 能否正向进行？在 $1\mathrm{mol\cdot L^{-1}}\ NH_3$ 溶液中 $[Zn(NH_3)_4]^{2+}/[Zn(OH)_4]^{2-}$ 等于多少？在该溶液中 Zn^{2+} 主要以哪种配离子形式存在？

解　查附录得 298.15K 时，配离子 $[Zn(NH_3)_4]^{2+}$ 的稳定常数 $K_{s1}^{\ominus}$ 为 2.88×10^9，配离子 $[Zn(OH)_4]^{2-}$ 的稳定常数 $K_{s2}^{\ominus}$ 为 3.16×10^{15}，反应 $[Zn(NH_3)_4]^{2+} + 4OH^- \rightleftharpoons [Zn(OH)_4]^{2-} + 4NH_3$ 的平衡常数计算如下：

$$K^{\ominus} = \frac{[Zn(OH)_4^{2-}][NH_3]^4}{[Zn(NH_3)_4^{2+}][OH^-]^4} \times \frac{[Zn^{2+}]}{[Zn^{2+}]} = \frac{K_{s2}^{\ominus}}{K_{s1}^{\ominus}} = \frac{3.16\times10^{15}}{2.88\times10^9} = 1.10\times10^6$$

$K^{\ominus}$ 值很大，说明在水溶液中由 $[Zn(NH_3)_4]^{2+}$ 转化为 $[Zn(OH)_4]^{2-}$ 的反应是可以实现的。由此可见，配离子转化反应总是向生成 K_s 值大的配离子方向进行。

在 $1\mathrm{mol\cdot L^{-1}}$ 氨溶液中存在下面两个配位平衡：

$$Zn^{2+} + 4NH_3 \rightleftharpoons [Zn(NH_3)_4]^{2+} \qquad ①$$

$$Zn^{2+} + 4OH^- \rightleftharpoons [Zn(OH)_4]^{2-} \qquad ②$$

由式① $K_{s1}^{\ominus} = \dfrac{[Zn(NH_3)_4^{2+}]}{[Zn^{2+}][NH_3]^4}$，得 $[Zn(NH_3)_4^{2+}] = K_{s1}^{\ominus}[Zn^{2+}][NH_3]^4$

由式② $K_{s2}^{\ominus} = \dfrac{[Zn(NH_3)_4^{2-}]}{[Zn^{2+}][OH^-]^4}$，得 $[Zn(OH)_4^{2-}] = K_{s2}^{\ominus}[Zn^{2+}][OH^-]^4$

$$\frac{[Zn(NH_3)_4^{2+}]}{[Zn(OH)_4^{2-}]} = \frac{K_{s1}[Zn^{2+}][NH_3]^4}{K_{s2}[Zn^{2+}][OH^-]^4} = \frac{K_{s1}^{\ominus}}{K_{s2}^{\ominus}} \times \frac{[NH_3]^4}{[OH^-]^4} \qquad ③$$

在 298.15K 时，$1\mathrm{mol\cdot L^{-1}}\ NH_3$ 溶液中，设 OH^- 的平衡浓度为 $x\ \mathrm{mol\cdot L^{-1}}$，

即：　　　　　　$NH_3 + H_2O \longrightarrow OH^- + NH_4^+$

平衡时：　　　　$1-x \qquad x \qquad x$

$$K_b^{\ominus}(NH_3) = \frac{[NH_4^+][OH^-]}{[NH_3]} = \frac{xx}{1-x} \approx \frac{x^2}{1} = x^2 = 1.79\times10^{-5}$$

$$[OH^-] = x = \sqrt{1.79\times10^{-5}}$$

$$[NH_3] = 1-x \approx 1$$

所以由式③得

$$\frac{[Zn(NH_3)_4^{2+}]}{[Zn(OH)_4^{2-}]} = \frac{K_{s1}^{\ominus}}{K_{s2}^{\ominus}} \times \frac{[NH_3]^4}{[OH^-]^4} \approx \frac{2.88\times10^9}{3.16\times10^{15}} \times \frac{1^4}{(\sqrt{1.79\times10^{-5}})^4}$$

$$= 2.84\times10^3$$

可见，在 $1mol\cdot L^{-1}$ NH_3 溶液中，反应$[Zn(NH_3)_4]^{2+} + 4OH^- \rightleftharpoons [Zn(OH)_4]^{2-} + 4NH_3$ 发生逆转，此时 Zn^{2+} 主要以配离子 $[Zn(NH_3)_4]^{2+}$ 形式存在。

所以在一般情况下，只需比较反应式两侧配离子的 $K_s^{\ominus}$ 值就可以判断反应进行的方向，但是如果溶液中两个配位剂浓度相差倍数较大时，也可以影响配位反应的方向。

知识链接

配合物在医药学上的应用

配合物的应用极其广泛，如冶金、石油化工、基本有机合成工业、高纯材料、电镀、印染、鞣革等工业部门以及农业、医药等各个领域均涉及配位化学。许多重要的生命过程也涉及配位化学。例如血红素就是卟啉和铁生成的配合物，起着在血液中贮存和输送氧气的作用；而在植物叶片中起光合作用的叶绿素则是卟吩的衍生物和镁的配合物。因此运用配位化学的基本理论和方法应用于生物学领域的研究现已发展成一门新兴的学科——生物无机化学。本节仅就配合物在医学和药学上的某些应用作一简要介绍。

一、配合物的生命意义

1. 生命必需金属元素的补充

人体必需的金属离子，绝大多数是以配位个体的形式存在的，它们或者是调节生物大分子活性构象的模板，或者是生物催化反应中活化中间体的必要组成部分，成为控制体内正常代谢活动的关键因素。这些必要金属元素严重缺乏或过量时，对人类健康都有危害作用。如缺铁时，可出现贫血；铬缺乏时，可引起糖尿病、动脉硬化；缺锌可致发育停滞、抑制性成熟、降低免疫功能等。为了弥补不同的生命必需金属元素的缺乏，必须从体外及时予以补充供应。在补给金属元素时，选用不同的化合物形式将直接影响机体的摄取效果。大量动物实验研究表明，以一般无机盐形式补给时，普遍吸收率低，刺激性大，可产生毒副作用；而以金属配合物或螯合物形式补给，则大大提高吸收率，减小或消除刺激性。例如，缺铁可以直接服用乳酸亚铁，但更好的补铁形式是补充铁与卟啉配体形成的螯合物制剂，后者的生物利用率可提高数百倍；缺钴可服用维生素 B_{12}（钴与卟啉形成的螯合物）进行补充。

无机锌盐（如 $ZnCO_3$、$ZnSO_4 \cdot 7H_2O$、$ZnCl_2$、$ZnAc_2$ 等）是最早采用的补锌制剂，它们对口腔溃疡、痤疮、食欲不振、肠原性肢体皮炎、不孕症、免疫力低下、下肢溃疡等具有一定的疗效。但由于它们易吸潮，吸收率低，口感不适，对胃肠道具有较大的刺激作用，个别锌盐甚至会引起胃出血，因而逐渐被淘汰。氨基酸锌是以 Zn^{2+} 与氨基酸的氨基 N 原子和羧基 O 原子形成五元或六元环状螯合物，是一种较为理想的补锌剂。

氨基酸与金属离子所形成的螯合物作为体内金属元素的补充剂，具有以下特点。

（1）金属离子与氨基酸形成螯合物，使分子内电荷趋于分散，在体内 pH 条件下溶解性好，容易被小肠黏膜吸收进入血液供全身细胞需要，不损害肠胃，吸收率高。而无机盐中带电荷的金属离子很难通过富负电荷的肠壁内膜细胞。

（2）具有良好的化学稳定性和热稳定性，具有抗干扰、缓解矿物质之间的拮抗竞争作用，不仅能补充金属元素，又能补充氨基酸。

（3）流动性好，与其他物质易混合，且稳定性高，不结块，使用安全。

可以预见，随着对人体内生物配体的生理功能研究的深入，将会发现更多更好的金属元素补充剂。

2.有毒金属元素的促排剂

在医学临床上常常会遇到重金属或类金属（汞、砷）中毒病人。现代医学则根据配合物的特性与配位平衡原理，对体内有害金属离子可选择合适的配体或螯合剂与其结合而排出体外，这种方法称为螯合疗法或配位疗法，所用的螯合剂称为促排剂（或解毒剂）。一些常用的金属促排剂列于表 7-4 中。

表 7-4   用于金属促排剂的配体或螯合剂

配体	促排金属	配体	促排金属
2,3-二巯基丙醇(BAL)	Sb,Te,As,Hg 等	D-青霉素	Cu
2,3-二巯基丙磺酸钠	Hg,As,Cr,Bi 等	二苯硫腙	Tl
$Na_2[Ca(EDTA)]$	Pb,U,Co 等	脱铁肟胺 B	Fe

作为有害金属的促排剂，一般应满足以下条件：

（1）促排剂与金属离子形成的配位个体对人体无毒害作用；

（2）金属离子与促排剂形成的配位个体的稳定性，必须大于该金属离子与体内生物配体形成的配位个体的稳定性；

例如：D-青霉胺就是一种配合掩蔽剂，其结构式为 $H_3C-\overset{CH_3}{\underset{SH}{C}}-\overset{H}{\underset{NH_2}{C}}-C\overset{O}{\underset{OH}{}}$ ，可与铜形成

稳定的螯合物，降低铜的浓度，从而达到治疗的目的。

（3）金属离子与促排剂形成的配位个体应易溶于水，以便随尿液排出体外。例如，用 $Na_2[Ca(EDTA)]$ 治疗职业性铅中毒，就是因为 $Na_2[Pb(EDTA)]$ 的稳定性比 $Na_2[Ca(EDTA)]$ 大，且 $Na_2[Pb(EDTA)]$ 易溶于水，可经肾脏排出体外。

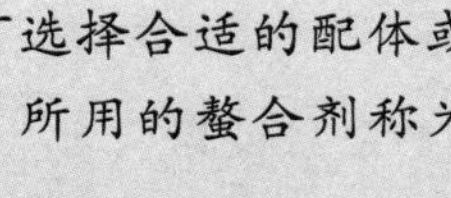

二、新药的研制

配合物与药学的关系极为密切，许多药物本身就是配合物。例如，治疗吸虫病的酒石酸锑钾，治疗风湿性关节炎的金的配盐，具有抗菌活性的铜、铁的8-羟基卟啉配合物，治疗糖尿病的胰岛素（锌的配合物）及维生素B_{12}（钴的配合物）等，都是金属元素的复杂配合物。

众所周知，恶性肿瘤是严重威胁人类健康的疾病，它的死亡率极高。到目前为止，人类仍然缺乏有效的药物来加以控制和治疗。癌症患者一旦发现已是晚期，所以从诊断角度上就需要一种高效灵敏的诊断试剂，这就是目前用于核磁共振技术中的造影剂。这种造影剂是一种金属Gd的配合物，利用其本身的磁性，加上电子计算机的辅助诊断，诊断效果颇佳。

很长一段时间，抗癌药物的研制和筛选都局限于有机化合物和生化制剂。自从1969年美国首次报道合成了强烈抑制细胞分裂、广谱性的无机抗癌新药顺二氯二氨合铂（Ⅱ）（简称顺铂）以后，人们开辟了一条寻找抗癌活性药物的新途径。由于顺铂具有水溶性小、肾毒性大和缓解期短的缺点，自20世纪70年代以来，对顺铂及有关铂（Ⅳ）类似物的研究有了极大的进展，相继开发了碳铂等第二代铂（Ⅱ）系抗癌药物及活性更高的铂系金属（Pd、Ru、Rh）配合物抗癌药。目前，第三代铂（Ⅱ）系抗癌药物正陆续进入临床试验阶段。

科学家在大量研究$[PtA_2X_2]$类似物后发现，具有抗癌活性的配合物中的配体A主要为脂肪族伯胺或邻二伯胺，而X^-主要为Cl^-或能形成五元至七元螯合环的双羧基；胺类分子（A）的结构变化对抗癌活性影响很大，酸根离子（X^-）的性质主要与毒性相关。因此，虽然迄今已制备和发现了几千种铂配合物，但具有抗癌活性的配合物只有40余种。(1*R*,2*R*)-环己二胺草酸合铂（Ⅱ）是目前临床上常用的、疗效较好的专治癌症的药物，与顺铂相比较，它的显著优点是对肾脏无毒性，水溶性增大，抗癌谱广。

在铂金属配合物的医疗作用的启发下，人们又研制出了多种消炎抗菌、抗病毒的金属配合物和一些有生物功能的配合物药物，如钒氧基皮考林配合物，它具有与胰岛素相同的作用，对治疗糖尿病有广阔的应用前景。

综上所述，研制高效低毒配合物药物是治疗肿瘤、高血压、糖尿病等常见疾病的有效途径之一。

三、与生物化学的关系

金属配合物在生物化学中应用非常广泛和非常重要。在大多数情况下，生物体内的金属元素是与配体形成生物金属配合物的形式。生物配体按照分子量的大小，大致分为大分子配体和小分子配体两类。大分子配体包括蛋白质、核酸及多糖类等，小分子配体包括氨基酸、羧酸、卟啉等。在已知的1000多种生物酶中，约有1/3是复杂的金属离子配合物。生物体中能量的转换、传递或电荷转移、化学键的形成或断裂以及伴随这些过程出现的能量变化和分配等，也常与金属离子和有机体生成复杂的配合物所起的作用有关。尽管这些金属离子本身并无生物化学功能，但把它们装饰到生物体内的四吡咯大环上，再加上一个精致的蛋白质外壳，它们就能创造出令化学家们羡慕的各种生化奇迹。例如，输送 O_2 的血红素是 Fe^{3+} 的卟啉配合物（见图 7-4），以 Mg^{2+} 为中心的大环配合物（叶绿素）能进行光合作用，将太阳能转化成化学能等。

近年来，随着仿生化学的迅速发展，在固碳酶及光合作用的化学模仿方面，人类进行了大量研究并取得了一定的成绩。1965 年，科学家合成了第一个氮分子配合物 $[Ru(NH_3)_5\text{-}(N_2)]Cl_2$。目前已制成了数以百计的这类配合物，并提出了许多固碳酶的理论模型，期望在不久的将来能实现常温常压合成氨的工业生产。总之，配位化合物无论在生产实际、生命现象，还是理论研究上都是当今十分受关注的课题，都有着非常重要的意义。

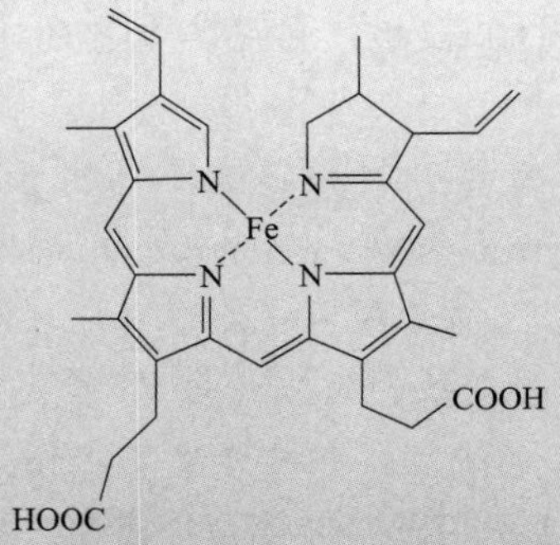

图 7-4 血红素的结构

习题

1. 写出下列配合物的化学式：
   (1) 三硝基·三氨合钴（Ⅲ） (2) 氯化二氯·三氨·水合钴（Ⅲ）
   (3) 二氯·二羟基·二氨合铂（Ⅳ） (4) 二氢氧化四氨合锌（Ⅱ）
   (5) 草酸·二氨合镍（Ⅱ） (6) 四硫氰合钴（Ⅱ）酸钾
   (7) 氨基·硝基·二氨合铂（Ⅱ） (8) 六氟合硅（Ⅳ）酸钠
2. 已知有两种钴的化合物，它们具有相同的分子式 $Co(NH_3)_5BrSO_4$，它们之间的区别在于：在第一种配合物的溶液中加 $BaCl_2$ 时，产生 $BaSO_4$ 沉淀，但加 $AgNO_3$ 时不产生沉淀，而第二种配合物的溶液与之相反，写出这两种配合物的化学式，并指出钴的配位数和氧化值。
3. 下列化合物中哪些是配合物？哪些是螯合物？哪些是简单盐？哪些是复盐？
   (1) $CuSO_4 \cdot 5H_2O$ (2) K_2PtCl_6 (3) $Co(NH_3)_6Cl_3$
   (4) $(NH_4)_2SO_4FeSO_4 \cdot 6H_2O$ (5) $Ni(en)_2Cl_2$ (6) $CaCl_2$
   (7) $Cu(NH_2COO)_2$ (8) $KCl \cdot MgCl_2 \cdot 6H_2O$
4. 指出下列配合物中的形成体、配位体、配位原子、配位数、金属离子的氧化值，配合物内层的电荷，并对配合物命名：
   (1) $[Cu(CN)_3]^{2-}$ (2) $[Zn(NH_3)_4](OH)_2$ (3) $Na_3[Ag(S_2O_3)_2]$
   (4) $[CoCl(NH_3)_5]Cl_2$ (5) $[PtCl_2(NH_3)_2]$ (6) $[PtBrClNH_3(CH_3NH_2)]$
5. 什么是螯合物？螯合物有何特点？它的稳定性与什么因素有关？形成五元环和六元环的螯合物，要求配体具有什么条件？

6. 指出下列说法的对错：

（1）配合物是由配离子和外层离子组成。

（2）配合物的中心原子都是金属元素。

（3）配体的数目就是中心原子的配位数。

（4）配离子的电荷数等于中心原子的电荷数。

（5）配体的场强愈强，中心原子在该配体的八面体场作用下，分裂能愈大。

（6）外轨配合物的磁矩一定比内轨配合物的磁矩大。

（7）同一中心原子的低自旋配合物比高自旋配合物稳定。

7. 已知 $[PtCl_4]^{2-}$ 为平面四方形结构，$[Cd(CN)_4]^{2-}$ 为四面体结构，根据价键理论分析它们的成键杂化轨道，并指出配离子是顺磁性（$\mu \neq 0$），还是反磁性（$\mu = 0$）。

8. 根据实测磁矩，推断下列螯合物的空间构型，并指出是内轨还是外轨配合物。

（1）$[Co(en)_3]^{2+}$　3.82μ_B　（2）$[Fe(C_2O_4)_3]^{3-}$　5.75 μ_B

（3）$[Co(en)_2Cl_2]$ Cl　0

9. 试用配合物的价键理论和晶体场理论分别解释为什么在空气中低自旋的 $[Co(CN)_6]^{4-}$ 易被氧化成低自旋的 $[Co(CN)_6]^{3-}$。

10. 计算 Mn^{3+} 在正八面体弱场和强场中的晶体场稳定化能。

11. 通过计算说明当溶液中 $S_2O_3^{2-}$ 和 $[Ag(S_2O_3)_2]^{3-}$ 浓度均为 0.10mol·L^{-1} 时，加入 I^- 使 $[I^-]=$ 0.10mol·L^{-1}（不考虑体积变化），能否产生 AgI 沉淀？

12. 欲将 0.10mol 的 AgCl 溶解在 1.0L 氨水中，求氨水的最初浓度至少为多少？

13. 已知 25℃时下列半反应的 $E^{\ominus}$，求 $[Ag(S_2O_3)_2]^{3-}$ 配离子的稳定常数。

$$Ag^+ + e^- \rightleftharpoons Ag \qquad E^{\ominus} = +0.7996V$$

$$[Ag(S_2O_3)_2]^{3-} + e^- \rightleftharpoons Ag + 2S_2O_3^{2-} \qquad E^{\ominus} = +0.0054V$$

附　　录

附录一　国际单位制（SI）的基本单位

量的名称	单位名称	单位符号		定　　义
		中文	国际	
长度	米 meter	米	m	米：光在真空中$\frac{1}{299742458}$s的时间间隔内所进行的路程的长度
质量	千克 kilogram	千克	kg	千克：是质量单位，等于国际千克原器的质量
时间	秒 second	秒	s	秒：是铯133原子基态的两个超精细能级之间跃迁所对应的辐射的9192631770个周期的持续时间
电流	安[培] ampere	安	A	安培：是一恒定电流，若保持处于真空中相距1m的两无限长而圆截面可忽略的平行直导线内，则此两导线之间在每米长度上产生的力等于2×10^{-7}N
热力学温度	开[尔文] kelvin	开	K	热力学温度：是水三相点热力学温度的$\frac{1}{273.16}$
物质的量	摩[尔] mole	摩	mol	摩尔：是系统的物质的量，该系统中所包含的基本单元数与0.012kg^{12}C的原子数目相等
发光强度	坎[德拉] candela	坎	cd	坎：是一光源发出的频率为540×10^{12}Hz的单色辐射，且在给定方向上的辐射强度为$\frac{1}{683}$W·Sr^{-1}（瓦特每球面度）

附录二　平衡常数表

表1　弱电解质在水中的解离常数

酸化合物	温度/℃	分步	pK_a
砷酸	25	1	2.26
	25	2	6.76
	25	3	11.29
亚砷酸	25		9.29
硼酸	20	1	9.27
碳酸	25	1	6.35
	25	2	10.33
铬酸	25	1	0.74
	25	2	6.49
氢氟酸	25	—	3.20
氢氰酸	25	—	9.21
氢硫酸	25	1	7.05
	25	2	11.95
过氧化氢	25	—	11.62

续表

酸化合物	温度/℃	分步	pK_a
次溴酸	25	—	8.55
次氯酸	25	—	7.40
次碘酸	25	—	10.5
碘酸	25	—	0.78
亚硝酸	25	—	3.25
高碘酸	25	—	1.64
磷酸	25	1	2.16
	25	2	7.21
	25	3	12.32
正硅酸	30	1	9.9
	30	2	11.80
	30	3	12.0
硫酸	25	2	1.99
亚硫酸	25	1	1.85
	25	2	7.2
铵离子	25	—	9.25
甲酸	20	1	3.75
乙(醋)酸	25	1	4.76
丙酸	25	1	4.86
一氯乙酸	25	1	2.85
草酸	25	1	1.23
	25	2	4.19
柠檬酸	20	1	3.14
	20	2	4.77
	20	3	6.39
巴比妥酸	25	1	4.01
甲胺盐酸盐	25	1	10.63
二甲胺盐酸盐	25	1	10.68
乳酸	25	1	3.86
乙胺盐酸盐	25	1	10.70
苯甲酸	25	1	4.19
苯酚	20	1	9.89
邻苯二甲酸	25	1	2.89
	25	2	5.51
Tris-HCl	37	1	7.85
氯基乙酸盐酸盐	25	1	2.35
	25	2	9.78

注：本表数据主要录自 Robert C，Weast. CRC Handbook of Chemistry and Physics. 80th ed. 1999-2000。

表 2　一些难溶化合物的溶度积（25℃）

化合物	K_{sp}	化合物	K_{sp}
AgAc	1.94×10^{-3}	Ag_2CO_3	8.46×10^{-12}
AgBr	5.38×10^{-13}	$Ag_2C_2O_4$	5.40×10^{-12}
$AgBrO_3$	5.34×10^{-5}	Ag_2CrO_4	1.12×10^{-12}
AgCN	5.97×10^{-17}	Ag_2S	6.69×10^{-50}
AgCl	1.77×10^{-10}	Ag_2SO_3	1.50×10^{-14}
AgI	8.52×10^{-17}	Ag_2SO_4	1.20×10^{-5}
$AgIO_3$	3.17×10^{-8}	Ag_3AsO_4	1.03×10^{-22}
AgSCN	1.03×10^{-12}	Ag_3PO_4	8.89×10^{-17}

续表

化合物	K_{sp}	化合物	K_{sp}
$Al(OH)_3$	1.1×10^{-33}	$Hg_2C_2O_4$	1.75×10^{-13}
$AlPO_4$	9.84×10^{-21}	Hg_2Cl_2	1.43×10^{-18}
$BaCO_3$	2.58×10^{-9}	Hg_2F_2	3.10×10^{-6}
$BaCrO_4$	1.17×10^{-10}	Hg_2I_2	5.20×10^{-29}
BaF_2	1.84×10^{-7}	Hg_2SO_4	6.50×10^{-7}
$Ba(IO_3)_2$	4.01×10^{-9}	$KClO_4$	1.05×10^{-2}
$BaSO_4$	1.08×10^{-10}	$K_2[PtCl_6]$	7.48×10^{-6}
$BiAsO_4$	4.43×10^{-10}	$LiCO_3$	8.15×10^{-4}
CaC_2O_4	2.32×10^{-9}	$MgCO_3$	6.82×10^{-6}
$CaCO_3$	3.36×10^{-9}	MgF_2	5.16×10^{-11}
CaF_2	3.45×10^{-10}	$Mg(OH)_2$	5.61×10^{-12}
$Ca(IO_3)_2$	6.47×10^{-6}	$Mg_3(PO_4)_2$	1.04×10^{-24}
$Ca(OH)_2$	5.02×10^{-6}	$MnCO_3$	2.24×10^{-11}
$CaSO_4$	4.93×10^{-5}	$Mn(IO_3)_2$	4.37×10^{-7}
$Ca_3(PO_4)_2$	2.53×10^{-33}	$Mn(OH)_2$	2.06×10^{-13}
$CdCO_3$	1.0×10^{-12}	MnS	4.65×10^{-14}
CdF_2	6.44×10^{-3}	$NiCO_3$	1.42×10^{-7}
$Cd(IO_3)_2$	2.50×10^{-8}	$Ni(IO_3)_2$	4.71×10^{-5}
$Cd(OH)_2$	7.20×10^{-15}	$Ni(OH)_2$	5.48×10^{-16}
CdS	1.40×10^{-29}	NiS	1.07×10^{-21}
$Cd_3(PO_4)_2$	2.53×10^{-33}	$Ni_3(PO_4)_2$	4.74×10^{-32}
$Co_3(PO_4)_2$	2.05×10^{-35}	$PbCO_3$	7.40×10^{-14}
$CuBr$	6.27×10^{-9}	$PbCl_2$	1.70×10^{-5}
CuC_2O_4	4.43×10^{-10}	PbF_2	3.30×10^{-8}
$CuCl$	1.72×10^{-7}	PbI_2	9.80×10^{-9}
CuI	1.27×10^{-12}	$PbSO_4$	2.53×10^{-8}
CuS	1.27×10^{-36}	PbS	9.04×10^{-29}
$CuSCN$	1.77×10^{-13}	$Pb(OH)_2$	1.43×10^{-20}
Cu_2S	2.26×10^{-48}	$Sn(OH)_2$	5.45×10^{-27}
$Cu_3(PO_4)_2$	1.40×10^{-37}	SnS	3.25×10^{-28}
$FeCO_3$	3.13×10^{-11}	$SrCO_3$	5.60×10^{-10}
FeF_2	2.36×10^{-6}	SrF_2	4.33×10^{-9}
$Fe(OH)_2$	4.87×10^{-17}	$Sr(IO_3)_2$	1.14×10^{-7}
$Fe(OH)_3$	2.79×10^{-39}	$SrSO_4$	3.44×10^{-7}
FeS	1.59×10^{-19}	$ZnCO_3$	1.46×10^{-10}
HgI_2	2.90×10^{-29}	ZnF_2	3.04×10^{-2}
HgS	6.44×10^{-53}	$Zn(OH)_2$	3.10×10^{-17}
Hg_2Br_2	6.40×10^{-23}	ZnS	2.93×10^{-25}
Hg_2CO_3	3.60×10^{-17}		

注：本表资料主要引自 Weast RC. CRC Handbook of Chemistry and Physics. 80th ed. 1999-2000。

表 3 金属配合物的稳定常数

配体及金属离子	$\lg\beta_1$	$\lg\beta_2$	$\lg\beta_3$	$\lg\beta_4$	$\lg\beta_5$	$\lg\beta_6$
氨(NH_3)						
Co^{2+}	2.11	3.74	4.79	5.55	5.73	5.11
Co^{3+}	6.70	14.00	20.10	25.70	30.80	35.20
Cu^{2+}	4.31	7.98	11.02	13.32	(12.86)	
Hg^{2+}	8.80	17.50	18.50	19.28		
Ni^{2+}	2.80	5.04	6.77	7.96	8.71	8.74

续表

配体及金属离子	$\lg\beta_1$	$\lg\beta_2$	$\lg\beta_3$	$\lg\beta_4$	$\lg\beta_5$	$\lg\beta_6$
Ag^{+}	3.24	7.05				
Zn^{2+}	2.37	4.81	7.31	9.46		
Cd^{2+}	2.65	4.75	6.19	7.12	6.80	5.14
氯离子(Cl^{-})						
Sb^{3+}	2.26	3.49	4.18	4.72	(4.72)	(4.11)
Bi^{3+}	2.44	4.74	5.04	5.64		
Cu^{+}		5.50				
Pt^{2+}		11.50	14.50	16.00		
Hg^{2+}	6.74	13.22	14.07	15.07		
Au^{3+}		9.80				
Ag^{+}	3.04	5.04	(5.04)	(5.30)		
氰离子(CN^{-})						
Au^{+}		38.30				
Cd^{2+}	5.48	10.60	(15.23)	(18.78)		
Cu^{+}		24.00	28.59	30.30		
Fe^{2+}						35
Fe^{3+}						42
Hg^{2+}				41.40		
Ni^{2+}				31.30		
Ag^{+}		21.10	21.70	20.60		
Zn^{2+}				16.70		
氟离子(F^{-})						
Al^{3+}	6.10	11.15	15.00	17.75	19.37	19.84
Fe^{3+}	5.28	9.30	12.06		(15.77)	
碘离子(I^{-})						
Bi^{3+}	3.63			14.95	16.80	18.80
Hg^{2+}	12.87	23.82	27.60	29.83		
Ag^{+}	6.58	11.74	13.68			
硫氰酸根(SCN^{-})						
Fe^{3+}	2.95	3.36				
Hg^{2+}		17.47		21.23		
Au^{+}		23		42		
Ag^{+}		7.57	9.08	10.08		
硫代硫酸根($S_2O_3^{2-}$)						
Ag^{+}	8.82	13.46	(14.15)			
Hg^{2+}		29.44	31.90	33.24		
Cu^{+}	10.27	12.22	13.84			
醋酸根(CH_3COO^{-})						
Fe^{3+}	3.2					
Hg^{2+}		8.43				
Pb^{2+}	2.52	4.0	6.4	8.5		
枸橼酸根(按 L^{3-} 配体)						
Al^{3+}	20.0					
Co^{2+}	12.5					
Cd^{2+}	11.3					
Cu^{2+}	14.2					
Fe^{2+}	15.5					
Fe^{3+}	25.0					
Ni^{2+}	14.3					
Zn^{2+}	11.4					

续表

配体及金属离子	$\lg\beta_1$	$\lg\beta_2$	$\lg\beta_3$	$\lg\beta_4$	$\lg\beta_5$	$\lg\beta_6$
乙二胺($H_2NCH_2CH_2NH_2$)						
Co^{2+}	5.91	10.64	13.94			
Cu^{2+}	10.67	20.00	21.00			
Zn^{2+}	5.77	10.83	14.11			
Ni^{2+}	(7.52)	(13.80)	18.33			
草酸根($C_2O_4^{2-}$)						
Cu^{2+}	6.16	8.5				
Fe^{2+}	2.9	4.52	5.22			
Fe^{3+}	9.4	16.2	20.2			
Hg^{2+}		6.98				
Zn^{2+}	4.89	7.60	8.15			
Ni^{2+}	5.3	7.64	8.5			

注：录自 Lange's Handbook of Chemistry. 13th ed. 1985. 5-7。该表中括号内的数据录自武汉大学・分析化学. 第 4 版. 北京：高等教育出版社，2000，324-329。

附录三　一些物质的基本热力学数据

表 1　298.15K 的标准摩尔生成焓、标准摩尔生成自由能和标准摩尔熵的数据

物质	$\Delta_f H_m^\ominus$/kJ・mol^{-1}	$\Delta_f G_m^\ominus$/kJ・mol^{-1}	$S_m^\ominus$/J・K^{-1}・mol^{-1}
Ag(s)	0	0	42.6
Ag^+(aq)	105.6	77.1	72.7
$AgNO_3$(s)	−124.4	−33.4	140.9
AgCl(s)	−127.0	−109.8	96.3
AgBr(s)	−100.4	−96.9	107.1
AgI(s)	−61.8	−66.2	115.5
Ba(s)	0	0	62.5
Ba^{2+}(aq)	−537.6	−560.8	9.6
$BaCl_2$(s)	−855.0	−806.7	123.7
$BaSO_4$(s)	−1473.2	−1362.2	132.2
Br_2(g)	30.9	3.1	245.5
Br_2(l)	0	0	152.2
C(dia)	1.9	2.9	2.4
C(gra)	0	0	5.7
CO(g)	−110.52	−137.2	197.7
CO_2(g)	−393.51	−394.38	213.8
Ca(s)	0	0	41.6
Ca^{2+}(aq)	−542.8	−553.6	−53.1
$CaCl_2$(s)	−795.4	−748.8	108.4
$CaCO_3$(s)	−1206.9	−1128.8	92.9
CaO(s)	−634.9	−603.3	38.1
$Ca(OH)_2$(s)	−985.2	−897.5	83.4
Cl_2(g)	0	0	223.1
Cl^-(aq)	−167.2	−131.2	56.5
Cu(s)	0	0	33.2
Cu^{2+}(aq)	64.8	65.5	−99.6
F_2(g)	0	0	202.8

续表

物质	$\Delta_f H_m^\ominus$/kJ·mol^{-1}	$\Delta_f G_m^\ominus$/kJ·mol^{-1}	$S_m^\ominus$/J·K^{-1}·mol^{-1}
F^-(aq)	−332.6	−278.8	−13.8
Fe(s)	0	0	27.3
Fe^{2+}(aq)	−89.1	−78.9	−137.7
Fe^{3+}(aq)	−48.5	−4.7	−315.9
FeO(s)	−272.0	−251	61
Fe_3O_4(s)	−1118.4	−1015.4	146.4
Fe_2O_3(s)	−824.2	−742.2	87.4
H_2(g)	0	0	130.7
H^+(aq)	0	0	0
HCl(g)	−92.3	−95.3	186.9
HF(g)	−273.3	−275.4	173.78
HBr(g)	−36.29	−53.4	198.70
HI(g)	265.5	1.7	206.6
H_2O(g)	−241.82	−228.59	188.8
H_2O(l)	−285.83	−237.2	70.0
H_2S(g)	−20.6	−33.4	205.8
I_2(g)	62.4	19.3	260.7
I_2(s)	0	0	116.1
I^-(aq)	−55.2	−51.6	111.3
K(s)	0	0	64.7
K^+(aq)	−252.4	−283.3	102.5
KI(s)	−327.9	−324.9	106.3
KCl(s)	−436.5	−408.5	82.6
Mg(s)	0	0	32.7
Mg^{2+}(aq)	−466.9	−454.8	−138.1
MgO(s)	−601.6	−569.3	27.0
MnO_2(s)	−520.0	−465.1	53.1
Mn^{2+}	−220.8	−228.1	−73.6
N_2(g)	0	0	191.6
NH_3(g)	−45.9	−16.48	192.8
NH_4Cl(s)	−314.4	−202.9	94.6
NO(g)	91.3	87.6	210.8
NO_2(g)	33.2	51.3	240.1
Na(s)	0	0	51.3
Na^+(aq)	−240.1	−261.9	59.0
NaCl(s)	−411.2	−384.1	72.1
O_2(g)	0	0	205.2
OH^-(aq)	−230.0	−157.2	−10.8
SO_2(g)	−296.81	−300.1	248.22
SO_3(g)	−395.7	−371.1	256.8
Zn(s)	0	0	41.6
Zn^{2+}(aq)	−153.9	−147.1	−112.1
ZnO(s)	−350.46	−320.5	43.65
CH_4(g)	−74.6	−50.5	186.3
C_2H_2(g)	227.4	209.9	200.9
C_2H_4(g)	52.4	68.4	219.3
C_2H_6(g)	−84.0	−32.0	229.2
C_6H_6(g)	82.9	129.7	269.2
C_6H_6(l)	49.1	124.5	173.4
CH_3OH(g)	−201.0	−162.3	239.9
CH_3OH(l)	−239.2	−166.6	126.8
HCHO(g)	−108.6	−102.5	218.8

续表

物质	$\Delta_f H_m^\ominus$/kJ·mol^{-1}	$\Delta_f G_m^\ominus$/kJ·mol^{-1}	$S_m^\ominus$/J·K^{-1}·mol^{-1}
HCOOH(l)	−425.0	−361.4	129.0
C_2H_5OH(g)	−234.8	−167.9	281.6
C_2H_5OH(l)	−277.6	−174.8	160.7
CH_3CHO(l)	−192.2	−127.6	160.2
CH_3COOH(l)	−484.3	−389.9	159.8
H_2NCONH_2(s)	−333.1	−197.44	104.60
$C_6H_{12}O_6$(s)	−1273.3	−910.4	212.1
$C_{12}H_{22}O_{11}$(s)	−2226.1	−1544.6	360.2

注：本表数据主要录自 Lide DR，Handbook of Chemistry and Physics. 80th ed，New York：CRC Press，1999-2000。

表 2　一些有机化合物的标准摩尔燃烧热

化合物	$\Delta_c H_m^\ominus$/kJ·mol^{-1}	化合物	$\Delta_c H_m^\ominus$/kJ·mol^{-1}
CH_4(g)	−890.8	HCHO(g)	−570.7
C_2H_2(g)	−1301.1	CH_3CHO(l)	−1166.4
C_2H_4(g)	−1411.2	CH_3COCH_3(l)	−1789.9
C_2H_6(g)	−1560.7	HCOOH(l)	−254.6
C_3H_8(g)	−2219.2	CH_3COOH(l)	−874.2
C_5H_{12}(l)	−3509.0	$C_{17}H_{35}COOH$ 硬脂酸(s)	−11281
C_6H_6(l)	−3267.6	$C_6H_{12}O_6$ 葡萄糖(s)	−2803.0
CH_3OH	−726.1	$C_{12}H_{22}O_{11}$ 蔗糖(s)	−5640.9
C_2H_5OH(l)	−1366.8	$CO(NH_2)_2$ 尿素(s)	−631.7

注：本表数据主要录自 Lide DR，Handbook of Chemistry and Physics. 80th ed，New York：CRC Press，1999-2000。

附录四　一些还原半反应的标准电极电势 $E^\ominus$(298.15K)

1. 在酸性溶液中

电极反应	$E_A^\ominus$/V
$Li^+ + e^- \rightleftharpoons Li$	−3.045
$K^+ + e^- \rightleftharpoons K$	−2.931
$Ba^{2+} + 2e^- \rightleftharpoons Ba$	−2.912
$Sr^{2+} + 2e^- \rightleftharpoons Sr$	−2.899
$Ca^{2+} + 2e^- \rightleftharpoons Ca$	−2.868
$Na^+ + e^- \rightleftharpoons Na$	−2.714
$Mg^{2+} + 2e^- \rightleftharpoons Mg$	−2.372
$Al^{3+} + 3e^- \rightleftharpoons Al$	−1.662
$Mn^{2+} + 2e^- \rightleftharpoons Mn$	−1.185
$Se + 2e^- \rightleftharpoons Se^{2-}$	−0.924
$Cr^{2+} + 2e^- \rightleftharpoons Cr$	−0.913
$Zn^{2+} + 2e^- \rightleftharpoons Zn$	−0.7618
$Cr^{3+} + 3e^- \rightleftharpoons Cr$	−0.744
Ag_2S(固)$ + 2e^- \rightleftharpoons 2Ag + S^{2-}$	−0.691
$Ga^{3+} + 3e^- \rightleftharpoons Ga$	−0.56
$As + 3H^+ + 3e^- \rightleftharpoons AsH_3$	−0.608
$H_3PO_3 + 2H^+ + 2e^- \rightleftharpoons H_3PO_2 + H_2O$	−0.499

续表

电极反应	$E_A^\ominus/V$
$2CO_2+2H^++2e^- \rightleftharpoons H_2C_2O_4$	−0.49
$S+2e^- \rightleftharpoons S^{2-}$	−0.476
$Fe^{2+}+2e^- \rightleftharpoons Fe$	−0.447
$Cr^{3+}+e^- \rightleftharpoons Cr^{2+}$	−0.407
$Cd^{2+}+2e^- \rightleftharpoons Cd$	−0.403
$Se+2H^++2e^- \rightleftharpoons H_2Se$	−0.36
$PbSO_4$(固)$+2e^- \rightleftharpoons Pb+SO_4^{2-}$	−0.3588
$In^{3+}+3e^- \rightleftharpoons In$	−0.3382
$Tl^++e^- \rightleftharpoons Tl$	−0.3363
$Co^{2+}+2e^- \rightleftharpoons Co$	−0.280
$H_3PO_4+2H^++2e^- \rightleftharpoons H_3PO_3+H_2O$	−0.276
$Ni^{2+}+2e^- \rightleftharpoons Ni$	−0.257
AgI(固)$+e^- \rightleftharpoons Ag+I^-$	−0.1517
$Sn^{2+}+2e^- \rightleftharpoons Sn$	−0.1375
$Pb^{2+}+2e^- \rightleftharpoons Pb$	−0.1262
$Fe^{3+}+3e^- \rightleftharpoons Fe$	−0.041
$2H^++2e^- \rightleftharpoons H_2$	0.0000
$AgBr$(固)$+e^- \rightleftharpoons Ag+Br^-$	+0.0713
$S_4O_6^{2-}+2e^- \rightleftharpoons 2S_2O_3^{2-}$	+0.08
$TiO^{2+}+2H^++e^- \rightleftharpoons Ti^{3+}+H_2O$	+0.1
$S+2H^++2e^- \rightleftharpoons H_2S$(气)	+0.142
$Sn^{4+}+2e^- \rightleftharpoons Sn^{2+}$	+0.151
$Cu^{2+}+e^- \rightleftharpoons Cu^+$	+0.159
$SbO^++2H^++3e^- \rightleftharpoons Sb+H_2O$	+0.212
$SO_4^{2-}+4H^++2e^- \rightleftharpoons H_2SO_3^{2-}+H_2O$	+0.2172
$AgCl$(固)$+e^- \rightleftharpoons Ag+Cl^-$	+0.2223
$HAsO_2+3H^++3e^- \rightleftharpoons As+2H_2O$	+0.2475
Hg_2Cl_2(固)$+2e^- \rightleftharpoons 2Hg+2Cl^-$	+0.2681
$BiO^++2H^++3e^- \rightleftharpoons Bi+H_2O$	+0.302
$VO^{2+}+2H^++e^- \rightleftharpoons V^{3+}+H_2O$	+0.337
$Cu^{2+}+2e^- \rightleftharpoons Cu$	+0.3419
$Fe(CN)_6^{3-}+e^- \rightleftharpoons Fe(CN)_6^{4-}$	+0.36
$2H_2SO_3+2H^++4e^- \rightleftharpoons S_2O_3^{2-}+3H_2O$	+0.40
$4H_2SO_3+4H^++6e^- \rightleftharpoons S_4O_6^{2-}+6H_2O$	+0.51
$Cu^++e^- \rightleftharpoons Cu$	+0.521
I_2(固)$+2e^- \rightleftharpoons 2I^-$	+0.5355
$H_3AsO_4+2H^++2e^- \rightleftharpoons H_3AsO_3+H_2O$	+0.560
$MnO_4^-+e^- \rightleftharpoons MnO_4^{2-}$	+0.558
$2HgCl_2+2e^- \rightleftharpoons Hg_2Cl_2$(固)$+2Cl^-$	+0.63
O_2(气)$+2H^++2e^- \rightleftharpoons H_2O_2$	+0.695
$Fe^{3+}+e^- \rightleftharpoons Fe^{2+}$	+0.771
$Hg_2^{2+}+2e^- \rightleftharpoons 2Hg$	+0.7986
$Ag^++e^- \rightleftharpoons Ag$	+0.7996
$AuBr_4^-+2e^- \rightleftharpoons AuBr_2+2Br^-$	+0.805
$AuBr_4^-+3e^- \rightleftharpoons Au+4Br^-$	+0.854
$Cu^++I^-+e^- \rightleftharpoons CuI$(固)	+0.86
$NO_3^-+3H^++2e^- \rightleftharpoons HNO_2+H_2O$	+0.934
$AuBr_2^-+e^- \rightleftharpoons Au+2Br^-$	+0.957
$HIO+H^++2e^- \rightleftharpoons I^-+H_2O$	+0.99
$HNO_2+H^++e^- \rightleftharpoons NO$(气)$+H_2O$	+0.99
$VO_2++2H^++e^- \rightleftharpoons VO^{2+}+H_2O$	+1.00
$AuCl_4^-+3e^- \rightleftharpoons Au+4Cl^-$	+1.002

续表

电极反应	$E_A^{\ominus}$/V
Br_2(液)$+2e^- \rightleftharpoons 2Br^-$	+1.066
Br_2(水)$+2e^- \rightleftharpoons 2Br^-$	+1.087
$ClO_4^- + 2H^+ + 2e^- \rightleftharpoons ClO_3^- + H_2O$	+1.189
$IO_3^- + 6H^+ + 5e^- \rightleftharpoons 1/2I_2 + 3H_2O$	+1.195
MnO_2(固)$+4H^+ + 2e^- \rightleftharpoons Mn^{2+} + 2H_2O$	+1.224
O_2(气)$+4H^+ + 4e^- \rightleftharpoons 2H_2O$	+1.229
$Cr_2O_7^{2-} + 14H^+ + 6e^- \rightleftharpoons 2Cr^{3+} + 7H_2O$	+1.33
$ClO_4^- + 8H^+ + 7e^- \rightleftharpoons 1/2Cl_2 + 4H_2O$	+1.339
Cl_2(气)$+2e^- \rightleftharpoons 2Cl^-$	+1.3583
$HIO + H^+ + e^- \rightleftharpoons 1/2I_2 + H_2O$	+1.45
$ClO_3^- + 6H^+ + 6e^- \rightleftharpoons Cl^- + 3H_2O$	+1.451
PbO_2(固)$+4H^+ + 2e^- \rightleftharpoons Pb^{2+} + 2H_2O$	+1.455
$ClO_3^- + 6H^+ + 5e^- \rightleftharpoons 1/2Cl_2 + 3H_2O$	+1.47
$HClO + H^+ + 2e^- \rightleftharpoons Cl^- + H_2O$	+1.485
$BrO_3^- + 6H^+ + 6e^- \rightleftharpoons Br^- + 3H_2O$	+1.4842
$Mn^{3+} + e^- \rightleftharpoons Mn^{2+}$($7.5mol \cdot L^{-1}$ H_2SO_4)	+1.488
Au(Ⅲ)$+3e^- \rightleftharpoons Au$	+1.498
$MnO_4^- + 8H^+ + 5e^- \rightleftharpoons Mn^{2+} + 4H_2O$	+1.507
$BrO_3^- + 6H^+ + 5e^- \rightleftharpoons 1/2Br_2 + 3H_2O$	+1.52
$HBrO + H^+ + e^- \rightleftharpoons 1/2Br_2 + H_2O$	+1.596
$H_5IO_6 + H^+ + 2e^- \rightleftharpoons IO_3^- + 3H_2O$	+1.601
$HClO + H^+ + e^- \rightleftharpoons 1/2Cl_2 + H_2O$	+1.611
$HClO_2 + 2H^+ + 2e^- \rightleftharpoons HClO + H_2O$	+1.645
$MnO_4^- + 4H^+ + 3e^- \rightleftharpoons MnO_2 + 2H_2O$	+1.679
$Au^+ + e^- \rightleftharpoons Au$	+1.68
PbO_2(固)$+SO_4^{2-} + 4H^+ + 2e^- \rightleftharpoons PbSO_4$(固)$+2H_2O$	+1.691
$Ce^{4+} + e^- \rightleftharpoons Ce^{3+}$	+1.72
$H_2O_2 + 2H^+ + 2e^- \rightleftharpoons 2H_2O$	+1.776
$Co^{3+} + e^- \rightleftharpoons Co^{2+}$	+1.92
$S_2O_8^{2-} + 2e^- \rightleftharpoons 2SO_4^{2-}$	+2.01
$O_3 + 2H^+ + 2e^- \rightleftharpoons O_2 + H_2O$	+2.076
$FeO_4^{2-} + 8H^+ + 3e^- \rightleftharpoons Fe^{3+} + 4H_2O$	+2.1
F_2(气)$+2e \rightleftharpoons 2F^-$	+2.866
F_2(气)$+2H^+ + 2e^- \rightleftharpoons 2HF$	+3.053

2. 在碱性溶液中

电极反应	$E_B^{\ominus}$/V
$Ca(OH)_2 + 2e^- \rightleftharpoons Ca + 2OH^-$	−3.02
$Ba(OH)_2 + 2e^- \rightleftharpoons Ba + 2OH^-$	−2.99
$La(OH)_3 + 3e^- \rightleftharpoons La + 3OH^-$	−2.76
$Mg(OH)_2 + 2e^- \rightleftharpoons Mg + 2OH^-$	−2.69
$H_2BO_3^- + H_2O + 3e^- \rightleftharpoons B + 4OH^-$	−2.5
$SiO_3^{2-} + 3H_2O + 4e^- \rightleftharpoons Si + 6OH^-$	−1.697
$HPO_3^{2-} + 3H_2O + 2e^- \rightleftharpoons H_2PO_2^- + 3OH^-$	−1.65
$Mn(OH)_2 + 2e^- \rightleftharpoons Mn + 2OH^-$	−1.56
$Cr(OH)_3 + 3e^- \rightleftharpoons Cr + 3OH^-$	−1.3
$Zn(CN)_4^{2-} + 2e^- \rightleftharpoons Zn + 4CN^-$	−1.26
$ZnO_2^{2-} + 2H_2O + 2e^- \rightleftharpoons Zn + 4OH^-$	−1.215
$As_+ 3H_2O + 3e^- \rightleftharpoons AsH_3 + 3OH^-$	−1.21
$CrO_2^- + 2H_2O + 3e^- \rightleftharpoons Cr + 4OH^-$	−1.2

续表

电极反应	$E_B^{\ominus}$/V
$2SO_3^{2-}+2H_2O+2e^- \rightleftharpoons S_2O_4^{2-}+4OH^-$	−1.12
$PO_4^{3-}+2H_2O+2e^- \rightleftharpoons HPO_3^{2-}+3OH^-$	−1.05
$Zn(NH_3)_4^{2+}+2e^- \rightleftharpoons Zn+4NH_3$	−1.04
$SO_4^{2-}+H_2O+2e^- \rightleftharpoons SO_3^{2-}+2OH^-$	−0.93
$P+3H_2O+3e^- \rightleftharpoons PH_3$(气)$+3OH^-$	−0.87
$2NO_3^-+2H_2O+2e^- \rightleftharpoons N_2O_4+4OH^-$	−0.85
$S_2O_3^{2-}+3H_2O+4e^- \rightleftharpoons 2S+6OH^-$	−0.74
$Co(OH)_2+2e^- \rightleftharpoons Co+2OH^-$	−0.73
$SO_3^{2-}+3H_2O+4e^- \rightleftharpoons S+6OH^-$	−0.66
$PbO+H_2O+2e^- \rightleftharpoons Pb+2OH^-$	−0.576
$Fe(OH)_3+e^- \rightleftharpoons Fe(OH)_2+OH^-$	−0.56
$S+2e^- \rightleftharpoons S^{2-}$	−0.508
$NO_2^{2-}+H_2O+e^- \rightleftharpoons NO+2OH^-$	−0.46
$Cu(OH)_2+2e^- \rightleftharpoons Cu+2OH^-$	−0.224
$O_2+H_2O+2e^- \rightleftharpoons HO_2^-+OH^-$	−0.146
$CrO_4^{2-}+4H_2O+3e^- \rightleftharpoons Cr(OH)_3+5OH^-$	−0.13
$HgO+H_2O+2e^- \rightleftharpoons Hg+2OH^-$	+0.0977
$[Co(NH_3)_6]^{3+}+e^- \rightleftharpoons [Co(NH_3)_6]^{2+}$	+0.108
$IO_3^-+2H_2O+4e^- \rightleftharpoons IO^-+4OH^-$	+0.15
$IO_3^-+3H_2O+6e^- \rightleftharpoons I^-+6OH^-$	+0.26
$O_2+2H_2O+4e^- \rightleftharpoons 4OH^-$	+0.401
$IO^-+H_2O+2e^- \rightleftharpoons I^-+2OH^-$	+0.485
$MnO_4^-+2H_2O+3e^- \rightleftharpoons MnO_2+4OH^-$	+0.59
$MnO_4^{2-}+2H_2O+2e^- \rightleftharpoons MnO_2+4OH^-$	+0.60
$ClO_3^-+3H_2O+6e^- \rightleftharpoons Cl^-+6OH^-$	+0.62
$ClO^-+H_2O+2e^- \rightleftharpoons Cl^-+2OH^-$	+0.89
$O_3+H_2O+2e^- \rightleftharpoons O_2+2OH^-$	+1.24

注：录自 Lide DR：Handbook of Chemistry and Physics，87th ed.，New York：CRC Press，2006-2007。

参 考 文 献

[1] 铁步荣，杨怀霞．无机化学［M］．北京：中国中医药出版社，2016.
[2] 刘君，张爱平．无机化学［M］．北京：中国医药科技出版社，2016.
[3] 张乐华．无机化学［M］．北京：高等教育出版社，2017.
[4] 陈莲惠．医用化学［M］．北京：人民卫生出版社，2018.
[5] 徐春祥，陈彪．医用化学［M］．北京：高等教育出版社，2014.
[6] 刘幸平，吴巧凤．无机化学［M］．北京：人民卫生出版社，2016.
[7] 杨怀霞，吴培云．无机化学［M］．北京：中国医药科技出版社，2018.
[8] 李瑞祥，曾红梅，周向葛．无机化学［M］．北京：化学工业出版社，2019.
[9] 张天蓝，姜凤超．无机化学［M］．北京：人民卫生出版社，2019.
[10] 张祖德．无机化学［M］．合肥：中国科学技术大学出版社，2018.
[11] 王建梅，旷英姿．无机化学［M］．北京：化学工业出版社，2017.
[12] 徐家宁．无机化学核心教程［M］．北京：科学出版社，2017.
[13] 宋天佑．无机化学［M］．北京：高等教育出版社，2015.
[14] 姚文兵．生物化学［M］．北京：人民卫生出版社，2016.
[15] 程向晖．医用基础化学［M］．北京：科学出版社，2019.

元素周期表

IUPAC 2013

族 / 周期	1 ⅠA	2 ⅡA	3 ⅢB	4 ⅣB	5 ⅤB	6 ⅥB	7 ⅦB	8	9 ⅧB(Ⅷ)	10	11 ⅠB	12 ⅡB	13 ⅢA	14 ⅣA	15 ⅤA	16 ⅥA	17 ⅦA	18 ⅧA(0)	电子层
1	−1 +1 **1** H 氢 $1s^1$ 1.008																	**2** He 氦 $1s^2$ 4.002602(2)	K
2	+1 **3** Li 锂 $2s^1$ 6.94	+2 **4** Be 铍 $2s^2$ 9.0121831(5)											+3 **5** B 硼 $2s^22p^1$ 10.81	−4 +2 +4 **6** C 碳 $2s^22p^2$ 12.011	−3 −2 −1 +1 +2 +3 +4 +5 **7** N 氮 $2s^22p^3$ 14.007	−2 −1 **8** O 氧 $2s^22p^4$ 15.999	−1 **9** F 氟 $2s^22p^5$ 18.998403163(6)	**10** Ne 氖 $2s^22p^6$ 20.1797(6)	L K
3	−1 +1 **11** Na 钠 $3s^1$ 22.98976928(2)	+2 **12** Mg 镁 $3s^2$ 24.305											+3 **13** Al 铝 $3s^23p^1$ 26.9815385(7)	−4 +2 +4 **14** Si 硅 $3s^23p^2$ 28.085	−3 −2 +1 +3 +5 **15** P 磷 $3s^23p^3$ 30.973761998(5)	−2 +2 +4 +6 **16** S 硫 $3s^23p^4$ 32.06	−1 +1 +3 +5 +7 **17** Cl 氯 $3s^23p^5$ 35.45	**18** Ar 氩 $3s^23p^6$ 39.948(1)	M L K
4	−1 +1 **19** K 钾 $4s^1$ 39.0983(1)	+2 **20** Ca 钙 $4s^2$ 40.078(4)	+3 **21** Sc 钪 $3d^14s^2$ 44.955908(5)	−1 0 +2 +3 +4 **22** Ti 钛 $3d^24s^2$ 47.867(1)	0 ±1 +2 +3 +4 +5 **23** V 钒 $3d^34s^2$ 50.9415(1)	−3 0 ±1 ±2 +3 +4 +5 +6 **24** Cr 铬 $3d^54s^1$ 51.9961(6)	−2 0 ±1 +2 ±3 +4 +5 +6 +7 **25** Mn 锰 $3d^54s^2$ 54.938044(3)	−2 0 ±1 +2 +3 +4 +5 +6 **26** Fe 铁 $3d^64s^2$ 55.845(2)	0 ±1 +2 +3 +4 +5 **27** Co 钴 $3d^74s^2$ 58.933194(4)	0 ±1 +2 +3 +4 **28** Ni 镍 $3d^84s^2$ 58.6934(4)	+1 +2 +3 +4 **29** Cu 铜 $3d^{10}4s^1$ 63.546(3)	+1 +2 **30** Zn 锌 $3d^{10}4s^2$ 65.38(2)	+1 +3 **31** Ga 镓 $4s^24p^1$ 69.723(1)	+2 +4 **32** Ge 锗 $4s^24p^2$ 72.630(8)	−3 +3 +5 **33** As 砷 $4s^24p^3$ 74.921595(6)	−2 +2 +4 +6 **34** Se 硒 $4s^24p^4$ 78.971(8)	−1 +1 +3 +5 +7 **35** Br 溴 $4s^24p^5$ 79.904	+2 +4 **36** Kr 氪 $4s^24p^6$ 83.798(2)	N M L K
5	−1 +1 **37** Rb 铷 $5s^1$ 85.4678(3)	+2 **38** Sr 锶 $5s^2$ 87.62(1)	+3 **39** Y 钇 $4d^15s^2$ 88.90584(2)	+1 +2 +3 +4 **40** Zr 锆 $4d^25s^2$ 91.224(2)	0 ±1 +2 +3 +4 +5 **41** Nb 铌 $4d^45s^1$ 92.90637(2)	0 ±1 ±2 +3 +4 +5 +6 **42** Mo 钼 $4d^55s^1$ 95.95(1)	0 ±1 +2 +3 +4 +5 +6 +7 **43** Tc 锝▲ $4d^55s^2$ 97.90721(3)✦	0 +1 ±2 +3 +4 +5 +6 +7 +8 **44** Ru 钌 $4d^75s^1$ 101.07(2)	0 ±1 +2 +3 +4 +5 +6 **45** Rh 铑 $4d^85s^1$ 102.90550(2)	0 +1 +2 +3 +4 **46** Pd 钯 $4d^{10}$ 106.42(1)	+1 +2 +3 **47** Ag 银 $4d^{10}5s^1$ 107.8682(2)	+1 +2 **48** Cd 镉 $4d^{10}5s^2$ 112.414(4)	+1 +3 **49** In 铟 $5s^25p^1$ 114.818(1)	+2 +4 **50** Sn 锡 $5s^25p^2$ 118.710(7)	−3 +3 +5 **51** Sb 锑 $5s^25p^3$ 121.760(1)	−2 +2 +4 +6 **52** Te 碲 $5s^25p^4$ 127.60(3)	−1 +1 +3 +5 +7 **53** I 碘 $5s^25p^5$ 126.90447(3)	+2 +4 +6 +8 **54** Xe 氙 $5s^25p^6$ 131.293(6)	O N M L K
6	−1 +1 **55** Cs 铯 $6s^1$ 132.90545196(6)	+2 **56** Ba 钡 $6s^2$ 137.327(7)	**57~71** La~Lu 镧系	+1 +2 +3 +4 **72** Hf 铪 $5d^26s^2$ 178.49(2)	0 ±1 +2 +3 +4 +5 **73** Ta 钽 $5d^36s^2$ 180.94788(2)	0 ±1 ±2 +3 +4 +5 +6 **74** W 钨 $5d^46s^2$ 183.84(1)	0 ±1 +2 +3 +4 +5 +6 +7 **75** Re 铼 $5d^56s^2$ 186.207(1)	0 +1 +2 +3 +4 +5 +6 +7 +8 **76** Os 锇 $5d^66s^2$ 190.23(3)	0 ±1 +2 +3 +4 +5 +6 **77** Ir 铱 $5d^76s^2$ 192.217(3)	0 +2 +4 +5 +6 **78** Pt 铂 $5d^96s^1$ 195.084(9)	+1 +2 +3 +5 **79** Au 金 $5d^{10}6s^1$ 196.966569(5)	+1 +2 +3 **80** Hg 汞 $5d^{10}6s^2$ 200.592(3)	+1 +3 **81** Tl 铊 $6s^26p^1$ 204.38	+2 +4 **82** Pb 铅 $6s^26p^2$ 207.2(1)	−3 +3 +5 **83** Bi 铋 $6s^26p^3$ 208.98040(1)	−2 +2 +4 +6 **84** Po 钋 $6s^26p^4$ 208.98243(2)✦	±1 +3 +5 +7 **85** At 砹 $6s^26p^5$ 209.98715(5)✦	+2 **86** Rn 氡 $6s^26p^6$ 222.01758(2)✦	P O N M L K
7	+1 **87** Fr 钫▲ $7s^1$ 223.01974(2)✦	+2 **88** Ra 镭 $7s^2$ 226.02541(2)✦	**89~103** Ac~Lr 锕系	**104** Rf 𬬻▲ $6d^27s^2$ 267.122(4)✦	**105** Db 𬭊▲ $6d^37s^2$ 270.131(4)✦	**106** Sg 𬭳▲ $6d^47s^2$ 269.129(3)✦	**107** Bh 𬭛▲ $6d^57s^2$ 270.133(2)✦	**108** Hs 𬭶▲ $6d^67s^2$ 270.134(2)✦	**109** Mt 鿏▲ $6d^77s^2$ 278.156(5)✦	**110** Ds 𫟼▲ 281.165(4)✦	**111** Rg 𬬭▲ 281.166(6)✦	**112** Cn 鿔▲ 285.177(4)✦	**113** Nh 鿭▲ 286.182(5)✦	**114** Fl 𫓧▲ 289.190(4)✦	**115** Mc 镆▲ 289.194(6)✦	**116** Lv 𫟷▲ 293.204(4)✦	**117** Ts 鿬▲ 293.208(6)✦	**118** Og 鿫▲ 294.214(5)✦	Q P O N M L K

图例：

- 氧化态(单质的氧化态为0，未列入；常见的为红色)：+2 +3 +4 +5 +6
- 95 — 原子序数
- Am — 元素符号(红色的为放射性元素)
- 镅▲ — 元素名称(注▲的为人造元素)
- $5f^77s^2$ — 价层电子构型
- 243.06138(2)✦ — 以 $^{12}C=12$ 为基准的原子量(注✦的是半衰期最长同位素的原子量)

s区元素 | p区元素 | d区元素 | ds区元素 | f区元素 | 稀有气体

★ 镧系	+3 **57** La★ 镧 $5d^16s^2$ 138.90547(7)	+2 +3 +4 **58** Ce 铈 $4f^15d^16s^2$ 140.116(1)	+3 +4 **59** Pr 镨 $4f^36s^2$ 140.90766(2)	+2 +3 +4 **60** Nd 钕 $4f^46s^2$ 144.242(3)	+3 **61** Pm 钷▲ $4f^56s^2$ 144.91276(2)✦	+2 +3 **62** Sm 钐 $4f^66s^2$ 150.36(2)	+2 +3 **63** Eu 铕 $4f^76s^2$ 151.964(1)	+3 **64** Gd 钆 $4f^75d^16s^2$ 157.25(3)	+3 +4 **65** Tb 铽 $4f^96s^2$ 158.92535(2)	+3 +4 **66** Dy 镝 $4f^{10}6s^2$ 162.500(1)	+3 **67** Ho 钬 $4f^{11}6s^2$ 164.93033(2)	+3 **68** Er 铒 $4f^{12}6s^2$ 167.259(3)	+2 +3 **69** Tm 铥 $4f^{13}6s^2$ 168.93422(2)	+2 +3 **70** Yb 镱 $4f^{14}6s^2$ 173.045(10)	+3 **71** Lu 镥 $4f^{14}5d^16s^2$ 174.9668(1)
★ 锕系	+3 **89** Ac★ 锕 $6d^17s^2$ 227.02775(2)✦	+3 +4 **90** Th 钍 $6d^27s^2$ 232.0377(4)	+3 +4 +5 **91** Pa 镤 $5f^26d^17s^2$ 231.03588(2)	+2 +3 +4 +5 +6 **92** U 铀 $5f^36d^17s^2$ 238.02891(3)	+3 +4 +5 +6 +7 **93** Np 镎 $5f^46d^17s^2$ 237.04817(2)✦	+3 +4 +5 +6 +7 **94** Pu 钚 $5f^67s^2$ 244.06421(4)✦	+2 +3 +4 +5 +6 **95** Am 镅▲ $5f^77s^2$ 243.06138(2)✦	+3 +4 **96** Cm 锔▲ $5f^76d^17s^2$ 247.07035(3)✦	+3 +4 **97** Bk 锫▲ $5f^97s^2$ 247.07031(4)✦	+2 +3 +4 **98** Cf 锎▲ $5f^{10}7s^2$ 251.07959(3)✦	+2 +3 **99** Es 锿▲ $5f^{11}7s^2$ 252.0830(3)✦	+2 +3 **100** Fm 镄▲ $5f^{12}7s^2$ 257.09511(5)✦	+2 +3 **101** Md 钔▲ $5f^{13}7s^2$ 258.09843(3)✦	+2 +3 **102** No 锘▲ $5f^{14}7s^2$ 259.1010(7)✦	+3 **103** Lr 铹▲ $5f^{14}6d^17s^2$ 262.110(2)✦